外国人看護・介護人材とサスティナビリティ

持続可能な移民社会と言語政策

［編著］
宮崎里司
西郡仁朗
神村初美
野村 愛

目　次

はじめに　今日の日本の問題は、明日の東アジアや ASEAN の問題　**v**

第**1**部　外国人看護・介護人材受け入れの現状と課題

第 1 部解説　**2**

看護人材編

第**1**章　古くて新しい問題としての看護人材育成
　　　　　──EPA 看護師の導入を中心に

平野裕子　**4**

第**2**章　外国人看護師の職場適応・協働への課題

石川陽子　**16**

介護人材編

第**3**章　秋田県における外国人介護人材の現状と支援に向けた取り組み

嶋ちはる・橋本洋輔・秋葉丈志　**26**

第**4**章　地域定住外国人介護従事者のための持続的な日本語支援
　　　　　──すみだ日本語教育支援の会と産学官連携活動

宮崎里司・中野玲子・宇津木晶　**36**

第**5**章　日台介護人材の連携育成にかける
　　　　　──東アジア介護のサスティナビリティ

王珠恵・廣橋雅子　**46**

看護・介護人材編

第**6**章　インドネシアの送り出し政策と多言語教育
　　　　　──看護・介護人材をめぐる非英語圏諸国の課題

奥島美夏　**57**

第7章　海外からの医療福祉人材に対する日本語教育関係者の動き
　　　──「看護と介護の日本語教育研究会」の活動を中心に

神村初美・西郡仁朗　**70**

第2部　外国人看護・介護人材のための日本語教育　　　　　および国家試験の支援

第2部解説　**84**

看護人材編

第1章　病棟で働く看護師の言語活動調査から見えてくるもの
　　　──看護師の職務と言語活動の概要

奥田尚甲　**86**

第2章　国境を越える看護師が拓く未来
　　　──日本語による看護師国家試験というハードルに関連して

池田敦史　**97**

介護人材編

第3章　世界に開かれた資格試験
　　　──介護福祉士国家試験のあり方

三枝令子　**108**

第4章　外国人介護人材に対する日本語支援について
　　　──受け入れ施設を中心に

遠藤織枝　**118**

第5章　介護福祉士候補者のための介護用語学習支援ウェブサイトの
　　　開発と活用

中川健司・角南北斗・齊藤真美・

布尾勝一郎・橋本洋輔・野村愛　**128**

第 **6** 章　外国人介護従事者のための日本語運用能力判定基準
　　　　（ワセダバンドスケール）の開発
　　　　── 段階・職域を超えた連携の試み
　　　　　　　　　　　宮崎里司・中野玲子・早川直子・奥村恵子　**139**

第 **7** 章　介護職における定住外国人支援の在り方を考える
　　　　── 介護記録のテキスト作成の試みから
　　　　　　　　　　　　　　　　　　斉木美紀・田中奈緒　**150**

第 **3** 部　外国人看護・介護人材現場の実証研究

　　　　　　　　　　　　　　　　　　　　　第 3 部解説　**162**

看護人材編

第 **1** 章　インドネシア EPA 看護師候補者第 1 陣の 8 年後
　　　　── 候補者それぞれの進路について
　　　　　　　　　　　　　　　　　　　　　　平井辰也　**164**

第 **2** 章　EPA 看護師の国家試験合格後の支援から見えてきたこと
　　　　　　　　　　　　　　　　　　　　　　岡田朋美　**174**

第 **3** 章　当事者の視点から EPA を振り返る
　　　　── 10 年目の節目にあたって
　　　　　　　　　　　　　　　デウィ・ラッハマワティ　**185**

介護人材編

第 **4** 章　自律学習を中心に据えた支援に関する一考察
　　　　── 介護福祉士候補者に対する学習支援と候補者の振り返り
　　　　　　　　　　　　　　　　　　　　　　　野村愛　**198**

第5章　介護就労現場における日本語教育の役割再考
　　　——外国籍介護職従事者に対する「社会に関わる」授業活動から

中村知生　208

第4部　外国人看護・介護人材とサスティナビリティ

第4部解説　220

介護人材編

第1章　国際間大学協働による持続可能な日本語予備教育の可能性

西郡仁朗／神村初美／アエプ・サエフル・バッフリ／

ジュジュ・ジュアンシー　222

第2章　介護に従事する多様な海外人材のチャネルと人材育成

安里和晃　234

第3章　外国人介護者とのワークシェアリング

中井久子　245

第4章　外国人介護人材の定着の可能性と求められる役割
　　　——ベトナム人看護学生に対するアンケート結果を踏まえて

天野ゆかり　256

看護・介護人材編

第5章　「暮らしやすい社会」という理想に向けて
　　　——異文化協働の愉しさ構築

二文字屋修　267

おわりに　持続可能な社会の実現のために　278

索引　281

執筆者プロフィール　286

はじめに
今日の日本の問題は、明日の東アジアや ASEAN の問題

　日本は、1970 年に総人口に占める 65 歳以上の割合（高齢化率）が 7% を超える高齢化社会に突入した。そして 1994 年には、14% 以上を示す高齢社会になり、2008 年には、21% を超える超高齢社会に転じた。最新データである『平成 28 年版高齢社会白書』（内閣府）によれば、2015 年 10 月 1 日現在、高齢化率は 26.7%（前期高齢者（65 〜 74 歳）13.8%、後期高齢者（75 歳以上）12.9%）という世界で最も高い数値に達している。さらに、平成 72（2060）年には、4 人に 1 人が 75 歳以上（26.9%）になるとも予測されている。

　世界的に見ても、社会経済の発展や公衆衛生の向上により、先進国のみならず、一部の開発途上国においても、さまざまな社会事情や人口動態の変化が起きている。特に人口ピラミッドの形態の変化に伴い、多産多死型から少産少死型へと変化し、とりわけ東アジアや ASEAN を中心に、急激に高齢化している。2010 年の国連推計では、65 歳以上の高齢者人口は約 5 億 3,000 万人（高齢化率 7.7%）に上り、2050 年には 14 億 9,000 万人（同 15.6%）に達すると予測されている[1]。

　一例を、ベトナムに見てみよう。この国の人口は 2003 年に 8,000 万人を超えたが、人口増加率は 1990 年に 2% を下回り、2012 年には 1.06% と下降している。高齢化率 7% 以上から 14% 以上への到達年数（倍加年数）は、前述したように、日本が 24 年（1970 年〜 1994 年）であったのに対し、ベトナムは 16 年（2017 年〜 2033 年）と、かつての日本を上回るスピードで加速するという予測は、高齢者を支えていく社会づくりに向けた取り組みが、グローバル社会全体の問題になってきていることを示している。

注 1　UN, Department of Economic and Social Affairs: World Population Prospects: The 2014 Revision(online), available from <http://esa.un.org/wpp/Excel-Data/population.htm>, accessed 2017-01-08.

表1 東アジア・東南アジア・欧米の老齢人口比率

		老齢人口（65歳以上）比率		
	国名	7%超え 高齢化社会	14%超え 高齢化社会	倍加年数（高齢化率7% から14%へ要した期間）
東アジア	日　本	1970	1994	24
	中　国	2002	2025	23
	韓　国	1999	2017	18
	香　港	1983	2015	32
	台　湾	1994	2017	23
東南アジア	ベトナム	2016	2033	17
	タ　イ	2005	2028	23
	マレーシア	2020	2043	23
	シンガポール	1999	2021	22
	インドネシア	2018	2038	20
	フィリピン	2035	2070	35
欧米	フランス	1864	1979	115
	イギリス	1929	1975	46
	ドイツ	1932	1972	40
	スウェーデン	1887	1972	85
	アメリカ	1942	2014	72

資料：国立社会保障・人口問題研究所「人口統計資料集」（2016年）より筆者作成

　そういった意味で、保健医療、福祉分野における日本の高齢化対策の一例として、外国人医療福祉従事者を、どのように社会の成員として十全に役割参加させるかを問う本書の意義は大きい。ASEAN諸国においても、ベトナムのほかにシンガポールやタイでは、すでに1999年と2002年に高齢化率7%を超えており、ベトナム同様、ミャンマー、カンボジア、インドネシアにおいても、7%台突入は時間の問題となっている。しかも、倍加年数は、日本以上に短くなると予測されている。

　昨今、生産活動に就き、中核の労働力となる人口（生産年齢人口）を維持、さらには増加させる議論の中で、持続可能性（サスティナビリティ：Sustainability）が、一つのキーワードになっている。持続可能性を研究トピックとするサスティナビリティ学（Sustainability science）とは、持続可能な地球社会へ向けて、グローバルなビジョンを構築するための基礎として提唱された、文系・理系という枠組みを超えた学術領域である。本書は、小宮山・竹内（2007）[注2]の指摘する、社会的、人間的システムへのダイナミックな言及を試

注2　小宮山宏・武内和彦（2007）「サスティナビリティ学への挑戦」小宮山宏（編）『サスティ

みながら、福祉医療分野で、外国人とワークシェアすることによって、今後最もダイバーシティ化する領域の一つである、介護、看護分野に就く外国人人材（経済連携協定（Economic Partnership Agreement: EPA）に基づき来日した介護ヘルパー、技能実習生など）に対し、どのような医療福祉政策や日本語教育が必要とされるのかを、活動実践と政策の両面から探る。本来、サスティナビリティ学は、気候変動、生物多様性、再生可能エネルギー開発などといった、自然科学系の領域の検証課題であったが、人文や社会科学においても、持続可能な市民社会・移民社会の考察は、重要となってきている。

　そうした折、本書の編集メンバーである、西郡、神村、野村が中心となり、2016 年 7 月 30 日に「看護と介護の日本語教育研究会」を設立した。日本および諸外国で、看護・介護福祉の分野、とりわけ海外からの看護師・介護福祉士候補者や、看護や介護福祉に関わる日本語を母語としない人々に対する専門日本語教育について、多角的かつ総合的に実践研究をするとともに、府省庁などのエージェント機関との協働を図ることによって、日本語教育の質的向上に貢献することを目的としている。ただ、残念ながら、こうした分野の重要性は、いまだ十分に理解されているとは言えず、日本語教育における「看護・介護福祉分野で必要とされる学習及び教育」の理論や、その具体的な方法について、多角的・継続的に議論し、国内外の教育者や研究者、および関係機関、それに従事する人材と連携し、教育上・研究上の情報交流を図る必要がある。

　本書の編集過程で、政府が受け入れ拡大を進めている外国人技能実習生について、受け入れ先への監督を強化する技能実習制度適正化法案と、出入国管理および難民認定法（入管法）の適正化法案が、国会で審議され成立した。2017 年 11 月 1 日の新たな法案では、実習生の受け入れ先を監督する外国人技能実習機構を新設し、優秀な実習生に対しては、受け入れ期間を最長 3 年から 5 年に延長することなどが盛り込まれている。また、入管法の改正法案では、日本で介護福祉士の資格を得た外国人には、在留資格として、介護を新設することなどが盛り込まれている。具体的には、来日後短期間での集中日本語研修の実施、実習計画に日本語学習計画の策定、日本語研修プログラム、専門用語集等の作成に加え、監理団体に日本語教育専門家を配置する支援などが検討されている。

　建設業や製造業などでの人手不足を補いつつ、技術移転を目指す目的で、

ナビリティ学への挑戦』（pp. 1-11）岩波書店

1993 年から実施されている外国人技能実習制度は、2017 年末時点では、23万人を超えたが、同時に、待遇改善などの課題も浮き彫りにされており、これからの制度改革が注目される。

　こうした動きを反映し、本書では、医療福祉に従事する外国人労働人材をどう持続的に支援し、かつワークシェアしていくべきかといった観点から、外国人医療福祉従事者問題に対する啓発の意味も含めている。同時に、持続可能でグローバルな多文化共生移民社会の構築のために、人文社会科学系の学問領域として、日本語教育の新たな展開を模索することも目的とする。

　編集にあたっては、以下のシステムを、当該研究とどのように結び付けるかに留意した。

　　(1)「人間が（生存に加えて）幸福な生活を営むための基盤」である "社会システム（social system）"　例：保健医療、公衆衛生など
　　(2)「健康・安全・安心・生きがいを保証するための基盤」である "人間システム（human system）"　例：福利、移民社会など

　第 1 部は、「外国人看護・介護人材受け入れの現状と課題」というタイトルのもと、看護人材編、介護人材編、そして、看護・介護人材編の構成にし、7編の論考をまとめた。同様に、続く第 2 部は、「外国人看護・介護人材のための日本語教育および国家試験の支援」に関する論文を 7 編まとめた。第 3 部は、「外国人看護・介護人材現場での実践研究」に基づく論文を 5 編まとめ、そして最後の第 4 部は、「外国人看護・介護人材とサスティナビリティ」として、外国人医療福祉従事者が、日本でどのように持続可能な労働市場を形成していくかについて、5 人の研究実践者の論考が寄せられている。

　執筆陣も、外国人看護師・介護福祉士をはじめとする、外国人医療福祉従事者を研究課題としている大学研究者のほかに、日本語教師、EPA のインドネシア人看護師、海外で外国人看護師・介護士の育成や養成支援事業に携わる関係者など多岐にわたっている。そのため、一部の研究者にだけ関心のある論文内容にせず、行政、福祉医療で、外国人従事者の研修担当者、移民政策、外国人労働者、福祉医療などの研究に携わる研究者、大学院生などにも、広く関心を持たせるような分かりやすい論考に仕立てたつもりである。キーワードとしては、移民政策、外国人技能実習生、EPA、専門分野別日本語、外国人医療福祉従事者などが挙げられている。

はじめに　**ix**

　できるだけ最新の情報やデータに基づいた論考に努めたが、日々刻々と変わる医療福祉政策と密接に関わっているため、ご高覧いただく時の状況など執筆の時点と様変わりしている点は、ご容赦願いたい。ただ、文中の誤字・脱字、あるいは、解釈しにくい文脈などがある場合には、編集チーム、とりわけ代表である宮崎に責がある。

　最後に、過去数年にわたり、編集代表である宮崎の遅筆のため、なかなか本企画の実現に至らなかったにも関わらず、寛容にも、忍耐強くお待ちいただいた、くろしお出版の斉藤章明さん（2017 年 6 月退職）に感謝申し上げるとともに、斉藤氏の後任として引き継いでいただいた坂本麻美さんにも、深くお礼を申し上げる次第である。

2017 年 11 月

編集発起人代表　宮崎里司

第1部

外国人看護・介護人材受け入れの現状と課題

第 1 部解説　外国人医療福祉人材の現状と課題

　第 1 部は、「外国人看護・介護人材受け入れの現状と課題」とし、「看護人材編」、「介護人材編」、そして「看護・介護人材編」から構成されている。

　「看護人材編」には、2 編の論文を集めた。第 1 章の平野は、二国間経済連携協定（EPA）に基づく海外の看護人材の導入の現状と課題に関する実証研究を、社会学的観点から分析した。その結果、EPA 制度と、それをめぐる議論が外国人医療福祉従事者の受け入れの議論にのみ終始し、日本社会でいかに働いていくかという議論は深まっておらず、EPA 制度を持続するために、かなり不自然な受け入れ状況が起こっていることを指摘している。さらに、移民政策の議論とともに、看護師がディーセント・ワークとして誇りを持って働き続けられる労働環境を確保する必要性も提言している。

　第 2 章の石川は、外国人看護師の職場適応に注目し、日本人との協同連携にあたっての課題は、日本語によるコミュニケーションの問題以外にも、二国間の医療・看護や文化・価値観の違いを認識する必要があると結論付けた。同時に、看護補助者として就労する、ポジション降下、スキルの剥奪やストレスの原因ともなっていることを認識し、看護師国家試験学習のための環境整備同様、資格取得後の継続教育、EPA 看護師（候補者）のネットワーク形成等新たな取り組みの重要性を訴えている。

　続く「介護人材編」には、3 編の論文を集めた。第 3 章の嶋・橋本・秋葉は、少子高齢化や過疎に直面する秋田県の外国人散住地域をフィールドに、外国人介護人材の受け入れや、外国人介護人材に対する日本語教育支援を行い、外国人介護人材を取り巻く状況を概観している。同時に、県内の介護施設で行った外国人人材受け入れに関する調査の結果や遠隔教育における日本語教育支援を紹介するとともに、秋田県における今後の支援の課題について考察した。

　第 4 章の宮崎・中野・宇津木は、産学官連携プロジェクトの一環として、東京都墨田区における社会福祉法人賛育会、墨田区役所、ならびに NPO 法人「てーねん・どすこい倶楽部」、そして早稲田大学が、産学官連携の下、十全参加している「すみだ日本語教育支援の会」の実践活動を報告している。具体的には、授業、運営委員会、行政への要望、東京都社会福祉協議会や研究会などでの発信活動を通して、受益者観の変容により、ボランティア参加者、社会福祉法人、日本語講師に加え、地域社会全体が受益者となり、「利」の循環が起きる仕組みを構築する結果になっている状況を実践報告した。

第 1 部解説　外国人医療福祉人材の現状と課題　**3**

さらに、第 5 章の王・廣橋は、日本と同様に、高齢化政策の課題に直面している現在の台湾の実態ならびに課題に言及している。優秀な日本語人材を、介護マネジメントのできる介護人材として、日本で養成するプランを実践しながら、そこでの課題を実践研究として扱っている。そうした中で、日本と台湾の連携の必要性に言及し、介護福祉は、一国だけではなく、グローバルに解決すべき課題であると提言している。また、中国も含めた東アジア全体の介護業界の動きと、漢字圏人材を台湾から送り出し、日本で学ばせ、介護福祉士資格の取得を目指す人材の養成を図りながら、東アジアの高齢化社会の持続的な発展に寄与していく重要性について考察している。

「看護・介護人材編」には、2 編の論文を集めた。第 6 章の奥島は、各国に労働者として派遣されたインドネシア人の中で、特に、介護移住労働者に注目している。EPA では、フィリピンとともに、早くから、病院や特別養護老人ホームなどの医療福祉施設で、人材を送り出してきたインドネシアは、今後も、技能実習生の介護分野でも、持続的に人材を供給する可能性がある。そうした持続可能な人材提供のために、送り出し、受け入れ双方が留意すべきことは何か、単に、相手国の言語習得だけではない、異文化適応能力が問われていると結論付けている。

一方、第 7 章の神村・西郡は、海外からの医療福祉人材の受け入れに関する日本語教育関係者による、実践研究グループの立ち上げの経緯を詳細に記述している。執筆者は、そのグループの中心的な役割を担う立場から、2013 年に設立された「看護と介護の日本語教育研究会」の活動内容やその変化を軸として、日本語教育者が海外からの医療福祉人材の受け入れについてどのように考え、対応してきたかを考察するとともに、今後の方向性についても政策提言している。

4

看護人材編

第1章

古くて新しい問題としての看護人材育成
──EPA 看護師の導入を中心に

平野裕子

要旨

　本章では、二国間経済連携協定（EPA）に基づく海外の看護人材の導入の現状
と課題について社会学的に分析する。EPA 制度に基づく看護人材の導入は、外国
人をいかに受け入れるかという議論に終始している。このため二国間の貿易推進の
目的という国の欲求充足が優先され、その結果、外国人や受け入れ現場の意向に沿
わない、かなり不自然な受け入れ状況が起こっていることを明らかにする。また
「外圧」によって EPA 制度の見直しが行われてきたが、必ずしも効果的な見直し
ではないことを指摘する。最後に、国家試験に合格しても帰国する者が後を絶たな
い現状に対して、日本社会は移民政策を導入するだけではなく、国籍の如何を問わ
ず、看護師が誇りを持って働き続けられる労働環境を確保する必要性を述べる。

キーワード

EPA（二国間経済連携協定）、外国人看護師、国家試験、キャリア、帰国

1.　EPA 制度とそれをめぐる議論

　二国間経済連携協定（以下、EPA）下での医療福祉人材の受け入れが 2008
年のインドネシア人看護師・介護福祉士候補者第一陣より始まってから、そろ
そろ 10 年の節目を迎えようとしている。当初医療福祉の分野で、公的な枠組
みで初めて導入された外国人として大きく報道されたのは、いまだに記憶に新
しい。それから 10 年以上が経過し、本制度で入国した者は、インドネシア、
フィリピン、ベトナム 3ヵ国で計 4,700 人を超えた（平成 29 年 10 月 1 日現
在）。EPA 制度の目的は、「外国人の就労が認められていない分野で、候補者
本人が国家資格の取得を目指すことを要件の 1 つとして、研修など一定の要
件を満たす病院や介護施設での就労を特例的に認めるもの」で、「一人でも多
くの外国人候補者が看護師や介護福祉士の国家試験に合格し、その後、継続し

て日本に滞在することが期待され」るとある[注1]。他方、帰国者が 742 人出ており、その中には国家試験合格者 100 人も含まれていることが明らかになっている（2017 年 10 月 1 日現在）。

　この現状に対し、研修を政府から丸投げされた受け入れ病院や施設側の努力が無駄になったとか、せっかく日本語を教えたのにもったいないという風潮もあるのは事実である。しかし、潜在看護師 —— その多くはいったん看護師として就職したものの、その後さまざまな理由で離職し、現在に至るまで看護師として復帰していない人々である —— が 71 万人[注2] を超えるわが国の抱えた問題を直視しないまま、外国人看護師の離職を批判するのは筋違いだ。しかも看護師は —— EPA 制度上、現在はフィリピンからの一部の介護福祉士コースの参加者を除き、本制度で入国した者はいずれも祖国で看護師として働いていたか、また看護課程を修了した者である —— 自分で働く先を決めること、すなわち、帰国したり、第三国に移動することを選択できる高度医療専門職なのだ。専門職とは他者の介入からは独立ないし自律性が守られるという点で、これまで日本が事実上受け入れてきた単純労働者とはまったく異なる存在である。日本では自分の能力が発揮できないと見切りをつけたら、新天地を求めて移動するのは当然のことなのだ。だが EPA 制度に対する議論は、その存続のための対症療法としての「日本語教育や試験の在り方」については頻繁に取り上げられてきた一方、看護師の専門性およびそれを発揮し続けていくために必要な労働環境の在り方といった根本的な問題を議論するということは、これまでほとんど見られなかった。言い換えれば、外国人をいかに受け入れるかという議論に終始し、外国人といかに働いていくかという議論は深まらなかったと言える。

　来日外国人 —— その送り出し国の社会的文化的状況を踏まえ —— を理解するということは、すなわち彼ら・彼女らのまなざしを通して日本社会を知るということにほかならない。私たちは現在、外国人看護師を受け入れることを通して、日本の社会や文化のありようを再検討する絶好の機会に恵まれていると言っても過言ではない。そして、そういった相互理解の中に、「多文化共生」

注1　厚生労働省「インドネシア、フィリピン及びベトナムからの外国人看護師・介護福祉士候補者の受入れについて」<http://www.mhlw.go.jp/stf/seisakunitsuite/bunya/koyou_roudou/koyou/gaikokujin/other22/index.html>（2016 年 10 月 10 日閲覧）

注2　厚生労働省「看護職員の現状と推移」<http://www.mhlw.go.jp/file/05-Shingikai-10801000-Iseikyoku-Soumuka/0000072895.pdf>（2016 年 10 月 13 日閲覧）

6 平野裕子

の御旗のもと、しばしばマイノリティに対する「共生の強制」を強いる（丹野 2005）ような誤った風潮を正す手がかりを求めたい。筆者は保健医療社会学が専門である。保健医療社会学とは、特に医療や健康・病気に関して個人および集団がどのように動くのかを社会学的に把握するため、質的および量的データを用いて客観的に分析する学問である。その手法を用いて、本章では、EPA下で導入された看護師（以下「EPA看護師・EPA看護師候補者」）一人ひとりを取り巻く社会関係を社会学的に把握することを通し、本制度と日本社会の抱える問題の根本を示したい。

2. タテマエとしてのEPA制度と現実 —— EPA看護師らの事情・病院側の事情を中心に

　人および複数の人々より構成される組織は、さまざまな欲求を持つ存在であり、その欲求充足のために社会的制度を利用する。看護師の国際移動が起こる時、一人の看護師の欲求のみが起因するわけではなく、そこには送り出し国の事情や受け入れ国や病院の持つさまざまなレベルでの欲求が複雑に絡み合う。自律性を持つ専門職たる看護師を、経済的要因だけで国際移動するモノ扱いし、液化天然ガスとの国家間のバーターの手段として捉えたところから出発したEPAの場合、人よりも国の欲求充足（貿易の促進）が優先されたために、さまざまな混乱が生じている。まず、そのことを、EPA看護師と受け入れ病院の持つ欲求およびその充足の観点から明らかにする。

　EPA看護師らは、同じアジア出身であっても、国籍によって、まったく異なる来日動機を持っている。筆者らの調査では、インドネシア人では66.7%（平野・小川・大野 2010）、ベトナム人では57.1%（Hirano *et al* 2015）が「自分のキャリアを伸ばしたいから」を第一番目の理由として挙げていたのに対し、フィリピン人では「家族を経済的に支援したいから」（42.7%）が第一番目の理由であった（平野・小川・大野 2010）。フィリピンでは、海外出稼ぎ労働者は送金をして家族を養うことが慣習であり、それが「国際商品」としての彼ら・彼女らのプライドである（平野 2009b）ことが色濃く出ていると言えるだろう。また中には「（より給与の高い）アメリカへ行くためのビザが下りるまでの一時的な措置」として日本行きを決めた者もいるように、最終的には日本に定着することを希望する者だけではないことも明らかになった。一方、インドネシア人にあっては、「自分のキャリアを伸ばす国」が必ずしも日本ではないことに注目したい。このことは国家試験の合格を喜びつつ、いつかは帰国

をと考えている者がいる（朝日新聞 2015）ことからも明らかである。その背景には、家父長制度下での祖国に住む家族の、特に父親の絶対的な権威が働いているとも言われている。かように、来日動機一つをとってみても、EPA 看護師らは、自分たちを送り出す国の経済的社会的文化的文脈から完全に自由になることはない。

　一方、受け入れ病院も、EPA 看護師らを受け入れた背景は単純ではない。最初に入国したインドネシア人 EPA 看護師候補者第一陣を受け入れた全国の病院に対する筆者らの調査によると、8 割以上が「国際貢献・交流の一環として協力したいから」と回答し、「現在の看護労働力不足を少しでも解消したいから」と回答した施設は 3 割以下に過ぎなかった（小川ほか 2010）。つまり病院は、EPA 看護師を看護人材不足を補う即戦力として期待し、導入したとは限らないことが分かる。また受け入れ病院の特殊性は、今後の EPA 候補者の導入予定として、経済的コストは度外視しても（Tsubota *et al* 2015）、「医は仁術」の考え方にのっとり、EPA 看護師候補者らの支援に心理的な負担を抱えつつ（Hirano & Tsubota 2016）、「将来アジアの看護師たちのためになれば」と考えて受け入れを決めたボランティア的側面が強いことに現れていた。これは、超高齢社会の中で、介護施設が明確なビジネスモデルのもとに EPA 介護福祉士らを導入する（Tsubota *et al* 2015; Hirano & Tsubota 2016）のと対比させて見ると、病院の特徴が分かる。またその背景には、病院長が厚生労働省の専門委員をしていた関係で受け入れを依頼されたので、しぶしぶ EPA 看護師候補者の受け入れを承諾したが、厚生労働省が病院に研修を丸投げするように、医師である院長は看護部長にそれを丸投げするという、「二重の丸投げ構造」が存在する病院も一部に見られた。ホンネを言えば、特に看護人材の確保が喫緊の課題でない限り、受け入れ病院側にとっても EPA 制度に巻き込まれるのは迷惑なことだったに違いない。

　かように、来日する EPA 看護師も、受け入れ病院も、さまざまな欲求を持っており、その中で各関係者が妥協し合いながら EPA 制度を持続させているため、どこかにきしみが生まれる。そしてその結果、本来の EPA 制度が目指した方向性とは異なる現象も起こってきた。たとえば、すべての EPA 看護師らが「国家試験に合格して日本に定着する」とは考えていないし、すべての受け入れ病院が「ぜひ EPA 看護師たちに日本に定着してもらいたい」とは考えていないのだから、ホンネでは国家試験の勉強などする気はなく、もっぱら働いて数年経てば貯金もできるだろうと考える候補者と、それを見越してこと

さら研修に金や手間暇をかけずとも、仕事さえさせておけば EPA 看護師候補者は何も言わないだろうと考える病院が出てくる。昨今は SNS（ソーシャルネットワークサービス）が普及しているため、「○○病院は国家試験の勉強はせず仕事をしていればいい」という噂が同国人の間で一気に広がり、マッチングの時にそのような病院や介護施設を逆指名する例もあるようだ。これは本来の EPA の目的には矛盾するのだが、これがタテマエとしての EPA の現実なのである。

3. EPA 候補者たちへの支援と政治的「配慮」── 国家試験への「ルビふり」をめぐって

　このような混乱を生む構造をそのままに、EPA 制度のサスティナビリティを求めると、それが本来の目的とは離れて一人歩きすることすらある。ここでは EPA 制度に基づく外国人看護師・介護福祉士候補者の受け入れが始まって以来、そのサスティナビリティを目的に行われた「国家試験問題の見直し」を取り上げて、それを社会学的に分析する。

　前述のように、EPA 制度は、看護師・介護福祉士らの都合などを考えないで作られたものなので、国のメンツさえつぶさなければ、あとは当事者（候補者と受け入れ機関）に投げっぱなしという点が特徴である。しかし、それが一人も国家試験に合格しないという状態を作れば、送り出し国のメンツが丸つぶれであるので、「外圧」に屈する形でさまざまな修正が行われる。「外圧」は、国内外のさまざまなステークホルダーから発せられる。「国家試験にルビふりを」の動きが、岡田克也外務大臣（当時）による「本国では優秀なのに日本で3年間研修しても受からず、帰国するようなことがあってはならない」（朝日新聞 2009b）の発言に始まったことはまさに象徴的だ。アジアの国々が国の威信をかけて送り出してくる看護師たちを不合格にさせることは、相手国のメンツをつぶす行為にほかならず、外交担当大臣（当時）としては、何とかしなくてはならない。対処方策を任された長妻昭厚生労働大臣は「難解な日本語については言い換えできないか検討する」（朝日新聞 2010）と発言した。国家試験の見直しは大手マスコミの社説にも取り上げられ（朝日新聞 2009c）、世論は「かわいそうな外国人看護師を救え！」と沸き立った。こうして厚生労働省内に、「国家試験における用語に関する有識者検討チーム」が結成された。

　縁あって、筆者も「有識者検討チーム」に参加することになった。検討チームのメンバーは医師や看護師の国家試験の作成経験者、インドネシアやフィリ

ピンの専門家、看護教育および日本語教育者であったが、筆者自身も含め、みな外国人看護師のために真摯に働いた。だがその前提には、国家試験の見直しにおいて「ルビふりありき」があった。後述するように、当初より機械的なルビふりの効果には懐疑的であった筆者はその旨を発言したが、「大臣が国会でそう答弁したから…」ということばで片付けられた。これは EPA ならではの「政治的配慮」である。もしも民間ベースで来日した看護師の声が上がったとしたら、大臣はルビふりを提案し、官僚はそれに従っただろうか。つまり「改訂」は、「日本政府も外国人看護師のために何らかの手を打った」と日本社会および看護師の送り出し国はじめ、国際社会に対して示すための手段だった色彩が強い。ならばルビふりよりも日本語を分かりやすくしたり、英語を併記するくらいで良かったのではないかと筆者は今でも思っている。なぜなら、医療現場で EPA 看護師らのために看護記録等にすべてにルビをふるのは現実的ではないし、国際社会の反応を期待するなら公用語の英語を併記したとアピールするほうがよほど効果的だからだ。ちなみに、今回の「改訂」について、フィリピンの送り出し側であるフィリピン海外雇用庁（POEA: Philippine Overseas Employment Administration）の担当者は、「日本の国家試験に英語併記があれば、（英語を使い慣れている）フィリピン人看護師も助かるわね」と喜んでいた。一方ルビふりについてのコメントはなかった。世界中の多くの人々と同様、日本語がまったく分からないこの担当者には、「ルビ」も「ルビふりの効果」もアピール力は薄いと思われた。

4. ルビふりは本当に効果的か？

　さて、そのルビふりの効果であるが、筆者がその効果に懐疑的だったのは、「(国家試験に) ふりがなをつけると、僕たちは読む文字が多くなり（負担になり）ます」という EPA 看護師候補者の声を聞いていたからである。つまりルビは単なる「記号」に過ぎず、日本語が初級レベルの外国人にとっては、かえって読む文字が多くなると敬遠されるのだ。このことから、漢字が読めるようになった候補者にあっては、ルビはかえって無駄な情報になり得るとさえ思われた。実際に 2 回目の挑戦で国家試験に合格したインドネシア人看護師らに、国家試験にルビをふることについて尋ねたが、「漢字は読めなければ仕事ができないので、危ないと思います」と、ルビをふることに必ずしも賛同していないようであった（平野 2010）。

　国家試験合格者の勉強方法は以下のようである。まず国家試験問題に書か

ている内容を把握するために、漢字をできるだけたくさん覚える（部首をまず
理解し、たとえば「にくづき」は体に関係があることだと覚え、この部首があ
る漢字を片端から覚える）。漢字をマスターした後は、過去問題をできるだけ
たくさん勉強する。問題文を読んでキーワードを探し、それから同じような意
味の単語をグループ化し、反対語もセットにして覚える。そうすると国家試験
は出題傾向が毎年あまり変わらないことに気が付く。そこで頻出度の高い問題
（老年看護領域では認知症に関する問題等）を繰り返し解く。分からないとこ
ろがあれば、病院内の専門医や看護師、薬剤師に聞く。受験勉強は、彼ら・彼
女ら自身のモチベーションの高さと、病院側の支援が合致する時に功を奏する
ことは明らかだが、ここで筆者は、EPA 看護師の合格者の勉強の仕方は漢字
をマスターした後は日本の看護学生の受験勉強の仕方とまったく同じであるこ
とに気が付いた。

　政府によるおためごかしのルビふりに頼るより、上記のインドネシア人の合
格者のように、EPA 看護師候補者が自分なりのコツをつかむほうが、国家試
験の勉強としてよほど効果的だ。それはたとえば、過去問題を繰り返し解くこ
とである。日本人受験者が何度も模擬試験を受けるのと同じである（最近で
は、EPA 看護師候補者も模擬試験を受けるようになってきている）。その効果
は実際のデータでも出ている。フィリピン人看護師第一陣に対して筆者らの研
究班が行った調査（第 98 回看護師国家試験の英訳版を使用）では、模擬試験
を受ける前に、「（日本語・英語を問わず）過去問題を見たことがある」と回答
した人は「見たことがない」と答えた人に比べ、出題されたすべての領域にお
いて、得点が高かったのである（川口ほか 2010）。

　第 105 回の国家試験（2016 年 2 月実施）では、インドネシア人、フィリピ
ン人受験者に比してベトナム人受験者が 2 度目の受験にして驚異的な合格率
（41.2%）注3 をはじき出した。これは、2014 年の 8 月に、筆者らの研究班が第
103 回の国家試験の全問題をベトナム語訳し、模擬試験調査（Kawaguchi et al
2015）を行った後に正答とともに問題を開示（著作権者：長崎大学）し、そ
れが SNS を通じて、入国した年度に関わらず先輩後輩のベトナム人看護師ら
の間で広く共有されたことも遠因の一つと考えている。おそらくベトナム人看
護師候補者らは、それを日本語の国家試験の勉強の参考に用い、過去問題を繰
り返して解く時に使ってくれたのであろう。EPA 候補者たちは、自分なりの

注 3　共同通信「EPA 来日外国人 47 人看護師に――国家試験、合格率 11% に上昇」<http://this.
　　kiji.is/86018311271597564?c=39546741839462401>（2016 年 10 月 11 日閲覧）

勉強方法さえつかめれば、ある程度合格の蓋然性は高くなるのではないか。

5. 日本語さえできれば国家試験は解けるのか？

　では、問題文さえ読むことができれば、合格は保障されるのだろうか。筆者らの研究班の調査では、必ずしもそうではないということが明らかになった。看護師の業務や役割というのは普遍的なようで、実はその実践の仕方は看護師らが置かれた社会的文化的文脈により多様である。普遍的でない看護業務が国家試験に出題された場合、国によってその正解は異なることもある。その事例は、『看護師国家試験がわかる日本語』（首都大学東京発行、2016年）に詳しいのでそちらに譲る。ここでは逆に、日本人看護師が看護師候補者たちの出身国における国家試験や資格試験問題を解くことを想定してみると、日本人看護師がそれらの国の試験に必ずしも合格するとは限らないことが浮かび上がってくる。図1は、フィリピンにおける国家試験問題である（アノニュエボ2012）が、日本人看護師にとって正解はないので解答することはできない。なぜなら日本では無免許の看護助手に患者のケアに関する責任は持たせないので、そもそも問題の設定自体があり得ないことなのだ。これはフィリピンと日本との間で異なる看護業務の内容が含まれる国家試験問題の一例である。

Q. 無免許の看護助手に、看護師が患者の看護をさせるとき、看護師長の役割として正しいものを選びなさい。

1. 看護助手を指導するための職務課題を作成する
2. 看護助手に仕事における説明責任は与えないが、職責は与える
3. 看護助手の指導、または評価をする必要は無い
4. 看護助手に委託された職務がどう行われるか知っていなければならない

（正解は2）

図1　フィリピンの看護師国家試験問題の一例

（※フィリピンでは国家試験は公開されていないので、類似した質問をレビューから抜粋）

　言うまでもなく、これはどこの国の看護が正しくてどこの国が間違っているのかという問題ではない。看護というのはその国の事情により多様な実践を伴うのは当然である。だから正答はその国によって異なる。このことは、「おむつ交換は看護師の仕事ではありません」（平野 2009a）という EPA 看護師らの

抱える葛藤と根本が同じであることに、日本人スタッフ側は気づくべきである。なぜなら、インドネシアではおむつ交換は基礎看護領域に含められていても、宗教的理由のためにイスラム教徒の妻が夫の下の世話を ―― たとい医療専門職とはいえ ―― ほかの女性に任せることをしない文化的な背景があるし、フィリピンに至っては、看護師法（Nursing Act）におむつ交換は含まれていない。だが、日本では看護師が担当するおむつ交換は目に見えない看護過程の重要な仕事であることを、現場の日本人看護師らはどれくらい丁寧に EPA 看護師らに教えることができているかは疑問である。日本人看護師の指導をすべて理解できるほど EPA 看護師側の日本語能力が高いかどうかという問題はともかくとして、教える日本人看護師側に、「看護過程」は普遍的だから出身国で看護師をやっていた人たちには教えなくても分かるはず、という思い込みがあるのだとすれば、あまりに文化的に無頓着とは言えないだろうか。国家試験勉強をサポートする側にとっても、日本の看護を相対化するまなざしを持つことは重要だ。

6. なぜ彼ら・彼女らは帰国を選んだのか

こうして本人たちも受け入れ側も試行錯誤しながらやっとのことで国家試験合格にこぎつけたとしても、その後に帰国を選ぶ背景には、合格後にこそ高いハードルが課せられる現実がある。筆者らが 2015 年末に実施した調査では、帰国者のうち「日本で働く生活に疲れた」と回答した割合は、合格者（72.7%）においてそうでない者（27.8%）よりも有意に高かった。これは EPA 候補者の間は勉強さえしていれば良かったが、合格すれば一人前としていきなり現場に出されることによると考察する。

国家試験に合格したからと言ってすぐに使いものになるわけではないのは、ことばに問題がないはずの日本人の新人看護師でも同じであり、その背景には、学校で勉強してきたことと臨床の場で求められる実践能力とのギャップがあると言われている注4。EPA 看護師にあっても、基本的に国家試験の勉強しかしていなければ、たとい出身国で看護師として働いていたとはいえ、日本人の新人看護師とまったく同じである。しかも出身国と看護の社会的文化的文脈も異なる国の臨床現場にいきなり放り出されて、戸惑わないわけはない。その結果、国家試験に合格したにも関わらず、疲れてしまって帰国を選ぶことになる

注4　厚生労働省「新人看護職員研修の現状について」<http://www.mhlw.go.jp/shingi/2009/04/dl/s0430-7b.pdf>（2016 年 10 月 13 日閲覧）

（朝日新聞 2016）。

　筆者らは現在、EPA 看護師らのストレスについて継続的に調査を実施しているところである。現在、合格してからの 1 年間に疲れのピークが来て、離職の波が起こるのではないかという仮説を立てており、この期間中に病院側からの継続的な支援を受けることで離職を防ぎ得ると考えている。その後は徐々に言語能力も上がり、職場にも適応し、言語教育学的には、おおむね 7～8 年経ってほぼ問題なく日本語を使いこなせるようになると言われている（米野 2014）。しかし、筆者は、EPA 看護師の離職の波は、さらにその後数年後に再び起こるのではないかと考えている。真面目に日本で働き、通算 10 年くらい経てば永住権が取得できる。永住権を得ればいかなる職業に就くことも可能であるが、在留資格に基づく職業の縛りが取れた時点で、EPA 看護師らがなおも継続して看護師という仕事を続けていく魅力があるかどうかが、日本の医療現場に問われる。日本人でさえ音をあげる厳しい労働環境に、ことばや文化の壁を越えてまで、外国人が来て定着しようと思うであろうか。

　EPA 看護師の問題は、単に彼ら・彼女らの日本語能力の問題ではなく、医療労働環境の問題であって、国籍の如何を問わずすべての日本で働く看護師に共通する問題である。ディーセント・ワーク（働きがいのある人間らしい仕事）として誇りを持って働き続けられる職場を確保することが、その問題を解くカギとなる。まさに古くて新しい問題なのだ。現在、EPA 看護師らの定着を促進するために、移民政策をとれば良いという声もあるが（朝日新聞 2009a）、筆者はそれだけでは外国人看護師の定住化を促進するための根本的解決にはならないと考える。なぜなら、現状では、たとい移住政策をとったとしても、疲れ切ってやめていく日本人看護師と同様、疲れ切ったアジアの看護師を再生産するだけだからである。EPA 制度の「サスティナビリティ」を検討するだけでなく、まず日本の医療制度や看護労働の「サスティナビリティ」を検討することが必要だろう。

引用文献

朝日新聞（2009a）「インドネシアからの看護師候補者ら　日本語学習の改善訴え」2009
　　年 7 月 2 日
朝日新聞（2009b）「国家試験、見直し検討・外国人看護師に日本語の壁」2009 年 11 月
　　22 日
朝日新聞（2009c）「社説　外国人ケア資格——扉を開けたからには」2009 年 11 月 29 日

朝日新聞（2010）「外国人受入れの看護師試験、日本語言い換え検討」2010年3月20日

朝日新聞（2015）「看護師の夢つかむ・インドネシアの3人国家試験合格」2015年5月8日

朝日新聞（2016）「医療・介護の外国人、難しい定着・受け入れ8年、資格取得600人、3割は離脱」2016年9月18日

アノニュエボ・コラ（2012）「フィリピンにおける看護教育および看護師国家試験制度」平野裕子・大野俊・小川玲子（編）『公開講座「アジアの看護を理解しよう——2国間経済連携協定に基づき来日中のインドネシア・フィリピン人看護師を受入れて」報告書』（pp. 29-41）長崎大学

小川玲子・平野裕子・川口貞親・大野俊（2010）「来日第1陣のインドネシア人看護師・介護福祉士候補者を受け入れた全国の病院・介護施設に対する追跡調査（第1報）——受け入れの現状と課題を中心に」『九州大学アジア総合政策センター紀要』5(5), 85-98.

川口貞親・平野裕子・小川玲子・大野俊（2010）「外国人看護師候補者の教育と研修の課題——フィリピン人候補者を対象とした国家試験模擬試験調査を通して」『九州大学アジア総合政策センター紀要』5(5), 141-146.

首都大学東京（編）（2016）『看護師国家試験がわかる日本語』首都大学東京

丹野清人（2005）「なぜ社会統合への意思が必要か」『月刊NIRA政策研究』18(5), 6-10.

平野裕子（2009a）「外国人看護師・介護福祉士の導入(5) 病院配属から4ヶ月——現場の声から」『文化連情報』375, 44-47.

平野裕子（2009b）「外国人看護師・介護福祉士の導入(6)「国際商品」としてのフィリピン人海外出稼ぎ労働者——華やかな壮行会とその陰で」『文化連情報』377, 56-59.

平野裕子（2010）「外国人看護師・介護福祉士の導入(19) 合格者にきく——国家試験合格は「はじめの一歩」」『文化連情報』392, 38-41.

平野裕子・小川玲子・大野俊（2010）「2国間経済連携協定に基づいて来日するインドネシア人およびフィリピン人看護師候補者に対する比較調査——社会経済的属性と来日動機に関する配布票調査結果を中心に」『九州大学アジア総合政策センター紀要』5(5), 153-162.

米野みちよ（2014）「JPEPA候補者の日本語教育——専門家の視点を取り込む」平野裕子・米野みちよ（編）『日比経済連携協定に基づくフィリピン人看護師の国際移動——現状と課題』（pp. 75-93）長崎大学

Hirano, Y. O., Muc, P. D., Huy, T. Q., & Luu, N. B. (2015) Outcome of surveys on nurses and care workers deployed to Japan in 2014 under the Japan-Vietnam Economic Partnership Agreement. In Vietnam Nursing Association (Eds.) *Results of studies on Vietnamese nurses prior to practice and work in Japan*. Vietnam Nursing Association-Nagasaki University.

Hirano, Y. O., & Tsubota K. (2016) The cognitive burden to hospitals and care facilities of accepting EPA candidates in Japan. *International Journal of Japanese Sociology, 25,* 40-53.

Kawaguchi, Y., Muc, P. D., Huy, T. Q., & Luu, N. B. (2015) Report on practice examination of Japan's national board examination for nurses given in Vietnamese language. In Vietnam Nursing Association (Eds.) *Results of studies on Vietnamese nurses prior to practice and work in Japan.* Vietnam Nursing Association-Nagasaki University.

Tsubota, K., Ogawa, R., Ohno, S., & Hirano, Y. O. (2015) A study on the cost and willingness to recruit EPA foreign nurses and care workers in Japan, from the angle of hospitals and care facilities. *Health Science Research, 26,* 45-53.

16

看護人材編

第2章

外国人看護師の職場適応・協働への課題

石川陽子

要旨

　EPA による外国人看護師の受け入れは、日本の医療現場に新たな時代をもたらした。外国人看護師との協働は日本語能力によるコミュニケーションの問題以外にも、二国間の医療・看護や文化・価値観の違いにより発生するさまざまな課題を内包し、これは職場での対立や離職の引き金となっている。EPA 看護師の存在は看護界にグローバル化のヒントを与えているが、今後の協働のためには看護師国家試験学習のための環境整備だけでなく、EPA 看護師・候補者のネットワーク形成や資格取得後の継続教育等、新たな取り組みが必要となる。

キーワード

異文化適応、ジェンダー、宗教、下方移動、スキルの剥奪

1. EPA 看護師・候補者の職場適応の課題

1.1 看護候補者の来日動機と受け入れ理由とのギャップ

　2015 年の国際厚生事業団の調査によると、EPA 看護師候補者の受け入れ目的として 97％の施設が「国際貢献・国際交流のため」を挙げており、「職場の活性化のため」（85％）、「将来の外国人看護師受け入れのテストケースのため」「人員不足解消のため」（各 74％）がこれに続く[注1]。外国人看護師を受け入れることで「国際貢献・国際交流」や「職場の活性化」を期待するのは、医療機関においてもグローバル化や多様性の理解といった認識が進んでいることを示している。しかし、EPA 看護師候補者は 3 年間就労する看護補助者というマンパワーとして期待されていることも否定できない。医療施設では患者の高齢化に伴い、食事介助、入浴介助、おむつ交換といった業務が増加しており、急性

注1　国際厚生事業団「平成 27 年度　外国人看護師受入れ施設巡回訪問実施結果について」
　　<http://jicwels.or.jp/files/junkai-report_N-H27>（2017 年 12 月 8 日閲覧）

期病院、療養型医療施設、精神科病院に関わらず、安全な医療を提供するためには看護補助者の配置が不可欠である。看護補助者の配置は診療報酬制度により加算が得られるため、医療施設にとって経営上のメリットもある。また、精神科病院では日本人看護補助者の確保が困難な場合もあり、医療・看護の知識を持つ EPA 看護師候補者は看護補助者の人員不足の解消に役立っているという側面もある。つまり EPA により来日する外国人看護師には、短期的には看護補助者としてのマンパワー、中期的には看護師として勤務し職場スタッフの国際的視野を広げること、長期的には母国の医療・看護の発展に寄与するといった頭脳循環の役割を担うという期待が込められている。

看護師の国際的移動の動機は、push 要因・pull 要因として説明される。push 要因とは看護師を母国から押し出すもの、pull 要因とは看護師を魅了し移住を促進する受け入れ国の状況や環境である（キングマ 2008）。母国での低賃金や労働環境、社会的地位の低さは push 要因となるが、移住への動機は経済的要因だけではない。自己のキャリア形成、仕事の満足感、子供の将来、治安や政治的安定、未知への知的探究、冒険心の充足等も pull 要因となる。EPA 看護師（候補者）にとって、日本はマンガやアニメ、キャラクター等で親しみと憧れのある国ということも pull 要因の一つとなっている。

インドネシア人・フィリピン人看護師を対象とした調査では、EPA 応募の理由に「キャリアアップのため」「経済的理由」「日本の生活に興味があった」「家族のため」が挙げられている（Piquero-Ballescas 2010; Efendi *et al.* 2016）。受け入れ施設の期待する看護補助者としてのマンパワーと、国際交流や職場の活性剤という役割に対して、EPA 看護師候補者が期待するキャリア形成と高収入には乖離があるため、キャリア志向が強い者ほど看護補助者として働くことに自尊心が傷つけられ、失望する可能性も高くなると考えられる。

1.2　看護補助者としての就労と看護師国家試験

日本の看護師資格を持たない EPA 看護師候補者にとって、最初の障壁は看護師国家試験への合格である。近年、EPA 看護師候補者の合格率は 10％程度で推移しているが、2016 年の国籍別合格率を見ると、ベトナム 41.2％、フィリピン 11.5％、インドネシア 5.4％と違いが目立つ。ベトナム人の合格率が高いのは一定の日本語能力の保証がされている[注2]ことが大きな要因と言えるが、

注2　日越 EPA により日本語能力試験 N3 以上の者のみが来日している。

1年間の研修で日本語を習得できる者は、そもそも学習のスキルや習慣が身に着いており、看護師国家試験の学習への障壁が少ないことが推測される。一方、学習を苦痛と感じ、早い段階で看護師国家試験の合格を諦めて日本での生活を楽しもうとするEPA看護師候補者もいる。彼らは看護管理者や同僚の目には「不真面目」と映り、外国人看護師への不信感を買う引き金となったり、同施設にいる「真面目」なEPA看護師候補者とは異なる扱いを受けるケースもある（石川2013；中村・尾崎2013）。これには「勤勉」に過大な価値を置く日本人と、「家族」や「宗教」が第一と考えるインドネシア、フィリピン人との価値観の相違も関係している。看護師国家試験の合格を諦めたEPA看護師候補者は、帰国後のキャリアアップ（日系企業や在留邦人を対象としたクリニックでの就労等）や家族のためにできるだけ長く日本で働きたいと考え、かねてから「興味のあった」日本での生活を楽しんでいるだけなのに、上司や同僚との軋轢が生じていることに困惑する。

　看護師国家試験の学習時間の確保や、予備校への通学費用の負担といった学習環境が就労施設により異なっていることも課題として指摘されている（Setyowati, Hirano, & Yetti 2012）。国際厚生事業団の調査によると、EPA看護師候補者の週あたりの勤務時間内学習時間は「5時間未満」が32.0％と最も多く、「20時間以上」（28.9％）がこれに続く[注3]。安里はこの二極化を「国家資格取得を目標として学習時間を設定する受け入れ機関と、国家試験対策よりも労働時間の最大化を目的とする受け入れ機関とに分かれるからである」と説明している（安里2016）。一定の学習環境を提供するために国際厚生事業団がもっと厳しく受け入れ施設を指導・監督すべきという意見はEPA看護師（候補者）からも多く聞かれる。一方で、学習時間が就労時間に含まれるのにほかの看護補助者と同じ給与が支払われることは、ほかの職員への影響があると指摘する看護管理者もいる（服部2010）。

　移住先でより難易度や地位の低い職業に就くことを「下方移動」[注4]と呼ぶが、EPAもこれを内包している。EPA看護師候補者は、母国の看護師免許を有するが、大多数は看護師として就労することなく看護師候補者として3～

注3　国際厚生事業団「巡回訪問・相談窓口などからの受入れ状況などについて」<http://jicwels.or.jp/files/acceptance20situation-h24.pdf>（2017年12月8日閲覧）

注4　フィリピンでは海外で看護師として就労を希望する医師のための看護師養成課程が存在し、年間約1200名程度の医師が看護師免許を取得している（Lorenzo *et al.* 2007）。

4年間の就労の後帰国する[注5]。EPA看護師候補者は看護補助者として働くことで、母国では経験のない清掃業務等への従事によって屈辱感を味わう（Alam & Wulansari 2010）。開発途上国では一般的に先進国より階級格差が顕著であり、専門職である看護師が清掃業務に従事することは滅多にないため、EPA看護師候補者は移住により社会的地位が下がったことに落胆する。看護師を看護補助者として雇用することは専門職としての能力が活用されていない"deskilling"（スキルの剥奪）の状況が生じていることを意味する。これは国際的な視点からは人的資源の不適切な使用と解釈されるが、スキルの剥奪には受け入れ国の政策決定者や雇用者と外国人看護師が期待する役割との間にギャップが存在することが関係している（O'Brien 2007）。

1.3　異文化適応

　文化の違いとして最も可視化しやすいのは宗教である。インドネシアは人口の88％がイスラム教徒であり、職場でジルバブ（頭部を覆うスカーフ）を着用する女性看護師が多い。2014年に勤務中はジルバブの着用を禁止しているという介護施設の管理者の発言がテレビで放映された際には、イスラム教徒のEPA看護師・介護福祉士（候補者）の間でネット炎上が起きている[注6]。マッチング[注7]の際にジルバブを着用しないことを採用の要件としている受け入れ施設もあるが、患者や日本人職員が外国人看護師を受け入れやすいように、という雇用者の意図をイスラム教徒は「差別的」と受け取っている。イスラム教徒に対する勤務中の礼拝場所や時間の確保、断食や食事の戒律への配慮が行われている施設は多いが、宗教行事が業務と調和している母国とは異なる職場環境に違和感を覚える者も少なくない。インドネシアの病院であれば必ず存在する礼拝所がないため、イスラム教徒の男性にとって重要とされる金曜礼拝に参加することができず葛藤を抱えていたり、お盆やクリスマス会といった、精神科病院や療養型医療施設で行われている行事に異教徒であることを理由に参加し

注5　EPA看護師として応募するには、インドネシア、ベトナムは2年、フィリピンは3年の看護師としての実務経験が必要とされる。そのため、この要件を満たさない者はEPA介護福祉士として応募することが多い。

注6　2014年4月に放映されたBSフジ「どう活かす海外人材──人手不足と言葉のカベ」の中で出演した特別養護老人ホームの管理者が勤務中のジルバブの着用を認めていない理由について解説し、EPA介護福祉士がそれを承認するコメントをした。

注7　EPAによる受け入れ希望施設と就労希望者双方の意向を取りまとめる雇用契約締結のプロセス。EPA開始当初から現在まで国際厚生事業団が行っている。

ない者もいる。

　一方、国民の93％がキリスト教徒[注8]であるフィリピン人看護師（候補者）では宗教の問題が表面化することは少ないが、潜在的には存在している。フィリピンでは教会の日曜礼拝サービスは夕方まで行われているため日曜日の勤務であっても参加することが可能だが、日本の教会の礼拝サービスは日中に限られているため、日勤帯に勤務すると礼拝に参加できないこと、英語やタガログ語で宗教講和を受けられる教会が限られているといった問題を抱えている。

　フィリピン、インドネシアでは手で食事をする習慣があるが、職場での食事の際に食器を使うよう指摘されたフィリピン人看護師候補者は、自国の文化が受け入れられないことに落胆している。人前でミスを指摘したり叱責することは母国では「不適切」と認識するインドネシア人、フィリピン人看護師（候補者）は多く、日本の職場で自尊心を傷つけられたとする報告が見られる（山本・樋口2015）。

1.4　看護業務の相違

　日本と送り出し国では看護業務の違いがあるのだろうか。日本では、保健師助産師看護師法の下に看護業務は「診療の補助」および「療養上の世話」と規定されている。一方、フィリピン、インドネシアでは、注射等の医療行為とそれに伴う文書処理のウエイトが大きく、患者の身の回りの世話は家族が行い看護師はそれらの指示や確認を行う（田中・志賀・西垣2009；Efendi *et al.* 2016）。このような業務の違いは疾病構造や患者の年齢構成、患者－看護師配置の違い[注9]という要因もあるが、「他人に世話をされるのは可哀そう」といった価値観の相違も関係している（Efendi *et al.*, 2016; 王・大野・木内2007）。

　日本の看護師免許を取得したEPA看護師と日本人新卒看護師との看護業務を比較した研究では、EPA看護師は「注射」「膀胱内留置カテーテル」等の看護技術の実施が日本人新卒看護師より有意に低いことが報告されており（井野・渡邉2014）、看護師国家試験合格後にEPA看護師が独り立ちするには新人看護師以上の時間を要している。

　EPA看護師の看護実践能力について、所属施設の管理者・指導者はコミュ

注8　外務省「フィリピン共和国（Republic of the Philippines）基礎データ」<http://www.mofa.go.jp/mofaj/area/philippines/data.html>（2017年12月8日閲覧）

注9　フィリピンでは国立総合病院の患者対看護職員比が15対1から26対1と報告されている（Recto 2011）。日本の一般病床では7対1から15対1である。

ニケーション能力を最大の課題として挙げている。特に患者への説明、他職種とのやりとり、看護記録、電話対応等に支障が生じており、人員の少ない夜勤帯ではほかのスタッフがカバーすることが困難なため、EPA看護師を夜勤帯に配置しない施設も多い[注10]。また、EPA看護師を患者とのコミュニケーション場面の少ない療養病床や手術室、透析室に配置している施設もある[注11]。

1.5　移住とジェンダー

　現在、日本で就労する看護師・准看護師の94％は女性である（日本看護協会出版会編 2016）。EPA看護師（候補者）も女性が大半を占めているが、女性看護師の移住には男性とは異なるジェンダー役割の課題が生じる。既婚のEPA女性看護師が家族を呼び寄せる場合、配偶者の就労が最大の障壁となる。EPA看護師の配偶者は「資格外活動」として週28時間以内の就労が認められているが、日本語能力の低い外国人男性が職を得ることは難しい。移住した女性看護師は一家の稼ぎ手となるばかりではなく、子供の学校や生活のすべてにおいて主導する立場となり、このことは夫婦・家族の関係に影響を及ぼす（シバ 2011）。女性EPA看護師からは「配偶者の就労規制を撤廃してほしい」という要望が聞かれる。女性EPA看護師は母国の男性との結婚を機に帰国することもある。「家族」に価値を置くインドネシア人・フィリピン人にとって、自分の家族を持つことは人生において最も優先すべき事柄の一つである。そのため、母国の社会規範から結婚への重圧を感じている場合もある。

2.　外国人看護師との協働に向けて

2.1　異文化理解

　EPA看護師候補者が日本での生活に早く適応できるよう、管理者や指導者は情報を集め準備をしている。多くの施設では宗教への配慮に代表される異文化理解の努力をしているが、施設による格差は存在し、「雇用主から『日本で働くんだから宗教か仕事かどっちか選択してくれ』と言われた」という報告もある（笹川平和財団 2009）。「外国人でも個性のひとつとして特別扱いしない」ことが差別をしないことと考える管理者もいる。しかし、人々の価値観は業務

注10　国際厚生事業団の調査によると、夜勤を行っているEPA看護師は40.4％である。

注11　国際厚生事業団「EPA看護師に関する調査事業報告書」『平成24年度厚生労働省看護職員確保対策特別事業』<http://www.jicwels.or.jp/files/E69CACE69687.pdf>（2017年12月8日閲覧）

にも影響を及ぼすため、受け入れ施設にとっても異文化の理解は不可欠と言える。2014年に作成された「EPA に基づく看護師の指導者ガイドブック」[注12] では事例を挙げ異文化理解について解説しており、管理者・指導者にとって有用と言える。しかし、外国人看護師の宗教戒律への解釈は多様であり、実際の対応には個別性を考慮する必要がある。2015年1月のイスラム国による日本人人質事件の報道以降、イスラム教徒に対する偏見が強まったと指摘する EPA看護師（候補者）もおり、管理者・指導者だけでなく他職種も含めたすべての職員が異文化について学習するような機会を提供することが必要と言える。これはグローバル化が進む日本において異文化を背景に持つ患者へのサービス向上にもつながるものであり、EPA 看護師（候補者）は多様化する患者の理解につなげるための重要なリソースとなり得る。

2.2　看護実践能力開発への支援

自らの業務を「看護補助者」ではなく「看護補助者のアシスタント」と認識している EPA 看護師候補者もいるが、このことはモチベーションや自尊心の低下につながっている。看護師国家試験合格前から看護師とともに患者ラウンドやカンファレンスへの参加といった看護業務を行うことは、モチベーションの維持だけでなく、日本の看護に対する理解を深め、看護師国家試験合格後の業務へのソフトランディングを可能にすると考えられる。

看護師国家試験合格後の EPA 看護師の83％は日本人の新卒看護師とともに新卒者用の研修を受けているが、EPA 看護師用の研修を望む声もある[注13]。英国では、外国人看護師の教育プログラム（ONP）[注14] が確立されており、看護助産評議会（NMC）[注15] が作成したカリキュラムをもとに NMC からコース認可を受けた大学が外国人看護師の研修コースを開講している。外国人看護師は20日間の必修研修と6ヵ月間の臨床実習を受けるが、臨床実習は認定された施設で NMC の指導資格を持ったメンターが指導する。最終評価は NMC に送付され審査されるが、基準に満たない場合は看護師登録を行うことができな

注12 国際厚生事業団「経済連携協定（EPA）に基づく看護師の指導者ガイドブック」<http://jicwels.or.jp/files/E7B58CE6B888E980A3E690BAE58D94E5AE9AEPAE381ABE59FB_2.pdf>（2017年12月8日閲覧）

注13 注11参照。

注14 外国人看護師教育プログラム（ONP: Overseas Nurses Programme）

注15 看護助産評議会（NMC: Nursing and Midwifery Council）

い（成瀬・石川 2013）。さまざまな教育背景や臨床経験を持つ外国人看護師は、日本の医療機器の操作や臨床での適切なコミュニケーションのための日本語等特別なニーズを抱えている。現在受け入れ施設に任されている看護師資格取得後の教育を見直すことは、離職防止にもつながると言える。

送り出し国に国際水準の訓練センターや臨床研修施設を設立し[注16]、日本の大学機関と共同プログラムを実施することは有用性が高い（Hamid 2009）であろう。送り出し国の大学機関と日本の看護系大学が交換留学を行ったり編入制度を設ける[注17]ことも長期的には看護人材の確保につながると言える。しかし、これには送り出し国の中・高等教育で日本語教育の機会を提供し、日本語学習者の裾野を広げることが前提となる。

2.3　下方移動への対策

EPA 介護福祉士のうち母国で看護師免許を持つ者は、自身の知識・経験が生かせること、給与・待遇の差から看護師への転向を希望することが多い[注18]。しかし、現時点で EPA 介護福祉士が EPA 看護師に移行するためのルートはない。「下方移動」によるスキルの剥奪を最小化するためには、EPA 介護福祉士が看護師に移行できる制度や支援体制の構築が必要と言える。

3.　おわりに

2015 年には「インドネシア人 EPA 看護師・介護福祉士協会」が発足し、自らの問題を支え合いながら解決していく場が形成された。米国では米国在住フィリピン看護師協会があるように、今後フィリピン人やベトナム人 EPA 看護師・介護福祉士にもこのような動きは波及していくだろう。これまで EPA 看護師・介護福祉士（候補者）の支援に携わってきた団体・個人は「支援」から「協働」へと発想を転換する段階が来たことを認識し、自分たちの使命を問い直すことが求められているのではないだろうか。

引用文献

安里和晃（2016）「経済連携協定を通じた海外人材の受け入れの可能性」『日本政策金融

注16 国際協力機構（JICA: Japan International Cooperation Agency）により 2012 年からインドネシアで看護実践能力強化プロジェクトが実施されている。

注17 インドネシアとオーストラリアの大学間でこのようなシステムが形成されている。

注18 注 11 参照。

公庫論集』30, 35-62.

石川陽子（2013）「経済連携協定（EPA）により来日した外国人看護師が抱える課題」
『日本保健科学学会誌』16(Suppl.), p. 15.

井野恭・渡邉順（2014）「経済連携協定で来日した外国人看護師の看護技術の実践に関
する研究」『日本看護技術学会誌』13(1), 75-83.

王麗華・大野絢子・木内妙子（2007）「日本における外国人看護師の保健医療活動への
適応実態――医療現場という視点から」『群馬パース大学紀要』4, 465-472.

笹川平和財団（2009）「少子高齢化を迎える近隣国との対話」安里和晃・前川典子（編）
『始動する外国人材による看護・介護――受け入れ国と送り出し国の対話』(pp. 72-
77）笹川平和財団

シバ・マリヤム・ジョージ（2011）『女が先に移り住むとき――在米インド人看護師のト
ランスナショナルな生活世界』(伊藤るり監訳)（pp. 88-98）有信堂

田中博子・志賀由美・西垣克（2009）「日本とフィリピンにおける病院看護業務の比較
――タイムスタディー法を用いた主要業務の検討」『日本看護管理学会誌』12(2), 94-
105.

中村悦子・尾崎フサ子（2013）「外国人看護師候補者の受入れ施設の課題と候補者の生
活・職場・学習環境への適応」『日本看護学会論文集――看護管理』43, 219-222.

成瀬和子・石川陽子（2013）「英国における外国人看護師の受け入れ制度と教育」『国際
保健医療』28(1), 13-20.

日本看護協会出版会（編）(2016)「就業者数」『平成27年　看護関係統計資料集』(p. 12)
日本看護協会出版会

Hamid, A. Y. S.（2009）「インドネシア・日本経済連携協定に向けて始動する看護師――
求められる改革と看護師協会の役割」安里和晃・前川典子（編）『始動する外国人材に
よる看護・介護――受け入れ国と送り出し国の対話』(pp. 16-19）笹川平和財団

服部満生子（2010）「［EPAと外国人看護師］外国人看護師候補者の受入れの現状と課題」
『看護』62(12), 74-75.

ミレイユ・キングマ（2008）『国を超えて移住する看護師たち――看護と医療経済のグ
ローバル化』(山本敦子訳，井部俊子監修)（pp. 21-31）エルゼビア・ジャパン

山本佐枝子・樋口まち子（2015）「二国間経済連携協定（EPA）による外国人看護師候
補者の就労研修期間における体験」『国際保健医療』30(1), 1-13.

Alam, B., & Wulansari, S. A. (2010) Creative friction: Some preliminary considerations on
the socio-cultural issues encountered by Indonesian nurses in Japan. 『九州大学アジ
ア総合政策センター紀要』5, 183-192.

Efendi, F., Chen, C. M., Nursalam, N., Indarwati, R., & Ulfiana, E. (2016). Lived experience
of Indonesian nurses in Japan: A phenomenological study. *Jpn J Nurs Sci*, *13*(2), 284-
293.

Lorenzo, F. M., Galvez-Tan, J., Icamina, K., & Javier, L. (2007). Nurse migration from a
source country perspective: Philippine country case study. *Health Services Research*,

42(3), 1406-1418.

O'Brien, T. (2007) Overseas nurses in the national health service: A process of deskilling. *J Clin Nurs*, *16*(12), 2229-2236.

Piquero-Ballescas, M. R. (2010) Sharing care: Economic partnership agreement and beyond. 『九州大学アジア総合政策センター紀要』5, 1-14.

Recto, R. G. (2011) EXPLANATORY NOTE. fifteenth congress of the Republic of the Philippines. *SENATE* S.B. No. 2988, https://www.senate.gov.ph/lisdata/1225510339!. pdf

Setyowati, O. S., Hirano, O. Y., & Yetti, K. (2012) Indonesian nurses' challenges for passing the national board examination for registered nurse in Japanese: Suggestions for solutions. *Southeast Asian Studies*, *49*(4), 629-642.

26

介 護 人 材 編

第3章
秋田県における外国人介護人材の現状と支援に向けた取り組み

嶋ちはる・橋本洋輔・秋葉丈志

要 旨

　本章は、少子高齢化や人口減少が全国で最も深刻であると言われている秋田県において、外国人介護人材の受け入れの現状や、現在秋田県内で行われている外国人介護人材に対する日本語教育支援について報告するものである。秋田県は外国人散住地域であることに加え、県内が広域であることや、公共の交通機関が限られることなどの地理的、環境的要因、さらには指導者不足の問題も加わり、外国人介護人材に対する支援の在り方について模索が続いている。本章では、まず秋田県における外国人介護人材を取り巻く状況について概観する。次に筆者らが秋田県内の介護施設に対し行った外国人人材の受け入れに関する調査の結果や遠隔教育における日本語教育支援を紹介し、秋田県における支援の今後の課題について述べる。

キ ー ワ ー ド

秋田県、外国人散住地域、遠隔教育、指導者不足、ネットワーク

1.　はじめに

　秋田県は、少子高齢化や人口減少が全国で最も深刻であると言われている。国立社会保障・人口問題研究所の推計によれば、2010 年には 108 万 6 千人だった秋田県の人口は、2040 年には 70 万人に減少し、高齢化率についても県内の 65 歳以上人口の割合が 2010 年には 29.6％だったものが 2040 年には43.8％に至ると予測されている[注1]。この急速な高齢化を受け、介護人材に対する需要も急激に高まっている。2015 年 3 月に秋田県が策定した「秋田県第 6期介護保険事業支援計画・第 7 期老人福祉計画」（以下、秋田計画）によると、

注 1　国立社会保障・人口問題研究所「日本の地域別将来推計人口——平成 22（2010）〜 52（2040）年（平成 25 年 3 月推計）」『人口問題研究資料』第 330 号 <http://www.ipss.go.jp/pp-shicyoson/j/shicyoson13/6houkoku/houkoku.pdf>（2017 年 1 月 30 日閲覧）

秋田県における介護人材の需給推計は、2012年には介護職員の需要が19,094人、供給が19,094人と需給のバランスが取れていたものが、2025年には需要が26,549人、供給が23,760人となると推計されており、3000人弱の不足が見込まれている[注2]。

　一方、上述のように、県内の介護施設での人材不足が認識されるようになったのが比較的最近であったためか、外国人介護人材については秋田県ではあまり注目されることはなく、これまで外国人介護人材に関する県内の状況や課題について議論される機会は僅少であった。秋田県における外国人介護人材の活用が注目を浴びるきっかけとなったのは、2014年8月29日に行われた国家戦略特区ワーキンググループのヒアリングであろう[注3]。そこでは、秋田県の「人口還流・次世代創生特区構想」について、介護分野における外国人人材の育成・活用、特に海外教育拠点と秋田県内の教育施設の連携や技能実習生の介護分野への拡大・期間延長などが提案された。しかしながら、その後外国人介護人材の受け入れを積極的に推進する政策は行われていない。前述の「秋田計画」においても、今後の介護人材の育成と確保については、潜在的な人材の再就業や高校生向けの進路ガイダンス等が今後の取り組みとして挙げられているのに対し、外国人人材の受け入れや育成についての言及は見られない。また、県の健康福祉部が県内施設に対し行った介護人材の需給動向についての調査の中でも、外国人人材の受け入れは調査項目に入っていない。

　しかしながら、ここ数年の間に急伸した介護人材の需要に、県内の施設関係者の間で人材不足が急速に重要課題として意識されるようになってきている。秋田県の少子高齢化率の高さにより、人材不足が今後さらに拡大することが予想されたためである。人材確保のためには、女性や高齢者、退職者や若者など多様な人材が広くケアに参画できるように環境を整えることは必要不可欠である。その中でも外国人人材の活用は実現可能性のあるものの一つとして、今後の具体的検討が望まれるところである。そこで、以下では秋田県における外国人介護人材受け入れの現状および受け入れに関する意識調査の結果や、秋田県内のEPA介護福祉士候補者の受け入れ施設における日本語支援の実例を報告し、今後の秋田県における外国人人材支援に関する課題を述べたい。

注2　秋田県「第6期介護保険事業支援計画・第7期老人福祉計画（平成27年度〜平成29年度）」<http://www.pref.akita.lg.jp/pages/archive/9590>（2017年1月30日閲覧）

注3　国家戦略特区ワーキンググループ「ヒアリング（議事要旨）」<http://www.kantei.go.jp/jp/singi/tiiki/kokusentoc_wg/h26/pdf/h260829teian_gijiyoshi03.pdf>（2017年1月30日閲覧）

2. 秋田県内における外国人介護人材受け入れの現状

2.1 秋田県内における外国人介護人材

　秋田県はいわゆる外国人の散住地域であり、外国人の数は他県に比べ多くない。平成27年12月末時点で、秋田県内の在留外国人は3,578人であり、県内人口の0.35％を占めている。介護分野で就業している外国人についても、数は非常に少ない。

　まず、EPAによる受け入れについては、これまで秋田県内では湯沢市のある施設が受け入れを行っている唯一の施設であった。この施設では、平成21年度に初めてインドネシア人2名の介護福祉士候補者を受け入れて以来、数次にわたり看護師候補者5名（インドネシア人3名、フィリピン人2名）、介護福祉士候補者9名（インドネシア人4名、フィリピン人5名）を受け入れている[注4]。それに加え、新たに県内の別の施設がフィリピン人介護福祉士候補者の受け入れを決め、平成28年の年末から候補者が就労している。

　次に、EPA以外の外国人介護人材に関しては、管見の限り、秋田県内の施設すべてを網羅したデータは存在しておらず、実態の把握は難しい状況である。そこで、筆者らは2015年10月から2016年1月にかけ、県内の167の施設に対し、外国人人材受け入れについての質問紙調査を実施した[注5]。その結果、回答のあった92の施設（回答率55.1％）のうち、4つの施設において、4名の外国人（EPAを除く）が雇用されていることが分かった。この4名は結婚等で永住の在留資格を取得した定住外国人である。このうちの一人であるフィリピン人の介護職員の方に直接話を聞いたところ、介護職を目指すフィリピン人はほかにもおり、実際に職を得るために民間の業者が開講している介護職員初任者研修を受講中の人や、今後の受講を希望している人も少なくないとのことであった。しかしながら、現在開講されている研修は外国人の受講が想定さ

注4　受け入れた計14名の候補者のうち、2名の看護師候補者および5名の介護福祉士候補者が、さまざまな理由により任期途中で施設を離れた。看護師については、これまで1名が国家試験に合格し、現在も勤務を続けている。介護福祉士については、2017年1月に初めての国家試験受験を迎えた。2名のフィリピン人候補者が受験したが、どちらも合格には至らなかった。

注5　秋田県内の介護施設のうち、秋田県老人福祉施設協議会所属の特別養護老人ホームおよび養護老人ホーム、ならびに介護老人保健施設、介護療養型医療施設の計167施設を調査対象とした。調査結果は、国際教養大学アジア地域研究連携機構「外国人看護・介護人材受け入れに関する調査研究プロジェクト　2015年度報告書（提言と調査資料）」を参照。インターネット版は、以下より閲覧可能。「インターネット版」<http://web.aiu.ac.jp/iasrc/doc/report/IASRC_Report_2015_02.pdf>（2018年1月16日閲覧）

れておらず、日本語力が壁になり受講を断念する人もいるとのことであった。

2.2　県内介護施設関係者の意識

前述の質問紙調査では、ほかにも秋田県内の施設における職員の充足状況や、外国人人材の受け入れについても問うている。職員の充足状況については、回答のあった 92 施設のうち約 6 割にあたる 55 施設が施設で働く職員が不足していると答えている。しかしながら、人材不足の問題を抱えていても、外国人人材の受け入れについては慎重であることが窺われた。

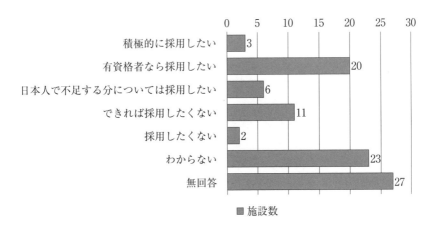

図 1　外国人介護人材受け入れについての考え

(注 5 の報告書 p. 24 より抜粋)

図 1 は、外国人介護人材の受け入れに対する施設の考え方をまとめたものである。92 施設のうち 27 施設が無回答であり、「わからない」と答えた 23 施設と合わせると全体の 54.3％ を占めている。この結果は、これまで外国人の雇用が秋田県内の介護現場ではあまり意識されてこなかったことを示していると言えるだろう。残る 42 施設に関して言えば、外国人人材の受け入れに前向きな施設は 29 施設あり、否定的な姿勢を示した 13 施設の数を大幅に上回っている。しかし、受け入れに前向きであっても、採用にあたっては、就労前に資格を取得していることを求める施設も多く見られる。施設に対する訪問調査[注6] の際にも、外国人の採用においては介護職員初任者研修を受講済みであ

注 6　質問紙調査に回答のあった施設の中から、4 施設を選び訪問調査を行った。詳細は、注 5

るなど、何らかの資格があることを希望する声が聞かれた。介護職員初任者研修を受講していれば、ある程度の日本語力、介護技術があると見なせるため、採用にあたっての安心材料になるということがその理由である。

　以上、質問紙調査から秋田県での働く外国人介護人材や施設の外国人介護人材の受け入れに対する意識について概観した。秋田県では、外国人介護人材の存在は現在のところ非常に限定的であり、外国人が介護人材として働くための日本語力の向上や資格取得を目指そうと思っても、施設や行政による日本語支援の対象とはなりにくい状況にある。以下では、秋田県における外国人介護人材に対しこれまで行われてきた日本語教育支援について紹介する。

3.　秋田県における外国人介護人材への日本語教育支援
3.1　秋田県における日本語教育の現状

　秋田県には、大学における留学生対象の日本語教育を除いては日本語を学べる教育機関はなく、大学以外で外国人が日本語を学べる機会は地域の日本語教室や個人指導に限られているのが現状である。秋田県における地域日本語教室は 1990 年代初めにボランティア団体を中心に設立され、1995 年には県により予算化、運営がされるようになり、その後県から市町村に移管され、現在に至る（鈴木 2014）。秋田県国際交流協会によると、2016 年 7 月 1 日現在、県内には 23 の地域日本語教室が、県内の全市町村の 72％にあたる 18 の市町村に設置されている[注7]。数だけ見れば少ないとは言えないものの、これらの日本語教室が抱える課題は多い。同協会が平成 25 年 3 月にまとめた「多文化共生推進員配置事業報告書」[注8] では、地域の日本語教室の抱える課題として、指導者や予算の不足、学習者の継続的な参加の難しさのほか、市町村合併等で日本語教室が遠方になったことにより、学習者が通えない等の問題が報告されている。

　特に、指導者不足は最も深刻な問題である。鈴木（2014）は、秋田県にある地域日本語教室に対し 1997 年、2013 年に行われたアンケート調査の結果を比較しているが、指導者不足は両調査に共通する最大の課題であるとしてい

の報告書（pp. 38-55）を参照。

注7　秋田県国際交流協会「秋田県内の日本語教室一覧」<http://www.aiahome.or.jp/index.html>（2017 年 1 月 28 日閲覧）

注8　秋田県国際交流協会「平成 24 年度　多文化共生推進員配置事業報告書」<http://www.aiahome.or.jp/news/detail.html?serial_id=1213>（2017 年 1 月 30 日閲覧）

る。慢性的な指導者不足に加え、近年は指導者の高齢化による後継者不足の問題も見られる。秋田県における日本語教育関係者のための研修の場として1993年に発足した「秋田にほんごの会」をはじめ、県内の国際交流団体が会員の減少により活動停止に陥ったことにも、その傾向が現れていると言えるだろう。

指導者が不足している一方で、地域日本語教室に来る学習者の背景やニーズは多様化している。鈴木（2014）は、1997年当時は日本で暮らしていくためのサバイバル日本語の習得が学習者の主なニーズであったが、2013年では資格試験や検定試験の合格、パソコンスキルの習得など多岐にわたり、指導者側が対応に苦慮している場合もあると述べている。

介護分野に関する日本語についても、その一例であると言えるだろう。地域日本語教室の支援者は必ずしも介護分野に精通しているわけではないため、介護分野で必要となる日本語の学習を目的に教室に通ったとしても、その目的に合った学習機会が得られるとは限らない。実際、前述の定住フィリピン人介護職員は、現在の職に就くために必要だったホームヘルパー2級（現在の介護職員初任者研修）の講座の受講や、現在の目標である介護福祉士の資格取得のために必要な日本語は地域の日本語教室では学べなかったと述べている。

介護に特化した日本語教育の場がほとんどない中、筆者らが所属する国際教養大学の教員が、県内で当時唯一であったEPA候補者の受け入れ施設からの委託を受け、2010年4月からその施設に対し日本語教育支援を開始することとなった。次節では、秋田県湯沢市にある施設のEPA候補者、特に2014年4月から行っている介護福祉士候補者を対象にした支援について述べる。

3.2　EPA介護福祉士候補者への支援の概要

秋田県湯沢市の施設で働くEPA候補者に対する日本語支援は、2010年4月から始まった。候補者の帰国に伴い2012年4月から2014年3月までは一度中断されたものの、2014年4月に支援が再開され、現在に至るまで継続されている。

最初に対象となったのは、第二陣として来日した2名のインドネシア人看護師候補者である。支援を開始するにあたり、受け入れ施設および候補者にニーズ調査を行い、候補者に必要な日本語能力を次の3つの領域に設定し、それぞれの担当者を決定した（図2）。なお、日本語教室および施設担当者に対しては、分担の意図や、日本語学習者に対してどのような働きかけが重要かと

いった点について、話し合いの機会を設けて協力依頼を行っている。

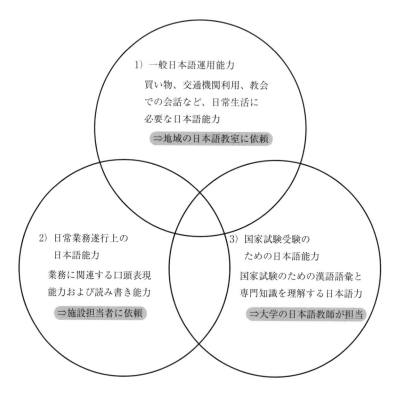

図2　EPA候補者に必要な日本語能力および育成担当者

(佐野ほか 2013 より)

続いて、「3) 国家試験対策の日本語能力」支援のため、月1回の訪問授業と毎日の介護用語の学習シート[注9]（以下、学習シート）配布の2種類を行った。これらの方法の採用については、国際教養大学から湯沢市にある施設まで100キロ近い距離があり、支援にあたっては時間・空間的制約を考慮する必要があったことが背景にある。

訪問授業では、自律学習型の学習方法を採り、毎月の教員訪問時までに決められた範囲のテキストを読みこなし、教員訪問時に教員との質疑応答のやりと

注9　佐野ほか（2013）等では「トレーニングペーパー」。

りを通して学んでいくという方針を採っている。テキストは、進度に応じて市販の国家試験対策教材や国際厚生事業団から提供されている教材を用いている。訪問が難しい際には Skype® を用いた遠隔授業を行ったこともあるが、いずれにせよ、この教員とともに行う授業は月に 1 回、2 時間に限られており、日々の学習支援には遠隔での学習シートを活用している。学習シートは予め決められた 1 日 10 個程度の漢字語彙を、大学側の支援者（主に大学院生）と学習者の間で交わされる E メールでの添削や小試験を通じて学んでいくものである（詳細は、第 2 部第 5 章中川ほかの論文を参照のこと）。学習シートは週5 回行われるが、E メールでのやりとりの際に雑談的なコメントの応酬を重ねていくことで、学習の継続意欲を保つだけではなく、国家試験対策以外の日本語能力にも好影響があったという報告を、候補者、施設担当者の両方から得ている（佐野ほか 2013；橋本ほか 2016）。同施設において 2014 年から始まったEPA 介護福祉士候補者への支援でも同じ支援体制を踏襲した。看護と介護では、使用する教材や施設での担当者における違いはあるが、最小の変更で全体の支援を運用している。

　上記の学習シートの活用と自律学習を取り入れた訪問指導は、外国人散住地域で近くに利用できる日本語教育機関がない場合においても、専門日本語教育が行える可能性を示している。また、地域の日本語教室を中心とした支援、受け入れ施設内での（役割や内容を明確にした）支援、そして施設外部の大学による支援という 3 つの支援体制は、分業化により支援者の負担を軽減させるだけではなく、学習者に対する日本語学習のための多様なつながりを提供するという狙いもある。複数のコミュニティが関わることで学習者のネットワークが拡大されることにより、学習リソースの限られる環境であっても、学習者自身が状況に応じ、自ら主体的に必要な支援を求めることが可能になるからである。

　しかしながら、3 つの領域に分けた上での役割分担という形をとったために、それぞれの担当の独立性が高くなり、円滑な情報交換が行われにくくなっているという課題も残る。分担が実際にはどのように機能しているか（していないか）の評価法や、それぞれの領域における問題点などをどのように共有するかなどについて、今後検討を重ねる必要がある。また、筆者らが行っている支援は一つの施設で働く EPA 候補者に対するものであり、それ以外の施設で働くEPA 候補者や定住者を含む介護人材、介護分野での就労を希望している外国人のニーズに必ずしも対応しているものではない。県内 2 例目の施設で EPA

候補者の受け入れが始まった今、上記のモデルはほかのコンテクストにおいても応用可能なのかを検証し、県内の外国人介護人材の育成にも生かせるようにしていくことが重要となるだろう。

4. 外国人散住地域における外国人介護人材の支援に向けて

これまで述べてきたように、秋田県における外国人介護人材の数は、現時点では多くないものの、介護職への就労を希望し介護の資格取得を目指そうとしている外国人は一定数いる。しかしながら、介護に関する研修を受けるには日本語が不十分であったり、通える交通手段が限られたりすることなどから、ニーズに対し学ぶ機会が十分に提供できていない現状がある。仮に地域の日本語教室に通えたとしても、介護に関する知識を持った支援者がいるとは限らず、必ずしも彼らのニーズに合う学習の場が提供されるというわけではない。では、介護に特化した日本語教室を開催すればいいかという話になるが、秋田県でその費用に見合う参加者の数が確保できるかどうかは疑問が残る。

このような状況では、限られた学習者に対し、限られた支援人材でどのように介護に特化した教育の場を提供できるかが重要な課題となる。一つの可能性としては、インターネットを活用した遠隔教育が挙げられる。筆者らが行っている学習シートを用いた支援もその一つの方法である。ほかにも、県内の地域日本語教室にコンピューターを配備し、それぞれの日本語教室で学ぶ学習者や支援者をインターネットでつなぎ、介護の日本語教育の専門家のサポートが受けられるようにするなどのアイディアが検討できるのではないか。また、対面での教育を補うためにインターネットを活用することも可能である。たとえば、県内の地域日本語教室の中から、介護の日本語教育のニーズが多い教室を一つ選び、介護の資格取得を目指す日本語クラスを設置し講義を行う。遠方の学習者には、講義のビデオ録画をインターネットで公開することにより、学習機会を提供することも考えられるだろう。

いずれの場合であっても、地理的、環境的、さらには支援人材の面でも制限が多い中で学習機会を確保するためには、いかに積極的に日本語学習のためのネットワークを作っていくかが重要だと考えられる。外国人散住地域ではリソースが限られ、第2部第5章中川ほかの論文で紹介されているようなウェブサービスや、国際厚生事業団の教材といった、EPA候補者が全国一律で受けられる支援以外は個々の受け入れ施設、あるいは学習者自身が作り上げていかざるを得ない現実がある。逆に言えば、施設側が外国人人材の受け入れをや

めたり、外国人介護職員が仕事をやめたりすることにより施設で働く外国人がいなくなると、支援に関する取り組みは中断され、それまでの経験から得たことが蓄積されない。限られたリソースを有効に活用するためには、支援者や学習者自身が多様なネットワークを形成していき、つながりの中で情報交換や日本語学習を行っていける環境を構築していくことが重要となる。また、個々の日本語教室や介護施設においてだけではなく、秋田県というコンテクスト全体で介護の日本語教育に関するノウハウを共有、蓄積していくために、県や市町村、国際交流協会などと連携し、情報を集積し、発信していくシステムなど、ネットワークの核となる部分の設計を検討することが必要であろう。

加えて、施設で働く日本人職員に対し、外国人人材とのコミュニケーションや、日本語学習支援の方法について、日本語教育の視点からのアドバイスやトレーニングを継続的に提供し支援をしていく重要性についても触れておきたい。介護現場で必要となる語彙や、利用者が話す秋田弁を外国人人材が学ぶには、同じ現場で働きコンテクストを理解している同僚の存在が不可欠である。日本人職員に対する日本語教育研修を行うことで、職場で必要となる日本語を指導できる人材の育成にもつながるだろう。また、日本人職員にとっても自分の日々の言語使用の在り方を見直すことで、外国人同僚だけではなく、日本人職員同士や利用者に対するコミュニケーションのスキルアップにも貢献すると思われる。

外国人散住地域である秋田県には、確かに介護教育に特化した日本語教育を提供する上で乗り越えなければいけない課題や制約は多い。しかしながら、課題克服のために、行政や施設、地域の日本語教室などが協働し、知恵を出し合い、検討を重ねることにより、ほかの外国人散住地域においても実現可能な外国人介護人材の支援体制を整えていくことが望まれる。

引用文献

佐野ひろみ・杉山朗子・橋本洋輔・中川健司（2013）「EPA 看護師候補生のための医学術語トレーニングペーパー」『2013 年度日本語教育学会秋季大会予稿集』350-355.

鈴木恵理子（2014）「秋田県内の日本語教室が抱える問題点について──アンケート調査（1997 年、2013 年）から」『秋田大学国際交流センター紀要』3, 29-43.

橋本洋輔・佐野ひろみ・中川健司・角南北斗・齊藤真美・布尾勝一郎・野村愛（2016）「EPA 看護師・介護福祉士候補生を対象とした遠隔教育におけるコメントの役割」『2016 年度日本語教育学会春季大会予稿集』243-248.

介 護 人 材 編

第4章

地域定住外国人介護従事者のための
持続的な日本語支援
―すみだ日本語教育支援の会と産学官連携活動

宮崎里司・中野玲子・宇津木晶

要 旨

　本章は、地域在住外国人介護従事者のための持続的な日本語支援を目指す活動の一つとして、東京都墨田区における社会福祉法人賛育会、墨田区役所、ならびにボランティア団体であるNPO法人「てーねん・どすこい倶楽部」、そして早稲田大学が役割参加している「すみだ日本語教育支援の会」（支援の会）の実践活動を報告する。産学官連携プロジェクトとして始動した「支援の会」が開催している日本語教室開講の経緯や、行政への陳情等の支援の会の活動について述べる。また、教室活動を通した受益者観の変容により、受講生も自主的に教室参加をすることで、地域社会全体が受益者となり、「利」の循環が起きる仕組みを構築する結果となっている状況も報告する。そして最後に、産学官連携や、定住外国人に関心を寄せる意義を述べる。

キ ー ワ ー ド

産学官連携、受益者、市民リテラシー、利の循環、持続可能性

1. はじめに ―― 開講までの経緯

　早稲田大学（以下、早稲田）と墨田区との連携は、2001年に、すみだ中小企業センターで開催された「すみだものづくり21世紀フェア」に、早稲田の技術移転機関（Technology Licensing Organization）である産学官研究推進センターが参加したことに遡る。当時、次世代の教育・研究スタイルへの変革を進め、大学の多様な英知や見識を広く社会に還元することを責務と捉える早稲田が、墨田区が持つ中小企業製造業の多様性や文化的資源に産学官連携の新たな可能性を見出したのが発端となり、文化の育成・発展や産業振興、人材育成、まちづくり、学術等幅広い分野での相互連携を図る目的で、2002年、両

者が包括協定を締結し、2017年で15年目を迎えようとしている。このような多面的な連携は、自治体と大学間の連携のモデルの一つと評価できるが、その具体的一例として、早稲田で創生された「知」の財産である日本語教育の成果を社会で援用し、同時に現場からも学び取る教育研究者の養成を目指すプロセスを模索した。本章執筆者の一人である宮崎は、地域内で多文化共生社会の課題に取り組む意識化を図る活動や企画立案を試行するため、文化庁委嘱事業への委託募集に申請することによって、墨田区との日本語教育支援の可能性を探った。文化庁は、2006年度から、地域日本語教育支援事業として、地域に居住する外国人の日本語学習を支援するボランティア団体等に対して、① 研修の実施（人材育成）、② 日本語教室設置運営、③ 教材作成、④ シンポジウムの開催（連携推進活動）の4分野について、先端的で、奨励に値する企画を審査の上、事業を委嘱し支援していた。宮崎は、2008年度に日本語教室設置運営の事業を受託注1し、墨田区で外国人介護ヘルパーの日本語支援教室を立ち上げることになった。区内の社会福祉法人特別養護老人ホームにおいても、日本人と婚姻している外国籍の配偶者の女性ヘルパーが勤務しているが、彼女たちに対する日本語教育のメリットとしては、永住権を有し、滞在制限（査証）がないため、多様な勤務形態（常勤、非常勤）に対応できることに加え、配偶者の両親（義父母）との日常的な接触による高齢者問題を身近に考えることができることなどである。

　外国人介護ヘルパーの中には介護職に高い適性を示す者が多かったのだが、介護福祉現場において、同僚との業務上のコミュニケーション問題があり、業務日誌の作成等の引き継ぎに支障をきたすため、介護福祉士の資格取得が困難な状況で、正規職員になれないのが現状である。そのため、今般の委嘱事業を通して、早稲田の産学官連携プログラムの一環として、「すみだ日本語教育支援の会」（以下、支援の会）を立ち上げ、2008年から「外国人介護ヘルパーのための日本語支援教室」（以下、日本語支援教室）を開催し、週一回、日本語教師と介護有資格者とのチームティーチングによる身辺介助、健康管理、社会活動援助、介護指導、介護計画、記録の作成などを含む、介護福祉士試験準備対策講座も行う事業を展開している。このプログラムには、区内の社会福祉法人である賛育会の介護専門職が介護の専門教育担当として教室活動にも加わり、定年退職者、子育てが終わった主婦によって構成されたNPO法人（てー

注1　地域日本語教育支援事業（日本語教室設置運営）（2008年6月1日付19庁文第90号）

ねん・どすこい倶楽部）も、コンピューター入力などの補助をするボランティア活動に関わっている。このNPO法人は、これまで修得してきた技術を、再活用してもらう機会を創出することにより、社会へのリエントリー意識を高める（生きがい）とともに、地域で外国人問題を解決しようとする土壌も創り出した。

　日本語教育関係者が、自治体による教育政策を実現する場としての地域とどのように関わるべきかを見定める訓練は、自らの日本語教育観を醸成する上で、不可欠なプロセスと言える。学習者がempowerment（権限）を附帯するための日本語教育においては、従来目標とされてきた「規範に沿った正しい日本語」を教えることだけではなく、識字力の劣る学習者が「日本語を学びたい」と思い立った時、どのように学ばせ、社会の中で十全に役割参加させることができるのかという点まで、深慮する必要がある。正統的周辺参加論では、学習は学習者自身の思考プロセスの中で起こるのではなく、実践共同体（社会的実践）への参加の度合いが増すという観点から捉え、学習とそれが生起する社会状況の中で、どのように学習が生起されるのかといった点に注目する（ハンクス1993）。そして、実践共同体の周辺参加者は、そこでのより十全な社会文化的実践に参加していく中で、知識や技術を高めていくと考える（レイヴ・ウェンガー1993）。言い換えれば、正統的周辺参加論から読み取れる適正な学習状況の主要な特徴として、社会的実践と学習は融合していて明確に区別されておらず、知識の獲得や技能の熟達だけでなく、むしろ全人格的な変化を引き起こすと言われる。宮崎は、多文化共生社会に参加する基礎能力であるインターアクション能力の総称として、「市民リテラシー」という概念を提唱し（宮崎2011）、日本語母語話者である地域先住者に対しても、外国人非母語話者同様、市民リテラシーを習得する必要性に言及した。また、一部の参加者の意識化によって解決できる接触場面のインターアクション問題は限られており、地域に関わるさまざまな参加者の調整行動の観点から検証すべきであるとも指摘した。

2.　教室内外での活動

　支援の会の運営委員会には、上述したように墨田区の社会福祉法人賛育会、墨田区のNPO法人てーねん・どすこい倶楽部、早稲田大学日本語教育研究科宮崎研究室、さらに墨田区議が加わっている。日本語支援教室の運営を通して、地域の人材を活用する仕組みを構築するために、異分野の専門家が連携

をしている。当該連携のタイプは、「関係者がいかにアクターとしての意識化を図るか」が重要である「市民リテラシー型アーティキュレーション」（宮崎2013）に分類できる。「市民リテラシー型アーティキュレーション」では「だれが」「どのように」アーティキュレーションするかという視点が重要となる。第2節以下では、支援の会の活動における「市民リテラシー型アーティキュレーション」の参加者、プロセス、結果について論じる。

2.1 「外国人介護ヘルパーのための日本語支援教室」の参加者

支援の会は、毎週金曜日の午後、墨田区内の公民館にある集会室にて日本語支援教室を開催している。教室活動の特色をまとめると、次のようになる。

(1) 学習内容は「漢字」「文章の読解・作成」「介護知識」。
(2) 指導には日本語教師のほかにNPO法人のボランティア講師も参加。
(3) 介護知識の学習には、介護施設から日本人介護職が講師として参加。
(4) 教材は、市販教材と講師作成教材を取り交ぜて使用。
(5) 墨田区のNPO法人、墨田区の社会福祉法人、早稲田大学日本語教育研究科宮崎研究室、墨田区議から構成される運営委員会により教室を運営。

受講生は日本人の家族として長期間日本で生活しており、介護職に従事している在住外国人である。彼らの特徴として、会話には支障がないものの、読み書き、特に漢字が苦手であることが挙げられる。介護職としての適性は高い一方で、このような日本語能力の問題で介護現場での十全的参加ができないでいる。

学習支援を通して、日本語教師およびボランティア講師は自分たちの地域の外国人介護従事者の存在を知り、地域の仲間として受け入れている。また、自分たちの地域の外国人介護従事者の育成にも学習支援を通して関わっている。

介護知識の学習では、介護施設の日本人介護職が講師となり、テキストに書かれている専門的な理論を現場での実践と結び付けて講義を行っている。講義を担当することで、外国人同僚が職場で抱える問題を知り、外国人同僚への理解を深めている。

運営委員は、毎年複数回、運営委員会を開催し、教室運営（予算獲得・講師手配・会場確保・受講生の募集・教材の作成等）および行政への陳情やメディ

ア対応など、外部への発信活動を行っている。

2.2 　教材と指導内容

　教材は特に決まったものがあるわけではない。受講生の学習目的、能力はさまざまであるため、使用する教材も多岐にわたる。

(1) 介護福祉士国家試験受験予定の受講生

　　　市販教材に加え、市販の教材を日本語理解の視点から、読みやすく書き変えた自作教材や漢字語彙表を作成し、現場での実践につながる知識を養う学習を行っている。

(2) 受験を予定していない受講生

　　　実務経験が少なく、読み書きの能力も十分でない受講生は、漢字や文章の読み書きに慣れる必要がある。漢字については、介護業務は日常生活全般をカバーするため、専門語彙だけではなく、一般的な漢字語彙も学習する必要があると考え、市販教材の選択やオリジナル教材の作成をしている。

(3) 介護記録対策

　　　受講生の大きな課題は、介護記録の読み書きである。記述で用いられる文章表現に慣れていないだけでなく、記録に必要な報告すべき要素（いわゆる 5W1H）を分かりやすく盛り込むことがきわめて不得意である。このため、国家試験問題をアレンジした記録作成練習のためのオリジナル教材や、介護施設関係者、日本語教師によって場面設定を行い、ボランティア講師が出演者となったオリジナル映像教材を作成し、授業を実施するような工夫をしている。

　このように、市販教材、オリジナル教材を取り交ぜる工夫をしながら授業を進めているが、介護に特化した教材というものは、残念ながら依然として少ないのが実情である。そこで支援の会では、教室活動の経験に基づいて、介護従事者の日本語教育に適したオリジナル教材や、日本語を指導する側の日本語教師や日本語ボランティアから求められている介護知識を養成するための教材開発も検討中である。

2.3 　行政への発信

　日本語支援教室を通して、外国人介護人材育成に関するさまざまな問題が見

えてきた。これらの問題を解決するために動くことも支援の会の活動に含まれる。問題解決のために、支援の会では、次に紹介するような陳情を実施した。陳情を通して、外国人介護人材育成の重要さを周知し、支援の会の活動を外部の人々に知ってもらい、東京都墨田区で始まった活動を広めたいという狙いがある。

　また、教室活動を通して、受講生にとって介護福祉士国家試験が大きな学習動機になっていることが明らかになった。介護施設で働く彼女たちは、介護の日本語を勉強していくうちに、施設で重要な役割を果たすようになっていく。たとえば、日本語ができるようになって夜勤を始めた受講生、正社員になった受講生がいる。このような受講生が次に目指すのは、介護の専門家として周囲から認められることである。そのために介護福祉士を目指し、国家試験に挑戦するようになる。だが、読み書き能力が低いため教室に来ている受講生たちにとって、介護福祉士国家試験を日本語で受験することは容易ではない。せっかく専門知識をつけたにも関わらず、日本語が難しいという理由で受験を諦めたり、勉強そのものを放棄したりする受講生もいた。介護の適性が高く、日本語学習にも真面目に取り組んでいたのに、「専門漢字語彙が読めない」ために、介護の専門家になれないのは、介護業界にとって、大きな損失となる。

　支援の会は、彼女たちのように、地域に根付き、日本人と変わらない生活をしている人材に目を向け、地域で育成することの重要さを発信しなければならないと考え、2009 年 9 月に当時の厚生労働大臣に対して、試験問題にルビを付ける等、外国人にも分かりやすい試験となるよう配慮してほしいと陳情を実施した。続けて、2010 年 5 月に厚生労働省福祉基盤課に対して、同じ内容で陳情を行った。EPA のスキーム以外でも、地域で外国人介護人材育成を行う重要さを行政に訴える必要があると考えたためである。当時、EPA の候補生も介護福祉士国家試験の合格率が低かったため、EPA 候補生に対しては、試験時間を延長する、総ルビの問題用紙を配布するなどの対策が採られるようになっていた。しかし、日本人配偶者としての在留資格のある外国人介護従事者は、特例の対象外となり、日本人とまったく同じ試験を受けなくてはならない状況に置かれていた。外国人介護人材育成の仕組みとして、EPA とは別に、地域における取り組みも意義があることを伝えるために、2012 年 9 月ならびに 2015 年 2 月に、それぞれ当時の厚生労働副大臣に対して、外国人受験者がEPA 候補生と同じ条件で受験できるよう陳情を行った結果、2016（平成 28）年 1 月に実施された介護福祉士国家試験から在住外国人受験生は漢字にルビ

をふった問題を選択することが可能となった。残念ながら、漢字語彙のルビふり以外の外国人受験者特例はEPA候補生のみが対象であるが、地域に在住する外国人介護職従事者たちの存在を行政も改めて認識し、行政が積極的にこの問題に関わるようにもなったと言えよう。

　このように、支援の会では、たびたび行政に対して陳情を行ってきたが、これは日本語教師だけではなく、墨田区議会議員、地域の社会福祉法人の持つネットワーク、さらには陳情に同席し、記者会見の席上で積極的に発言した受講生自身の熱意が、行政を動かしたと言っても過言ではない。よく「日本語教師はいろいろなことができたほうがいい」という意見を聞くが、支援の会では、「教師がマルチになることよりも、活動に参加しているメンバーそれぞれの持つ能力を結び付け、有効活用できるよう促すことができれば良い」と考えている。

2.4　日本語教育関係者・介護関係者への発信

　運営委員会は、それぞれの得意分野で力を発揮するために、定期的に開催し、さまざまな内容について協議を行っている。ここでは、運営委員がそれぞれの分野でどのような発信を行っているのか見ていきたい。

(1)　介護業界への発信

　　運営委員会には、常に社会福祉法人の各施設長レベルの関係者が出席し、定期的な情報共有を行っている。また、主に東京都社会福祉協議会関係の講演会や座談会に運営委員や受講生が講師やパネリストとして参加し、日々の教室活動やそこで得られた知見や課題を積極的に情報発信している。

(2)　地域住民への発信

　　運営委員会に参加しているNPO法人は、日本語教室以外のさまざまな活動でも墨田区と連携して諸行事に参加しているが、それらの行事においても教室のPR活動や、受講生有志による催し物の後援を行うことで、在住外国人介護従事者の存在と活躍を地域住民に対して積極的に発信している。

(3)　日本語教育業界への発信

　　運営委員会に参加している日本語教師が中心となり、日本語教育学会や看護と介護の日本語教育研究会での活動報告、早稲田日本語教育学会での

実践報告などを通じ、「日本語教師」に対する発信を行っている。経験的な感覚から述べると、とかく日本語教育業界では、EPA で来日している介護士や看護師にばかりスポットがあたり、長年日本に在住し、地域住民として共に生活してきたはずの在住外国人介護職従事者の存在など忘れ去られたとしか思えないほど酷薄な対応しかとられていないように感じられてならない。こうした現状に関係者の目を向けてもらうためにも、大小に関わらず、機会を捉えて日本語教育関係者に情報発信を行っている。

3. 持続可能なシステムの構築に向けて

　支援の会の目標は、地域の人々を結び付け、地域で外国人介護人材を育成する仕組みの構築である。従来の「教室」では、受講生＝受益者という図式が一般的であるが、支援の会では、受講者は受益者として、一方的に支援される側に立つのではなく、日本語教育に能動的に参加することを目指している。参加者全員が能動的に関わることで、受講生以外の教室関係者、またその地域も日本語教育の受益者となり、日本語教育をきっかけに地域で利の循環が起こる仕組みの構築を目指したのである。地域で利が循環する仕組みを作ることで、持続可能性も生じる。そのためには、参加者間の有機的な結び付きが重要となる。

　支援の会でも、開講当初から、参加者が有機的に結び付いてきたわけではない。多様な活動や運営委員会を通して、受講生を含む教室参加者が自分たちの持つ力に気づき、その力を生かすための関わり方を共に模索し合ってきた。このプロセスが、「市民リテラシー」（宮崎 2013）の醸成へとつながったのである。以下に、「市民リテラシー」の醸成へとつながった教室参加者の結び付きの変容を概観し、「市民リテラシー型アーティキュレーション」の結果について考察する。

　開講前は、行政も住民も、外国人介護従事者が自分たちの地域に存在し、介護現場に従事していることに関して認識が薄かった。一方、介護施設側では、外国人介護従事者の数は増加しており、介護に適性が高い者もいるものの、日本語能力の問題があるため、その人材活用に問題を抱えていた。このような状態であった地域の人々を、日本語教室が結び付けたのである。

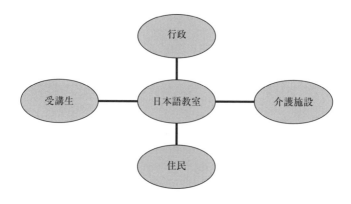

図1 2008年開講当時の関係者の結び付き

　2008年開講当時は、図1に見られるように日本語教室を中心とした結び付きであった。その後、さまざまな活動を通して、教室参加者は自らの持つ力に気づき、教室への関わり方を模索する過程を経て、市民リテラシーを醸成した。その結果、「共に」「自ら」の問題の解決へと向けて動く、能動的な実践共同体参加者となったのである。

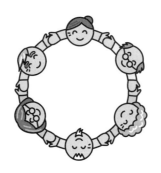

図2　2017年現在の関係者の結び付き

　2017年現在の教室参加者の結び付きは図2となる。図1では、教室と各参加者が結び付いているだけであるが、図2では、参加者全員が有機的にかつ能動的に協力し合っている。実践共同体参加者には受講生も含まれ、それぞれが「市民リテラシー」を発揮している。たとえば、介護施設からは、東京都社会福祉協議会や介護業界全体に対して、外国人介護人材育成の重要性を訴える

活動を行っている。地域住民は、日本語ボランティアを通して、自分たちの地域で就業する外国人の存在を知り、地域の仲間として受け入れ、また自分たちの介護の担い手として、学習への協力をしている。行政からは、教室への支援をはじめ、区議も運営委員会に参加し、つながりを持っている。さらに、受講生も地域へ恩返しをしたいという気持ちから、ボランティアグループ「アボット・カマイ」を立ち上げ、地域の介護福祉施設で催し物や見守りボランティア等を実施している。教室活動を通し、受講生も自分たちの力に気づき、その力を社会に還元し始めたのだ。

　このように、支援の会では、受講生を含む教室参加者が、自らの力に気づき、その力を生かす関わり方を模索するプロセスを経て、地域で利の循環が起き、持続可能となるシステムを構築してきた。「市民リテラシー型アーティキュレーション」という視点で考えるならば、実践共同体参加者には先住者である日本人だけではなく、外国人介護従事者も含まれ、自分たちの地域のために能動的に動くようになったのである。

4.　おわりに

　以上述べてきたように、支援の会では、教室活動を通して教室参加者全員に市民リテラシーを醸成し、能動的に日本語教育に参加するような仕組みを構築してきた。日本語教育において、市民リテラシーの醸成を考えるにあたり、受講生や日本人先住者が共に学び手になる対象と捉えるべきであろう。日本語支援教室は、東京都墨田区の当該地域実践共同体の持つ特質と特徴を生かして構築した仕組みである。今後は、それぞれの実践共同体の持つ特質や特徴を生かして、持続可能な教育実践を目指していくことが重要であろう。

引用文献

ジーン・レイヴ／エティエンヌ・ウェンガー（1993）『状況に埋め込まれた学習──正統的周辺参加』（佐伯胖訳）（pp. 5-20.）産業図書

ハンクス，E. W.（1993）「序文」ジーン・レイヴ／エティエンヌ・ウェンガー『状況に埋め込まれた学習──正統的周辺参加』（佐伯胖訳）（pp. 5-20.）産業図書

宮崎里司（2011）「市民リテラシーと日本語能力」『早稲田日本語教育学』9, 93-98.

宮崎里司（2013）「グローバルレベルと市民レベルで協同実践する行為主体者（アクター）から捉える新たなアーティキュレーションの提唱」『早稲田大学大学院教職研究科紀要』5, 29-44.

介 護 人 材 編

第5章

日台介護人材の連携育成にかける
――東アジア介護のサスティナビリティ

王珠恵・廣橋雅子

要 旨

　2,400万人の人口を有する台湾は、80年代から女性労働力が上昇して共働き
が多く、従来主婦が担ってきた「公婆」（中国語で義理の両親のことを指す）の世
話を東南アジアからの介護人材が住み込みで介護をしている。亞智威信有限公司[注1]
（以下、アジアンワイズ社、略してAW社）は2008年から台湾の医療福祉人材
育成と通訳教育を主要業務として、日本介護研修・通訳実習団を実施してきた。本
章ではAW社の王と佐久大学の廣橋が見た東アジアの介護環境の動向と課題を述
べた後、今後、介護教育は、経済再活性化の主軸となることを述べる。

キ ー ワ ー ド

介護人材、介護マネジメント、日台介護教育提携、介護政策、長期介護

1. はじめに

　台湾は数十年前から外国人労働者の導入を実施してきた。台湾の出生率は
世界でワースト1である。行政院のデータによれば[注2]、台湾における0〜14歳
の人口は、2010年は363.4万人（15.7%）で、2050年は177.5万人にまで減
少し、全国人口に占める割合は10%以下になる。台湾における65歳以上の人
口は、2018年には全人口の約14%の344万人となり、2026年には473万人
になる見込みで、これは全人口の20.6%を占めるという超高齢化社会になる。
2016年の長照1.0[注3]の10年計画の介護予算を使っても、75.5万人の要支援・

注1　アジアンワイズ社は2004年に成立し、日台で活躍できる介護福祉士や医療通訳養成、日
　　台介護ビジネスコンサルタント会社である。<http://asianwise.net/index.htm>　FB<https://
　　www.facebook.com/asianwisetw>（2018年1月17日閲覧）

注2　行政院経済建設委員會2010年9月公布。

注3　長照1.0とは、台湾政府が日本の高齢者保健福祉推進十ヵ年戦略（ゴールドプラン）を

要介護者がある中で、介護サービスは 16 万人にしか提供されていない。そして台湾政府による長照 2.0 が 2017 年に始まるが、合計約 60 条の法令には介護ヘルパーの資格制度を盛り込んだ条例は見当たらない[注4]。

2.　台湾の福祉政策と介護教育

　台湾は 2016 年 1 月 16 日、初の女性総統となる蔡英文氏が誕生した。蔡総統は介護政策を優先課題に掲げ、2017 年より「長期介護 2.0」が実施された。税収制の徴収から介護予算を計上しようとする意向である。介護施設への補助より介護 1.0 政策の特養施設補助予算が減り、2.0 政策から小規模多機能のデイケア介護や居宅に多くの予算が組まれ、予算編成が大きく偏動する。介護の人材不足は介護保険が開始された時点で破綻しており、地域介護しか解決策はないという医師会の声は大きい。大規模な介護施設ではなく、地元の病院と地域が密着したケアを提供し、近隣のデイケアセンターと共同でケアすると医療界は主張するが、いずれにしても介護人材が極端に少ないのが実態である。

2.1　台湾の福祉政策

　台湾の老人介護福祉の歴史は、1980 年代に遡る。同年に老人福利法が制定公布されると、1988 年に「老人長期介護保険 3 年計画」（老人長期照護三年計畫）が実施され、各地に長期介護管理モデルセンター（長期照護管理示範中心）が設置された。センターの窓口一本化制度と介護資源の統合、およびさまざまな介護サービスが提供されるシステムが確立した。2007 年から 2016 年の「長期介護 1.0」の実施と、2013 年から 2016 年は「長期介護サービスネット計画」（長期照護服務網計畫）、2015 年から 2018 年は「長期ケアサービス量能向上計画」がある。

　2017 年に始まった「長期介護 2.0」は、衛生福利部の 162.26 億元を含む 178 億元（日本円で約 659 億円）の予算を計上し、5 万人の介護就労機会を見込んでいる。また「長期介護 2.0」は「長期介護 1.0」に比べて、介護サービスの範囲が拡大されている。しかし要介護者が増加する一方で、台湾籍の介護人材は増えていない。

　参考にして、2007 年から 2016 年まで実施した「長期照護 10 年計画」介護プランである。

注 4　AW 社と佐久学園佐久大学は国際介護人材育成提携協議書を 2014 年に調印し、毎年台湾より社会人介護経営・介護通訳実習団を佐久大学などに派遣し、交流している。交流団の目的は日本の介護福祉士免許を取得することである。

2.2 台湾の介護訓練資格

　台湾で介護資格を取得するには二つの方法がある。一つ目は、国家試験の「照顧服務員技術士技能検定」に合格すること、二つ目は、行政院が認可する訓練施設などで定期的に実施する「照顧服務員訓練課程」90 時間コース（講習と 1 週間の実習）の受講である。これらを終了すれば、介護服務員として就労することができる。受験資格は中卒で 16 歳から 55 歳までの者。台湾では多くの企業や学者が「シルバー産業」に関心を持っているが、介護の尊厳についての認識は低い。

　台湾の介護人材が不足している理由はいくつか挙げられる。都市と地方の資源分配の不均衡や、介護サービスが末端まで届かないこと、劣悪な労働環境と低賃金の外国人介護人材が多いことなどである。22 万人の外国人介護人材の輸出国はインドネシアとフィリピンが主で、台湾人はわずか 9000 人しかいない。最近、介護条例の第四章の一条の（二）項[注5] が取り沙汰され、外国人介護人材は台湾人の介護人材と同等の認証制と訓練を認める。実施すれば外国人介護人材と台湾人介護人材は同一賃金同一労働の状態になるであろう。

　台湾政府は、台湾人介護人材の競争力を高めるために、小学卒の枠を中卒に引き上げ、新住民[注6] の参入を誘致する奨励策を打ち出したが、介護人材の数量は増えていない。また在宅ケアの実習先を増設するが、大きな効果は見られない。

3.　台湾の介護労働市場

　衛生福利部社會および家庭署の 2015 年 6 月 30 日までの統計では、民営の小規模型施設は総計 36,765 床であり、利用者数は全国の入所型ベッド数の 60% を占めている。またこれらの民間型施設は全国に分散していることから、利用者数は 80% 以上で 30000 床に達している。上記に示すベッド数と利用者数は、退役軍人である栄民や貧困層を含んでいない。ここでの問題は、利用者に対して介護人材が不足していることから介護が行き届かず、事故発生率が高くなっていることである。

　1980 年代に老人福利法が実施されるようになると、民間では高齢者を世話

注5　衛生福利部公式サイトに掲載された「行政院 102 年 11 月 26 日院臺衛字第 1020060192
　　號函核定の長期照護服務網計畫（第一期）——102 年至 105 年」（核定本）(p. 39) より抜粋。
　　西暦では 2013 年になる。

注6　台湾人と婚姻関係にある外国人配偶者を指す。

し、居住させる介護ビジネスが始まった。1997年に施設申請と運営および設立基準の法規が制定されると、一時的に介護施設申請案は鳴りを潜めた。しかし、2007年に法制化されるやいなや2012年までに改善を要求された「老人福利法」、「老人福利機構設立標準」、「バリアフリー施設」などの規定によって、200社もあった都会型施設は市場から撤退し100社に減少した。そのため今でも台湾の介護施設はどこも満床に近い状態である。2016年では、民営の49床介護施設は900社ほどである。

　介護の人手不足から来る介護の質の低下に対して、施設運営者は改善に努めている。たとえば、利用者の家族に「拘束契約書」の同意をもらうために、利用者とその家族に説明をしている。しかし、努力する経営者がいる一方で、外国人介護人材の超過勤務手当の滞納や、水増し入所をさせる介護施設が後を立たない。蔡総統は、台湾人の人手不足は低賃金や劣悪な労働条件に問題があるとして、台湾人介護力を増量する措置として、「介護の職業価値と社会地位を高め、労働条件と人身の安全確保」と「外国人配偶者の参入」などの政策を打ち出している。

4.　台湾の介護教育と日台介護教育提携の実践

　台湾の介護養成校の卒業生は2007年から2013年までに3.35倍増であった。介護養成校は2013年には29校だったのが、2016年には45校に増え、1.6倍の増加である。介護学科卒業生は卒業後に「照護服務員」と同等の修了証書を取得してから介護職として就職する。つまり職業訓練局コースと同等の資格でしかない。看護大卒の看護師は専門職であるのに、介護大卒では職業訓練局所轄の非専門職と見なされる。

4.1　アジアンワイズ社の台湾における日台介護人材教育の展開

　台湾も金融津波による経済の低迷で2009年からの失業率が尾を引いて、特に文系新卒者と資本側の労働との雇用のミスマッチが続いている。労働のミスマッチは経済の低迷の原因につながり、社会的不安定さを拡大させている。2004年から労働学会で医療人材の大移動が始まったことに気づいた王は、日本研修用科目[注7]を開講し、2012年から4年継続して教育部の助成企画として35日間の日本研修を行ったが、その後は後継者難で閉講になった。

注7　台湾慈済大学の医学部で開講した科目は、看護日本語、介護日本語、施設研修日本語、中日福祉通訳、中日福祉翻訳であった。

廣橋は、2010 年から王とともに日台間の交流や研修交渉を進めてきた。また、廣橋は 2011 年より大学の日本語学科で通訳講座を担当し、翌年より慈済科学技術大学の看護学部で教育部認定講師として「介護日本語」を開講した。廣橋は 72 時間で日本語能力ゼロの看護学生に対し日本語を教え、なおかつ日本の介護研修で学生が片言でも会話ができるようにさまざまな方法を使用して教えてきた。

王は 35 年間にわたり会議・医療通訳者を育成し、日台の医療や介護、看護の人材育成企画を進めて、台湾における介護協同組合の発足に力を注いでいる。

4.2　日中介護人材育成に必要な介護日本語力

漢字圏国の介護学習者を介護や介護経営人材として育成する場合、日本の高齢者が介護されている介護施設で介護研修を積むのが一番望ましい。

台湾において、医療看護や介護日本語科目のある日本語補習校や大学はほとんどない。介護関連の日本語科目を教える教員は、医療介護関係の基礎知識、通訳の経験と二言語理論の知識、介護業界アクターの経験を持つことが望ましい。日本語教師が介護に関わる知識を身に着け、基礎通訳の実践を持てば、日本語教育の新領域で日本へ留学する介護人材の教育に携わることができる。王は 2007 年から、廣橋は 2011 年から日本語力ゼロの医療系や文系学生を対象に、通訳の学習技法の一つであるシャドーイングの音声と記憶のリハーサル訓練を e-learning（王 2004）に取り入れ、毎回の授業で簡単な模擬会話トレーニングを指導してきた。72 時間の介護日本語学習を終えた研修生は、1 ヵ月間の日本研修滞在で、簡単な介護日本語を高齢者と会話することができた。

4.3　看護・介護日本語教育の実態

廣橋は王の「學海築夢」[注8] 海外看護介護人材育成プロジェクトの共同研究者であり、日台介護看護人材教育のパートナーである。また、AW 社は 2011 年より台湾の介護研修プログラムや医療通訳養成プログラムを計画し、2012 年から海外実習、2014 年に佐久大学信州短期大学部と国際連携の介護看護人材教育交流の提携を結んだ。日台における先駆的な人材育成の短期研修として 2015 年より 4 回にわたり介護経営視察団と医療通訳実習団を佐久大学と提携

注8　台湾の教育部に申請する研究案件が 400 件以上ある中で、日本の介護研修合格は 3 校で、そのうちの 2 校は王の企画案である。王は 4 年連続して廣橋とともに研修生を引率して 35 日間、日本の介護施設で介護研修教育を行った。

して実施している。以下に団員[注9]の感想を紹介する。以下、ところどころ日本語として不自然と思われる表現もあるが、貴重なコメントであるため、原文のママ転記し、紹介する。

　スタンダードオペレーションによって介護人材のサービスが在宅まで届いた。健康な高齢者が専門を生かして、施設内でコーヒーサービスし、利用者を喜ばせていた。日本は高齢者再雇用によって老人無用論を無くした。お風呂で高齢者が満足そうな顔になる幸せ時間。ゆったりと時間をかけたお風呂タイムを楽しみサービスはこれからの台湾に必要。台湾の栄養士と調理師の意見で作った料理はまずい。日本の流動食、刻み食、ソフト食はおいしいので、利用者さんが楽しく食事していた。労働の価値観と存在感がいい。日本は看護師も介護士も栄養士も差別無く一緒に働いて、それぞれの専門性を尊重している。日本の介護福祉師制度は台湾にも必要。台湾も幼稚園から高齢教育をするべき。（介護棟看護師長）

　日本には児童教育に老人と介護がある。利用者さんの家族が介護士と看護師と一緒にターミナルケアの方法を考えるプログラムはすばらしい。終末期になり家族の気持ちを尊重し、臨終ケアに関われる。台湾では終末期ケアの訓練は行き渡っていないので、健康保険範囲でケアを続けるしか方法がない。そのため医師を中心にした医療対応である。（在宅介護看護師）

　佐久地域は健康な高齢者も一緒になって、質の高い介護を見守る。佐久大学と佐久病院、佐久市役所、老人会などが一つになって、一人一人を見守っている。（2016年1月30日佐久大学の研修発表会の感想より抜粋）

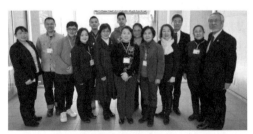

写真1　佐久大学台湾介護研修生受け入れ冬季プログラム1

注9　2016年研修団は、250床ナーシングホーム門諾醫院看護部長そのほか計7名。

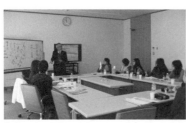
佐久地域の特徴や保健予防・医療・福祉活動
等の講義

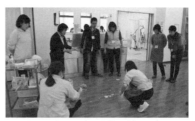
感染予防の講義・演習

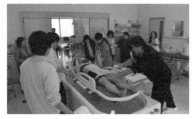
入浴介助の演習

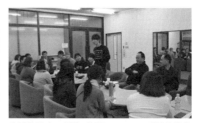
台湾と日本の福祉・介護についての意見交換会

写真2　佐久大学台湾介護研修生受け入れ冬季プログラム2

4.4　日本で勉学中の台湾学生と中国学生の現状 ── 日本における漢字圏介護人材の声

　台湾と中国から介護就職を求めて日本で頑張る学生がいる。一方で、それらの学生は、おもてなしの心という質の高い日本の介護を、諸外国に向けて、同時に発信もしている。2017年4月に日本の入管法が介護の労働ビザを開放したため、介護福祉士資格を持つAさん（表1参照）は日本の介護就職先が決まり渡航する。これはEPAとは違う介護受け入れ政策である。介護人材不足を改善するために、国家資格を持つ優秀な外国人介護人材を、安価な労働力としてではなく、職能人材として受け入れる日本の取り組み姿勢は、外国人定住を考えた共助共存社会の再生である。UNDP（国際連合開発計画）が提唱するディーセントワーク（DECENT WORK）の人間開発と持続可能な社会の発展を実現する先進国として、日本が介護を専門職と見なす姿勢は賞賛に値する。

　廣橋[注10]は日本で生活し介護学習する漢字圏の若者にインタビューした内容

注10　2016年7月〜9月にかけて5名の漢字圏介護学習終了者に次の項目でインタビューをした。内容は、①介護に興味を持ったきっかけ、②留学や研修で苦労した点、③日本滞在予定期間、④後輩留学生と日本受け入れ側へのメッセージ。②と③は字数の関係上割愛した。

を以下にまとめた。下記の表1はインタビュー対象者の基本情報である。合計5名のうち、女性3名、男性2名、全員30歳未満で、なおかつ最高学歴は学士以上である。一人ずつに対し、約1時間半のインタビューを行い、その中で最も印象的な意見をまとめた。

表1　インタビュー対象者の基本情報

対象者	A	B	C	D	E
年齢	26	27	25	28	27
性別	女	男	男	女	女
出身	台湾	中国	台湾	中国	中国
職種	医療機器メーカー	日本介護施設	台湾訪問介護会社	日本介護サービス会社	日本介護サービス会社
最高学歴	大学・台湾	大学・中国	大学・台湾	大学院・日本	大学・日本
専門	日本語	日本語	日本語	社会福祉	経営
最終学歴	専門学校	専門学校	同上	同上	同上
資格	日本介護福祉士	なし	台湾照顧服務員	初任者研修	ヘルパー2級
日本語能力	N2	N2	N2	N1	N1

(1) 介護に興味を持ったきっかけは何ですか。

　5名の各専攻は、「日本語」3名、「社会福祉」1名、「経営」1名である。日本に来てから介護の勉強を始めるきっかけになったのは、母国の大学と日本の大学の交換留学プログラムに参加する際、日本の大学の教員が「介護」を勧めたことによる。

　大学と日本の介護施設が介護の体験を社会奉仕活動の一環としたため、本人の施設研修につながった。宿泊費と食費は無償だったため、多くの学生が応募し、選び抜かれたBさんは介護研修に参加したことで介護に興味を持つようになった。

　介護の大切さや、日本の介護の高度な技術や知識が母国でも役に立つと思い、日本の大学を卒業したDさんとEさんは、その後介護施設を運営している民間企業へ就職し、現在中国展開に力を注いでいる。Aさんは2014年に日本の介護福祉士資格を取得したが、就労ビザが取得できないために、母国へ戻り介護に関係する仕事をしている。Bさんは何度か自国の大学の介護研修に参加したが、その後卒業し、母国の訪問介護サービス事業会社へ就職したが、低賃金により半年ほどで転職をした。

(2) これからも介護に関する仕事をしますか。

　5名共に介護関係の仕事に従事したいと答えている。しかし、今は国際業務を担当しており、給料も一般職員と同じで、理想的な職場環境とは言えない。それでも将来に生かせる知識と技術が学べるから諦めないと話し、介護への道を今でも歩んでいる。

(3) 外国人が日本の介護を学ぶために、どんなサポートや準備が必要だと思いますか。

　すべての方が「日本語能力・コミュニケーション能力・介護の予備知識」と答えた。留学や現場で自らの日本語の能力に戸惑ったのではなく、周りのスタッフや友達とコミュニケーションをとることや、物事の処理の仕方について「方法」が分からず戸惑ったという回答が多かった。Aさんは、「留学する人はもっと自国の介護を知るべき。台湾の介護もすばらしいところがある。一概に日本がいいというのは極端すぎるから、台湾に必要な介護が何かを学ぶために日本に来るべき」と日本に来る人たちへのメッセージを残した。

　また、Cさんは将来的に日本に来ることがあれば、一番心配していることは、生活をどうスタートしていいのか分からないことだと言った。Eさんは、日本の受け入れ施設や企業から「仲間はずれはやめてほしい、外国人を採用するならば、職場の職員にも同じような受け入れの環境を整え、友好的な態度をとってほしい」と話した。また、日本の排他的な態度を実際に体験し傷ついたという方もいた。外国人だからというだけで仕事ができないと判断されたり、言っていることが分からないという先入観を捨ててほしいと言う。

5.　おわりに

　東アジアの持続的な発展の前に立ちはだかる壁は、高齢化問題である。台湾の介護政策は2016年に「長期照護1.0」が終了し、「長期照護2.0」が2017年から始まったが、介護保険はまだ見られない。2017年から台湾の介護新政策は財源の分配と人材の創出に力が注がれる。台湾の介護現場ではノーマライゼーションが重視されるようになり、新政策として地域包括支援センター、小規模多機能型施設、居宅介護の実践が急がれている。

　王や廣橋は、台湾の介護労働環境の厳しさを熟知している。王は2010年から日本の介護倫理と介護労働の正義を何とかして台湾に伝えたいため、台湾の大学で講義を始めた。2011年に台湾の大学生受け入れの日本介護施設と提携

し、2012 年に日本介護研修／医療通訳プロジェクトを台湾教育部に申請して、廣橋を介護育成メンバーに誘致した。大学の日本介護研修団は今でも続いているし、AW 社の研修団も続行中である。

介護人材は単なる安価な労働力ではない。日本の介護施設で研修しつつ、日本の介護士の働く姿をそばで学び、高齢者が望む生活スタイル、高齢者が喜ぶ居住空間、高齢者のしたいことを察知して学ぶことが大切である。また、老化は病気ではない。高齢化を医療の視点から考える介護環境では、活き活きとした老後の人生を過ごせない。北欧や日本で定着している介護精神は、台湾や中国ではまだ安価なお手伝い兼付き添いに少しケアがついた程度である。

介護人材が育たない問題は社会全体の問題として捉えるべきであり、労働の尊厳を作り出すための政策決定をする政府部門と介護教育者の認識を高めなければ、人材の育成は困難である。介護の担い手である介護人材の職種は家政婦ではなく、専門職であるというコンセプトが大事である。政府と介護教育と業界の度重なる協議によって、介護の専門人材を創出する社会は文明社会であり、持続可能な発展が期待できる市民社会である。そのためには介護専門職の社会的位置付け[注11]、介護人材の質と量、介護の労働賃金体制などの政策と条例、そして社会全体の再教育も見逃せない。日台における介護の教育とキャリアアップ環境の構築は社会全体の課題であり、一人ひとりの責務である。アジア全体の社会の安定と持続的な繁栄を考えると、介護の公平な財源分配と専門介護人材の創出が成功のカギになる。台湾の政策条例には介護福祉士のキャリア制度がないので、包括支援チームに介護士は存在しない。台湾は 45 校に介護学科があるが、介護福祉士に相当する教育科目が見えない。2017 年 4 月に台湾の看護と介護教育界のリーダーである国立台北護理健康大学と日本の佐久学園が介護教育の学術交流提携を交わした[注12]。日台の大学が共同で介護の専門カリキュラムを開発することで、台湾照護服務員 90 時間コースを超えて介護福祉士に近い資格まで伸ばす教育システムに期待したい。

AW 社は日台の介護教育連携の担い手として、今後も積極的に活動し続ける所存である[注13]。

注 11 「長期介護サービス法」2015 年版の条文の中で、介護服務員の専門的な昇進制度や職能訓練はない。

注 12 AW 社は佐久大学の産学提携の企業として通訳随行を担当した。

注 13 王は 2016 年 10 月 6 日に台北市聯合病院のフォーラム（王 2016）で、2016 年 10 月 22 日に高雄市の大学介護聯合フォーラムで講演した。

引用文献

王珠惠（2004）「利用網路學園輔助外語教學」『第八屆口筆譯教學研討會論文集——21 世
　　紀口筆譯教學的趨勢與展望』台灣師範大學文學院翻譯研究所、國語教學中心、法語
　　教學中心主辦，台灣翻譯學學會協辦．8-1-8-23.

王珠惠（2016）「講演：台湾の介護現状と日台の介護人材育成に向けて」台灣競爭力論
　　壇「會議主題：長照醫療保健與銀髮產業之整合推動」<http://www.tcf.tw/?p=5892>
　　（2018 年 2 月 22 日閲覧）

看護・介護人材編

第6章

インドネシアの送り出し政策と多言語教育
――看護・介護人材をめぐる非英語圏諸国の課題

奥島美夏

要旨

　看護師・介護士を中心とした保健医療人材の国際移動が、1990年以降、急激に拡大する中、英米豪を中心とする英語圏諸国に対して、非英語圏諸国は域内での人材確保に力を入れている。だが、保健医療人材に要求される技能に加えて、語学力も年々多様化し、コストが増えるという課題を抱えている。中東や東アジアへの家事・介護労働者派遣に加えて対日EPAで看護師・介護福祉士候補も送り出すインドネシアは、民主化改革下で移住労働者保護や保健医療人材の国内配置に力を入れ、新規送り出し国の開拓も進める。一方、国内の学校教育では第2外国語を必修科目から外し英語教育に特化するなど、多言語教育の需要にそぐわない政策も見られ、総合的な政策調整や補助的語学教育の振興が求められている。また、受け入れ諸国における労働条件の改善や、転職・進学支援などのインセンティブも必要となっている。

キーワード

インドネシア、家事・介護労働者、看護師、民主化改革、多言語教育

1.　問題の所在

　前世紀から、少子高齢化やグローバル化の進行とともに保健医療人材の国家間移動が顕著となり、自由貿易促進や経済共同体の形成なども受けてますます拡大している。だが、フィリピンやインドなどからその旧宗主国である英米や豪州へ、あるいは冷戦後の西欧諸国から東欧諸国への人流に比べ、東アジア（東南アジアを含む）域内では受け入れ・送り出し国とも言語・文化的多様性に富み、労働環境整備で遅れをとっていることもあり、必ずしも移動が円滑で

ない現状にある。よって本章では、近年東アジア域内の家事・介護労働者[注1]
や看護師の送り出し大国となり、日本にも EPA を通じて看護師・介護福祉士
候補を派遣しているインドネシアを取り上げ、非英語圏における送り出し国の
課題を考える事例としたい。

　先行研究で述べてきたように（奥島 2011; 2012; 2014a; 2014b; 2015a; 2015b
など）、インドネシアは 1990 年代から移住労働者の送り出しで台頭し、とり
わけ幼児・老人の介護・介助も含む広義の家事・介護労働者の派遣人数では
2009 年以降東アジア最大となり、100 万人以上いる外国人家事・介護労働者
の 7 割近くを占めるまでとなった。だが同時期から、インドネシア政府は差
別や暴力、給与不払いなどの多発に抗議するため、中東とマレーシアを中心に
家事・介護労働者の長期派遣凍結を実施し、2017 年からは家事・介護労働者
派遣を完全停止して調理師・介護士などの専門職のみ派遣すると宣言した。ま
た、1990 年代から試行された看護師派遣も、2010 年以降は国内の人材確保を
優先するため制限され、国内看護師資格を取得し一定期間奉職した看護師の渡
航が望ましいとされるようになった。

　この大きな転換は、民主化改革路線のインドネシア国家開発計画が、国民福
祉の拡充とその対策を急ぐためである。移住労働においても、保健医療人材に
代えて製造業などへの移住労働者を増やし、アジア・アフリカなどの新規送り
出し国も開拓して、家事・介護労働者の大幅減少にも関わらず外貨送金額を順
調に伸ばし続けている。だがその代償として、多くの言語・文化圏に対応した
研修・教育が必要となり、関連する資格・教育制度の整備や、代替雇用の創出
も急がねばならなくなった。

　インドネシアに限らず、非英語圏の送り出し・受け入れ諸国は相互のパイプ
ラインの確立・拡大に努めるというニッチ戦略をとらざるを得ず、そのための
学習・再教育のコストを誰がどれだけ負担するのかというスキームづくりに迫
られている。以下、インドネシアの経験から考察してみよう。

注1　本章で「家事・介護労働者」と総称するこれらの職は、原則として雇用主ないしその係
累の家に同居しながら働くという形態で、高齢者介護を主目的として台湾が受け入れる「監
護工」と、幼児介護・教育を目的とした香港のベビーシッターやガバネス（家庭教師）、ケア
ギバーなど（査証上は「ドメスティック・ヘルパー」）を除き、いわゆる家政士（「ハウスキー
パー」「サーヴァント」など）の位置付けにある。ただし実情は、少子高齢化が進むにつれて
台湾以外の国々でも、家事・介護労働者の業務に占める高齢者や障害者の介護・介助の比重
が拡大しており、看護学校卒であればホームナースなどとして給与も高くなるケースもある。
よって、広義の「家事・介護労働者」とした。

2. 看護・介護人材の国際移動

1970 年代から労働力輸出を国策としたフィリピンは、米国植民地時代から実績のあった看護師や医師の移動で世界的送り出し大国となった。インド、シンガポール、マレーシアなどの保健医療人材にも英米豪へ留学してそのまま就職・移住するケースが多い。受け入れ側の人材獲得競争が激化すると、豪州はアジア諸国の看護学校と姉妹校協定を結び、英国は 2005 年まで外国人看護師の大規模受け入れを実施、EU 諸国でも西欧や北欧へ流入した東欧出身者が看護・介護に従事するようになった。こうした動向を受けて、中国や南アフリカなども英語圏向け保健医療人材の送り出しを開始し、現地社会は人材流出に悩まされることとなった。

一方、保健医療人材の送り出しで後れをとったアジアの非英語圏送出諸国は、比較的容易に参入できる医療補助業務（ヘルスケア・アテンダント、ナース・エイドなど）や個人宅の家事・介護労働の市場開拓に力を入れた。こうした職種にもフィリピン人が早期から携わっていたが、1970 年代から中東やマレーシアなどへ渡航していたインドネシア人家事労働者が次第に介護・介助を兼務するケースも増え、1990 年代にアジア NIEs（香港、台湾、シンガポール）が高齢者や幼児の介護労働者を受け入れ始めると、タイやベトナムも参入した。そして、フィリピン人家事・介護労働者が頻発する不正や暴力のためアジア NIEs から撤退するにつれて、インドネシア人やベトナム人が主要勢力となったのである。特にインドネシア人は、先述のように 2000 年代後半には東アジアの家事・介護労働市場で最大国籍集団となり、2009 ～ 2011 年のピーク時は 100 万人を超える東アジアの外国人介護・家事労働者の 7 割近くを占めるに至った（奥島 2014a: 72）。だがその後は、中東やマレーシアを中心に派遣凍結へと転じていく。

上記の非英語圏諸国は、看護師そのほかの保健医療人材の送り出しにも無関心だったわけではない。ASEAN 諸国の保健医療人材は英米豪とカナダを中心に海外へ大量に流出しており、金子（2012; 2014: 23-24, 25-27）が指摘するように、1995 ～ 2004 年に OECD 諸国へ渡航した医師・看護師はフィリピン人が圧倒的多数だが、2 位・3 位にはベトナム人とマレーシア人が続き、歯科医師・薬剤師ではベトナム人が最多であった。タイも 1970 年代までは人材流出が著しかったが、1980 年代以降は私立病院の増加や専門医養成制度の整備などにより低減し、現在は国内の病院や看護大学に外国人患者・留学生を受け入れて、東南アジア大陸部の医療ハブを目指しているという（金子 2012）。

このように、保健医療人材は政府や斡旋企業を介さずに移動でき効率的な外貨送金も期待できるが、送り出し国は流出を管理しにくく、人材をとどめておくには待遇改善か強硬策が必要となる。タイは国内の労働環境整備によって保健医療人材の流出を改善した例であり、対照的にインドネシアは保健省や労働移住省が看護師を送り出していたが、2010年以降は政策転換により送り出しを抑制した例である。

受け入れ諸国でもさまざまな公共事業が試みられている。早期から外国人家事・介護労働者を受け入れてきたイタリアは、2003年にルーマニア・チュニジア・南米諸国に職業訓練所を開設し、英国－スペインとオランダ－ポーランドの間では自治体レベルで外国人看護師に職業教育を行い資格取得後に帰国させている（岡 2014: 7）。またドイツは、旧東独と軍事協力関係があり国内の移民も多いベトナムと、2013年から看護師受け入れ事業を開始した（新美2016）。オランダや北欧も、インドネシア・ベトナムなどから受け入れた看護助手を介護施設で働かせながら資格を取得させる研修制度を模索している。こうした動向は、EU諸国が域内の人材だけでは介護をまかないきれなくなってきたことを示している。

東アジアの場合、域内の保健医療人材のストックは欧米より大きいと思われるが、実際の人流はやはり英語圏と非英語圏に分かれ、前者では主に看護師・施設介護士が、後者では家事・介護労働者が主力となってきた。むろん非英語圏の送り出し諸国も労働環境のより良い英語圏へ送り出したいのだが、個人の移動はコスト高でごく一部にとどまるため、英語教育や資格試験講座などの支援が必要となる。同様に、非英語圏の受け入れ諸国も学習・渡航などを援助することで人材確保に努めるが、コストと時間がかかるために一定期間の研修・就労も課すという妥協案をとらざるをえない。

3. インドネシアの送り出し制度改革——迫られる専門職化と多言語化

インドネシアの移住労働産業は、言語・文化的同質性が高い中東やマレーシアなどへ非熟練労働者を送り出してきた。1980年代以降は日本やアジアNIEsにも送り出すようになるが、数年前まで全体の7割前後がサウジアラビアとマレーシアへの家事・介護労働者で占められていた。だが、2004年に成立したユドヨノ政権は、就任直前に成立した移住労働者法に基づいて不正や暴力の絶えない家事・介護労働者の送り出しを縮小し、工場労働や看護・施設介護などの比較的安定した職種、また欧米・アフリカなどに派遣先を拡大するという

政策方針を打ち出した。特に虐待・暴力が深刻なマレーシアと中東諸国に対しては、2009年より派遣長期凍結を随時実施し、毎年数万人ずつ減らして2016年には全移住労働者が234,451人、うち家事・介護労働者は126,846人のみとなった。政府はさらに、2017年までに派遣を完全停止して「調理士」「ハウスキーパー」「介護士」「ベビーシッター」の4つの「専門職」のみを送り出すという「家事・介護労働者派遣ゼロ指針（Roadmap Zero Penempatan TKI PLRT 2017）」（以下、ゼロ指針）を発表し、受け入れ諸国に大きな波紋を投げかけた。凍結措置を受けた国々は当初、他国からの受け入れに切り替えて対抗したが、新たな人材も劣悪な労働環境には定着せず、インドネシアとの労働協議の中で待遇改善に努めると公約するなど、譲歩の姿勢を見せている。

　ゼロ指針は、過剰な業務を違法に強いられてきたインドネシア人家事・介護労働者を、個人でなく現地法人、すなわち斡旋企業に雇用させ、寮・アパートから通勤させることで無給労働・虐待などを防ぐことが狙いである。これまでもインドネシア政府は、個人宅に住み込むため深夜や休日も雑用をさせられ、事実上の無休残業を余儀なくされている家事・介護労働者の処遇に抗議し、最低賃金の引き上げ交渉を行い、週6日分の給与が保証され、不正・詐欺も管理しやすい銀行債務制度を導入した。これは当初、台湾のインドネシア人の失踪・不法就労を防ぐためであったが、最低限の給与確保という成果を上げ、シンガポールやマレーシア、中東にも導入された。だが、それでも不正や虐待、プライバシー侵害は防げず、ついに派遣凍結の敢行に至ったのである。

　家事・介護労働者のより根本的・総合的な人権保護を求めるこの労働協議は、送り出し国の発言力を高める大きな一歩と言える。ただし、現時点で中東諸国はインドネシア移住労働者法の遵守になおも抵抗しており、住宅事情の悪いシンガポールや香港も家事・介護労働者に寮・アパートを用意しなければならないことに難色を示している。また、インドネシア国内にも多くの課題が残る。上記の派遣ゼロ指針は、2017年1月末時点でまだ実施されていない。最大の問題点は、従来の家事・介護労働者をどこまで「専門職」化できるか、すなわち技能・職業意識とも向上させられるか、それに対応できない低学歴・無資格の女性たちにはどんな代替雇用を用意できるのか、である。送出制度改革が強化された2011年以降、東アジアの介護施設やモルディブなどのスパ・ホテルなどへの送り出しが奨励され、従来の家事・介護労働者の一部もそちらへ流れるようになったが、ある程度専門性を求められる職場では同国人の看護師たちとも競合するため、全体の8割近くは今なお個人宅勤務の家事・介護労

働者として働いている。介護士だけでなく、「調理師」「ハウスキーパー」など
についても新たな技能標準を制度化し、訓練校を開設しなければならない。

　現行の家事・介護労働者の事前研修は、2週間〜1年と斡旋企業によってば
らつきが大きい。たとえば、半年間中国語を学習した労働者候補は、大半が簡
単な日常会話や家電・食材などの現地名を言える程度で、読み書きはほとんど
無理である。事前研修の仕上げは政府主催の資格認定試験（コンピテンシー試
験）であるが、斡旋企業と資格認定庁職員との癒着により能力不足でも合格と
されるケースも少なくない。また、台湾や香港向けの介護訓練は食事や歩行、
入浴などの介助を中心としており、フィリピン人介護士が専門学校で学ぶ口腔
ケアや、日本の介護福祉士試験に含まれる認知症に関する知識などは皆無であ
る。

4. 看護師の需要拡大と資格制度整備

　インドネシア人看護師・施設介護士も1990年代から徐々に海外進出してい
るが、教育・資格制度整備が遅れたこともあり、小規模で断続的な流れにと
どまる。第2節の通り、OECD諸国へ流出したASEAN出身の保健医療人材
（1995〜2004年）のうち、インドネシア人医師は第7位の938人、看護師も
第6位の1,310人で（金子2014: 26, 表3）、年間1〜2万人前後の看護師を送
り出してきたフィリピンの0.5〜1％に過ぎない。そして、はるかに多くの看
護師が、中東や東アジアで看護助手や家事・介護労働者として働くほうを選ん
できた。

　1980年代末になると、家事・介護労働者の主要受け入れ国だったサウジア
ラビアとクウェートが看護師派遣もインドネシア政府に要請し、保健省が送り
出しを試行した。その後アラブ首長国連邦やマレーシアも参入し、各国保健省
間で二国間協定を結び、看護師選抜試験を毎年実施するようになった。さら
に、2001年の米国同時多発テロにより単純労働への送り出しが厳しく制限さ
れると、政府・斡旋企業とも看護師やIT技師などの高度人材に注目し、豪州
の看護大学留学制度や日本のEPAスキーム、台湾や香港の介護施設職員など
への送り出しに取り組むようになったのである。だが先のユドヨノ政権は、国
民福祉の拡充という政策目標の達成度が低いという理由で、労働トラブルの多
い移住労働産業の改革・縮小と併せて、保健省にも看護師そのほかの保健医療
人材の海外派遣をいったん縮小させ、増員・偏在是正を急がせた。そのころに
は、2015年末成立予定のASEAN経済共同体内で職業相互承認制度を通じた

看護師の域内移動を自由化することが決まっており、人材流出・流入による混乱を避けるため、まず国内法制度を完備する必要があった。

こうして、看護師法（Undang-Undang Nomor 38 Tahun 2014）と保健医療人材法（Undang-Undang Nomor 36 Tahun 2014）が2014年のユドヨノ引退直前に成立し、看護師資格認定の権限が保健省から看護師協会へ委譲、看護師国家試験の合格と各種登録手続きが義務付けられた。また、学士以上が正看護師（perawat profesi）、3年間の職業教育課程（ディプロマ）修了者は准看護師（perawat vokasi）と定義づけられ、それ以外の旧来型看護師（看護高専や1年のディプロマ修了者）は看護師資格を失った。併せて国内の外国人保健人材の資格要件や就労手続きも定められた。

続いてASEAN域内向けの準備として、保健医療人材の海外就労に関する保健相令（Peraturan Menteri Kesehatan Nomor 37 Tahun 2015）が出され、市場開拓・情報公開・支援などは海外労働者派遣・保護庁と保健省、および地方自治体の労働部が相補的に行うこと、斡旋企業が派遣する場合は3年以上の勤務経験者に限ること、渡航者はほかの移住労働者と同様に出国直前研修（PAP）を受講しなければならないことなどが定められた。

法制度が整った2016年からは、海外労働者派遣・保護庁の主導で看護師の海外就労に関する説明会が全国の主要都市で開催されるようになり、海外就職事情に加えて、資格登録手続きや語学学習の重要性が指導されている。これは単に英米豪への送り出しを拡大するためばかりでなく、外国人看護師を多数受け入れ続けている中東諸国が、より確実な人材確保のため中東域内共通の看護師試験制度を開始し、学士以上に有資格者を限定したためでもある。よって、二国間協定に基づく従来のインドネシア人看護師のサウジアラビアやクウェートなどへの派遣は2015年から停止され、海外労働者派遣・保護庁は英語力引き上げを主眼とした受験者プログラムを開講せざるをえなくなったのである。

このように、インドネシア人看護師の移動は個人レベルでは制約が多く、主に二国間協定のある（あった）台湾、日本、クウェート、サウジアラビア、アラブ首長国連邦にとどまり、技能向上のため政府の後押しが必要であることが分かる。能力不足で派遣選考に漏れたり、渡航費用が払えない看護師が、台湾・香港の介護士やモルディブなどのスパセラピストなどに従事するケースも少なくない。そのほか、医師や保健師、各種療法士なども諸外国の需要はあるが、同じ問題を抱えており、合わせて年間1,000～5,000人程度の送り出しとなっている。

5. 多言語教育とインセンティブ

　以上のように、保健医療人材を含めた従来のインドネシア人移住労働者は、非英語圏を中心的市場としてきた。マレーシアやシンガポールはマレー語圏で、アラビア語はインドネシア人の8〜9割がイスラーム教徒で幼少期から慣れ親しんでいる。中国語も、2,000〜3,000万人の国内在住華人が教育機関を持っている。だが、家事・介護労働者に代わる職種の開拓に力を入れてきたこの5年間で、渡航先はトルコ、タイ、南アフリカなどにも広がっており、既存のインフラ・人材だけでは語学学習や関連研修が間に合わなくなっている（表1）。

表1　長期派遣凍結実施以降の送出先・人数の変化と多言語化

	受け入れ国内訳 　　　　　年	2011	2012	2013	2014	2015	2016
1	マレーシア	134,120	134,023	150,236	127,812	97,621	87,616
2	台湾	78,865	81,071	83,544	82,665	75,304	77,087
3	シンガポール	47,786	41,556	34,655	31,680	20,895	17,700
4	香港	50,301	45,478	41,769	35,050	15,322	14,434
5	サウジアラビア	137,835	40,655	45,394	44,325	23,000	13,538
6	ブルネイ	10,804	13,146	11,269	11,616	9,993	8,152
7	韓国	11,392	13,593	15,374	11,849	5,501	5,912
8	アラブ首長国連邦	39,917	35,571	44,505	17,963	7,619	2,575
9	カタール	16,616	20,380	16,237	7,862	2,460	1,355
10	オマーン	7,306	8,836	10,719	19,141	6,766	1,014
11	クウェート	2,723	2,518	2,534	1,714	210	987
12	イタリア	3,408	3,691	3,746	1,295	1,516	851
13	トルコ	1,016	1,209	1,518	1,246	1,108	498
14	米国	13,749	15,353	15,021	9,233	1,029	249
15	スペイン	1,484	1,746	1,417	889	268	126
16	バーレーン	4,379	6,328	5,384	5,472	2,570	123
17	日本	2,508	3,293	3,042	2,428	468	75
18	中国	1,072	1,967	2,055	915	108	65
19	オランダ	592	798	1,176	796	52	28
20	南アフリカ	1,272	1,388	905	587	113	16
21	フィジー	556	970	848	902	246	8
22	ドイツ	299	697	1,168	556	194	n.d.
23	タイ	1,113	1,035	1,041	717	90	6
24	モーリタニア	478	982	1,017	838	144	5
25	豪州	526	945	1,012	644	77	3
	その他	16,685	17,380	16,582	12,233	3,256	2,028
	総数（人）	586,802	494,609	512,168	429,872	275,736	234,451

（出典：BNP2TKI（2017）より筆者作成）

インドネシア政府は、送り出し政策転換の前後から英語力向上の課題を強調するようになった。というのも、中東や香港への保健医療人材は原則として英語力があればよしとされるが、インドネシア人の場合は英語のほかにアラビア語や中国語（広東語や福建語も含む）もできることを「売り」としてきた。反面、フィリピン人やインド人に比べると英語力は劣る傾向にあり、中国語力も本格的な読み書きをこなすまでには至らない、と中途半端な現状にあったからである。実際、これまでサウジアラビアやクウェートに渡航したインドネシア人看護師も、その一部は語学力や技能が低いという理由で中途帰国させられていた。また、定着に成功した看護師たちは、おそらくはフィリピン人やインド人などの同僚に倣って、さらに米国などへ転職するため自主勉強会などを開催しているという。

　表2（次ページ）は、保健省の看護師派遣を代行する企業が渡航希望者に要求する国別英語力のめやすである（奥島2010）。政策転換前の2002 - 2010年ごろまで、一番多く派遣しているのはやはり言語・文化的障壁の低いマレーシアで、看護学校教員も含めて年間400 ～ 500人程送り出していた。次にクウェートやサウジアラビアが年平均にして数十名ずつ、米国へはせいぜい年間5人だった。というのも、英・米・カナダは筆記だけでなくリスニングやスピーキングでも高得点をとることが前提とされ、アイエルツ（IELTS）基準の最高レベル（7）に近い実力がないと米国看護師試験（NCLEX-RN）の合格ラインに達しないからだ。保健省の委託企業は、これらの選に漏れた者には、同合格ラインの半分程度のスコアで就労可能な中東諸国の看護師や、香港・台湾の介護士や看護助手を紹介していた。

　政策転換後、移住労働者の養成は海外労働者派遣・保護庁に一任され、2016年から保健省そのほかと連携して、西スマトラや南スラウェシなどの看護大学で英語圏での就労に向けた短期研修を開始した。これはTOEFL 350点以上の看護師30名を選んで1ヵ月間に300時間の集中研修を行うという、家事・介護労働者派遣の2017年完全停止を見据えた高度人材育成の試みでもある。また、在外公館を通じて豪州などでの看護師試験をインドネシア国内でも受けられるよう交渉している。

表2 インドネシア人保健医療人材に要求される英語力のめやす[*1]

国	資格要件[*2]		
1. 看護師	本国資格	TOEFL 得点	NCLEX
アメリカ	国家試験 （NCLEX-RN）	PBT>540 CBT>207 IELTS 6.5	>80
カナダ	国家試験 （CRNE）	PBT>540 CBT>207 IELTS 6.5	>70
イギリス	国家試験／ 免許登録制度	PBT>540 CBT>207 IELTS 6.5	>70
クウェート	選抜試験（二国間）	PBT>450	>40
サウジアラビア	選抜試験（二国間）	PBT>450	>40
シンガポール	国家試験／ 免許登録（欧米）	PBT>450	>40 >40
香港	免許登録試験（＋広東語）	PBT>487	>40
マレーシア	書類審査	PBT>450	>40
2. 介護士・看護助手など			
カナダ （caregiver）	なし	PBT>540 CBT>207 IELTS 6.5	>40
サウジアラビア （healthcare assistant）	なし	PBT>450	>40
シンガポール （nursing aide）	なし	PBT>450	>40
香港 （domestic helper）	なし	PBT>400	>20

＊1. 2010 年ごろのデータであり、中東では 2015 年から域内共通看護師試験（Prometic Exam）に合格し免許を取得することが前提条件となった。

＊2. NCLEX（米国看護師資格），PBT (paper-based testing), CBT (computer-based testing), IELTS（アイエルツ）のスコア換算

　翻って考えると、英語圏での就労には労働条件や移民政策というインセンティブがあり、アラビア語や中国語もインドネシア国内に一定の需要とノウハウの蓄積があるのに対して、日本や韓国、また近年送り出しが増えつつあるイタリアやトルコなどの言語は、主に当該国からの支援に依存している。日本語の場合、国際交流基金の創設からずっと増加してきた各国の学習者数が、インドネシア国民教育省の英語力強化対策として中等教育機関における第2外国

語を必修科目から外したため、2013 年以来大幅に減少している（国際交流基金 2016）。やむをえない時勢の流れとはいえ、移住労働者の送り出しや企業のグローバル化という観点から見ると、いささか短絡的にも見える。いくら国内が豊かになりつつあるといっても、インドネシアの場合は日本と違って、いわゆる特殊言語は個々人が自腹を切って学びに行けば良い、と一概に片付けるわけにはいかない。人材やインフラが圧倒的に不足しているからである。このことと、フィリピン人やインド人などが占める市場へ後から参入するコストを併せて考えると、非英語圏でのシェア拡大も計画的に進めるほうが着実な産業育成につながると思われる。

　一方受け入れ諸国も、若年人口の多い国々に投資せざるをえない。日本の場合は、看護・介護人材の招聘にあたって、受け入れ機関の自己資金や国民の税金を投じて、彼らの渡日費用や国試対策などを援助することにした。日本語学習者数が増え、EPA そのほかの経路注2 で看護・介護労働にも受け入れているベトナム、フィリピンはもちろん、タイや初等教育課程に日本語学習を導入した英豪にもアジア系移民や在留邦人の子弟が多い。彼らを日本の保健医療分野にひきつけるためには、看護・介護教育機関間の姉妹校協定や奨学金による留学制度の整備、過酷な労働と敬遠されがちな看護・介護のイメージアップ、などの方法が考えられる。

　そのほか、受け入れ諸国の事例から紹介すると、香港の家事・介護労働者の一部は雇用主と随時交渉して昇給している。2011 年の調査時は、優秀な数名の家事・介護労働者が当時の最低基本賃金額の 1.5 〜 2 倍を支給されていた。優秀な人材を他所へとられないようにするためである。また、香港では家事・介護労働者の斡旋企業が開催するフリー・マッチングの会もあり、雇用主候補との面談で合意が成立すれば斡旋手数料なしで契約できる。給与以外のインセンティブとしては、サウジアラビアでは公立病院勤務者が国家公務員扱いになり、マンションや自動車、一時帰国の渡航費などを支給される例がある。これらに加えて、日本の場合は一定年数働いた者は看護大学・大学院に進める、などの知識や技術体系を呼び水とするのも一案かもしれない。

注2　そのほかの受け入れ経路としては、一般の看護国家試験制度（EPA を除く外国人受験者は年 200 人程前後）、外国人看護師・看護生への奨学金制度（主に受け入れ機関が主催）、2017 年 11 月から開始された外国人技能実習制度における介護実習などがある。

6. むすび

　日本・東南アジア間の EPA スキームからも分かっているように（奥島 2012）、送り出し・受け入れ諸国は全般に、手間暇のかかる保健医療人材の養成にどれだけ費用をかけるのか、そしてそれを誰が負担するのか、という課題を抱える。どちらかが一方的に持ち出しとなるような公共事業が長続きしないことは複数の先行例からも明らかである。その中でも多くの非英語圏諸国は、互いの間で人材をやりとりすることで英語圏に対抗しているが、要求される技能の多様化に加えて、多言語化というコストをも負担しなければならない。大量生産ではなく良質の人材育成という、文字通り断続的な努力と創意工夫、そして言語の壁を超えて活躍する優秀な人材へのインセンティブが求められているのである。

引用文献

岡伸一（2014）「EU における介護労働者の養成」『連合総研レポート』294, 4-7.

奥島美夏（2010）「インドネシア人看護師・介護福祉士候補の学習実態 ── 背景と課題」『国際社会研究』1, 295-342.

奥島美夏（2011）「東アジア域内の移住労働 ── 製造業から医療福祉へ、外国人労働者から移民への模索」和田春樹・後藤乾一・木畑洋一・山室信一・趙景達・中野聡・川島真（編）『和解と協力の未来へ ── 1990 年以降（岩波講座　東アジア近現代通史⑽）』(pp. 85-106) 岩波書店

奥島美夏（2012）「外国人看護師・介護福祉士候補の受け入れをめぐる葛藤 ── EPA スキームにみる選抜方法・技能標準化・コストの課題」池田光穂（編）『コンフリクトと移民 ── 新しい研究の射程』(pp. 109-136) 大阪大学出版会

奥島美夏（2014a）「インドネシアの労働者送り出し政策と法 ── 民主化改革下の移住労働者法運用と「人権」概念普及の課題」山田美和（編）『東アジアにおける移民労働者の法制度 ── 送出国と受入国の共通基盤の構築に向けて』(pp. 63-106) アジア経済研究所

奥島美夏（2014b）「インドネシア人看護師の送出政策の変遷と課題 ── 国内保健医療改革と高齢化の時代における移住労働の位置づけ」『アジア研究』60(2), 44-68.

奥島美夏（2015a）「インドネシアの家事・介護労働者 ── 送出政策の転換と課題：近郊農村女性の専門職化と職業意識向上」『移民政策研究』7, 22-38.

奥島美夏（2015b）「民主化改革時代のインドネシアにおける送出政策の転換と課題 ── 家事・介護労働者派遣からの脱却と高度人材の育成」トラン・ファン・トゥ／松本邦愛／ド・マン・ホーン（編）『東アジア経済と労働移動』(pp. 89-112) 文眞堂

金子勝規（2012）「タイの医療人的資源政策と ASEAN 経済共同体」『国際公共経済研究』23, 154-163.

金子勝規（2014）「ASEAN 保健医療人材の国際労働移動——OECD 諸国への移動の分析を中心に」『アジア研究』60(2), 20-43.

国際交流基金（2016）「2015 年度海外日本語教育機関調査結果（速報）——日本語教育を行っている海外の機関数と教師数は増加、日本語学習者の総数は減少」（プレスリリース 11 月 10 日）

新美達也（2016）「ベトナムのドイツへの看護師派遣プログラムの現状について」（平成28 年度「ASEAN 経済統合・EPA 下の医療保健人材の東アジア域内移動と職場適応の実証研究」研究会議報告、於：京都ベーコンラボ、11 月 13 日）

BNP2TKI（2017）"Data Penempatan dan Perlindungan TKI Periode Tahun 2016."（インドネシア海外労働者派遣・保護庁 2016 年データ集）<www.bnp2tki.go.id>（2018 年2 月 16 日閲覧）

70

看護・介護人材編

第7章

海外からの医療福祉人材に対する
日本語教育関係者の動き
── 「看護と介護の日本語教育研究会」の活動を中心に

神村初美・西郡仁朗

要旨

　EPA による海外からの看護師・介護福祉士候補者の受け入れをきっかけに、日本語教育学会やそのほかの有志などが、候補者支援や受け入れ態勢の整備のためにさまざまな活動を行ってきている。本章では、それらのうち、「看護と介護の日本語教育研究会」の活動内容やその変化を軸として、日本語教育関係者が海外からの医療福祉人材の受け入れについてどのように考え対応してきたかを示す。また、日本語教育関係者の今後の方向性についても併せ考察する。

キーワード

医療福祉人材、日本語教育関係者、看護と介護の日本語教育研究会、EPA 看護師・介護福祉士候補者、技能実習生

1.　はじめに

　海外からの医療福祉人材の受け入れや外国籍の同人材に対する支援は、EPA による受け入れ開始以前から行われている。NPO 法人「AHP ネットワーク ス」注1 によるベトナム人看護師の受け入れや、介護ヘルパーとして働いている、あるいは介護ヘルパーになりたい外国籍の人々に対する日本語教室「すみだ日本語教育支援の会」注2 などが代表的な例である。しかし、多くの日本語教育関係者にとり、新しい日本語教育のフィールドとして海外からの医療福祉人材への日本語教育が意識されたのは、2008 年の EPA による外国人看護師・介護福祉士候補者（以下、候補者）の受け入れであろう。日本語教育関係者が集う

───────────────

注1　詳細は下記を参照されたい。<http://www.ahp-net.org>（2017 年 4 月 29 日閲覧）

注2　詳細は下記を参照されたい。<http://sumidanihongo.web.fc2.com/index.html>（2017 年 4 月 29 日閲覧）

国内最大の学術組織である日本語教育学会でも、その受け入れの枠組みや日本語教育支援が問題点とともに取り上げられるようになり、2009年、「看護と介護の日本語教育ワーキンググループ」（以下WG）が組織された。このWGは2012年、同学会のテーマ研究会「看護と介護の日本語教育研究会」に移行し、2016年、日本語教育学会での組織上の関係から同学会と連携する独立した研究会となり、現在に至っている。本章では、上述の一連の活動のうち、「看護と介護の日本語教育研究会」の活動を中心とし、日本語教育関係者が海外からの医療福祉人材の受け入れについてどのように考え対応してきたか、その現状を示す。またそこから、海外からの医療福祉人材の受け入れに関する日本語教育関係者の、今後の方向性について考察する。

2. 「看護と介護の日本語教育ワーキンググループ」

　2008年、EPAによる候補者の受け入れが開始された。開始当時、施設等に着任する前の研修である「訪日後日本語等研修」には一応の日本語プログラムがあったが、研修期間は半年間のみで十分と言えるものではなかった。また、各施設受け入れ後の継続学習や、看護師と介護福祉士の両国家試験に至るための高度な専門日本語についてのプログラムが示されていないという実情であった。日本語学習者である候補者や受け入れ施設側は各施設への着任後に行う教育、いわゆる着任後教育に対する指針を与えられないまま放置され、手探りの状態であった。彼らの苦悩と混乱は計り知れないものがあり、これに対する施策が大きく立ち遅れていた。こうした問題に対応することを目的とし、2009年8月に当時の日本語教育学会会長[注3]直属のものとしてWGが設置された。WGは、厚生労働省の担当部局や日本介護福祉士会、日本テスト学会などに赴き、基礎的調査や意見交換を行った。また、受け入れの実態に関する調査研究や各関連機関との関係作りを行い、学会会員や社会に向け発信した[注4]。具体的には、「研修関係」と「国家試験の分析と提言」が挙げられる。まず、「研修関係」は、国際交流基金の助成の下で、日本語教育学会が主催者となり、WGメンバーがコーディネーターを務め、「看護・介護分野における日本語教育集中研修講座」を開催した。この講座は、EPAの「訪日前日本語研修」や「訪

注3　尾﨑明人氏（名古屋外国語大学）。

注4　活動の詳細は、日本語教育学会（2012）『「看護と介護の日本語教育ワーキンググループ」最終報告書』を参照されたい。<http://www.nkg.or.jp/kangokaigo/houkokusho/>（2018年1月18日閲覧）

日後日本語等研修」で日本語指導にあたる人材を数多く輩出し、この分野における日本語教育関係者の裾野を拡大する効果があったと思われる。次に「国家試験等の分析と提言」は、特にほかの団体とともに行った、2011 年 10 月の厚生労働省厚生労働記者会における、「EPA 候補者の介護福祉士国家試験および看護師国家試験に関する緊急提言」が挙げられる。翌 2012 年 6 月に厚生労働省が発表した『経済連携協定（EPA）介護福祉士候補者に配慮した国家試験のあり方に関する検討会　報告書』は、上記の WG 緊急提言の改善意見とほぼ一致した内容となっており、WG による意見表明、およびほかの組織やグループの活動と相まって、国の姿勢を突き動かした結果であると思われる。

　WG は、3 年間の時限措置により 2012 年 3 月で活動を終了したが、看護と介護の日本語教育には問題が山積していた。そこで、有志が日本語教育学会テーマ研究会のもとに、開かれた研究会として「看護と介護の日本語教育研究会」を組織し、調査研究活動や人的ネットワークを継続・発展させることとなった。

3.　「看護と介護の日本語教育研究会」

3.1　「看護と介護の日本語教育研究会」の活動

　2012 年 5 月 25 日に「看護と介護の日本語教育研究会」（以下、研究会）が発足した。研究会の目的は、「日本で看護・介護にかかわり、日本語を母語としない人々に対する日本語教育および看護・介護の専門日本語教育に関して、多角的かつ総合的に研究・議論することによって実践と理論を一体化させること、また、省庁など看護・介護の各関係機関との協働を図ることによって、日本語教育の質的向上と日本語教育を通じて医療福祉分野全般に貢献すること」（発足時規約より抜粋）である。2016 年 7 月からは、日本語教育学会の公益法人化に伴う組織の整備と整理により独立した研究会となった。形態は、「日本語教育研究・実践ネットワーク（略称 Net-J）」[注5] を介し、ほかの旧テーマ研究会と同様に、日本語教育学会と横並びの連携関係にある、というものである。研究会発足時からの具体的な活動を表 1 に示す。

注5　日本語教育に関わる日本国内外の学会、教師会、研究会等間の情報交流や情報共有と連携を推進するために設置された。これまでのテーマ領域別研究会に代わる新たな組織。

第7章　海外からの医療福祉人材に対する日本語教育関係者の動き　**73**

表1　「看護と介護の日本語教育研究会」の例会とその内容

回	開催日	内容（氏名敬称略、所属は発表時のもの）
1	2013年 4月27日	1）総会：規約の確認、意見交換 2）講演：野村愛（社会福祉法人聖隷福祉事業団法人本部人材開発部外国人介護人材（EPA）担当）「聖隷福祉事業団でのEPA介護福祉士候補者の受け入れについて」 3）情報交換と懇談
2	2013年 7月3日	1）口頭発表：宿谷和子（にほんごの会　企業組合）「EPA介護福祉士候補生の受け入れ施設の対応に見る問題点」 2）口頭発表：中川健司（横浜国立大学）「漢字学習ウェブサイト『介護の漢字サポーター』の中間報告」 3）口頭発表：アエプ・サエフル・バッフリ（首都大学東京大学院生／インドネシア教育大学）「介護福祉士国家試験の合格者と日本語学習ストラテジー」
3	2013年 11月16日	1）口頭発表：登里民子・山本晃彦・飯澤展明（国際交流基金）「尼4, 5, 6期比3, 4, 5期看護師・介護福祉士候補者に対する日本語予備教育事業の報告」 2）話題提供：西郡仁朗（研究会代表幹事／首都大学東京）「SIGの今後について」
4	2014年 6月7日	1）口頭発表：田中奈緒・斉木美紀（公益社団法人横浜市福祉事業経営者会）「横浜での外国籍介護従事者（定住者）に対する支援」 2）話題提供：西郡仁朗・神村初美・三橋麻子（首都大学東京）「東京都と首都大学東京による「アジアと日本の将来を担う医療人材の育成」」
5	2014年 8月23日	1）口頭発表：奥田尚甲（袖ヶ浦さつき台病院看護部）「病棟看護師の業務における言語活動の全体像を探る試み──調査・分類方法の妥当性についての議論」 2）話題提供：平井辰也（公益財団法人日本アジア医療看護育成会）・Dewi Rachmawati（EPA看護師）「インドネシアEPA看護師の現状報告」
6	2014年 11月22日	1）口頭発表：佐野ひろみ・嶋ちはる（国際教養大学）「秋田県湯沢市におけるEPA介護士・看護師候補生に対するトレーニングペーパーを中心とした日本語教育支援」 2）話題提供：中野玲子・宇津木晶（すみだ日本語教育支援の会）「地域で取り組む外国人介護ヘルパーのための日本語教育──東京都墨田区における実践より」

7	2015年4月25日	1) 口頭発表：光石連太郎（放送大学大学院修了生）「EPAによる外国人介護福祉士受け入れ制度における望ましい制度案」 2) 話題提供：神村初美・石川陽子（首都大学東京）「台湾における外国人介護従事者の事例報告——ベトナム・フィリピン人介護従事者への聞き取り調査から」 3) 情報交換と懇談：看護師および介護福祉士国家試験結果・技能実習生としての外国人介護人材の受け入れのあり方
8	2015年8月1日	1) 講演：王珠恵（台湾 慈済大学）「台湾における看護介護人材育成のための日本語教育のアーティキュレーションの実践と今後の課題について」 2) 情報交換と懇談：技能実習生としての外国人介護人材の受け入れ・本研究会の今後の活動
9	2016年2月21日	「第1回 介護の日本語教育に携わる教師のためのワークショップ」 1) 実践報告：野村愛（首都大学東京）「介護のオノマトペの授業」／神村初美（首都大学東京）「介護の専門読解の授業」 2) ラウンド・テーブル：「A. 何を：シラバス作成について」、「B. どのように：教え方について」、「C. どう：施設側との連携について」、「D. 知りたい：外国人介護人材の現状とその動向について」
10	2016年7月30日	1) 総会（独立任意団体として初の総会） 2) 話題提供：平井辰也（EPA看護師介護福祉士ネットワーク）「日本における外国人介護・看護人材のその経緯と今後の動向」 3) 情報交換と懇談
11	2016年11月19日	「第1回 看護と介護の日本語教師のための教師研修」 1) 講義：池田玲子（鳥取大学）「ケースメソッドの概論」／金孝卿（大阪大学）「ケース学習 ビジネス日本語コミュニケーション」 2) ケース学習体験：「ケース1 看護・介護の日本語教育を担当することになった！どうしよう！」「ケース2 看護・介護の国家試験対策で日本語教師ができることって何？？」「ケース3 外国人看護・介護人材への学習支援は全てお願い！と言われても…」「ケース4 看護・介護の専門知識がないと教えられない？？」

　表1から分かるように、2016年7月独立以前の研究会における活動は、研究発表や実践報告および情報交換などが中心であった。しかし、2016年7月の独立前後を契機とし、今まで積み上げられてきた経験知を生かした課題提起型ワークショップや、得られた知見を援用した教師研修等へと移行している。このような課題提起型ワークショップや教師研修の開催は、研究会会員からの

声を反映させ、実施された。次節では、これら研究会会員の動向や現状について述べる。

3.2 「看護と介護の日本語教育研究会」における会員の動向と今後

研究会は、2017 年 12 月で 6 年目を迎え、総会員数は 188 名である。研究会会員の構成要素を図 1 に、年度ごとの会員数とその属性の推移を表 2（次ページ）に示す[注6]。

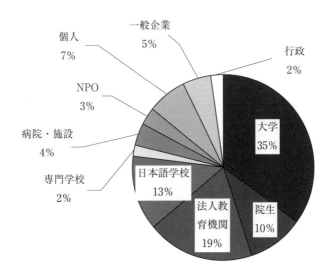

図 1 「看護と介護の日本語教育研究会」会員の構成概要

図 1 の会員の構成概要で、「大学」は非常勤講師を含めた教職員、「法人教育機関」は一般財団法人や独立行政法人などによる日本語教育機関の教職員、「病院・施設」は、病院や施設の職員で外国人人材の教育担当者、「個人」はプライベートレッスン等を行う日本語教師、「一般企業」は海外からの医療福祉人材の派遣業者や出版社、「行政」は地方自治体の所属者を、それぞれ指す。

まず、研究会の会員の多くは、「大学」35％であり、院生 10％も含めると、全体の 45％を占めている。次いで、「法人教育機関」19％、「日本語学校」13％と続く。最も多かった「大学」内での構成員の主な専門分野は日本語教

注6　2016 年 9 月 24 日時点。会員の所属先は入会時点のもの。

育であるところから、上述の「大学」から「日本語学校」までを含めた場合、日本語教育関係者が77％と全体の8割弱を占める。そのほかの構成人員は、各微数ながらも多岐にわたる。これらのうち、特に「一般企業」、「病院・施設」といった属性者は、本研究会の目的に鑑みた場合、その特色とも言えるであろう。これら図1を表2の「会員数とその属性の推移」と対比すると、表2の属性ごとの会員数の推移は、図1で示した会員の構成概要の順位を具体的に裏付けるものとなっていることが分かる。

表2　会員数とその属性の推移

属性＼年度	2012 年度		2013 年度		2014 年度		2015 年度		2016 年度	
大学	27		38	（11）	48	（10）	53	（ 5）	57	（ 4）
院生	3		8	（ 5）	11	（ 3）	14	（ 3）	16	（ 2）
法人教育機関	15		23	（ 8）	27	（ 4）	29	（ 2）	31	（ 2）
日本語学校	8		13	（ 5）	18	（ 5）	20	（ 2）	22	（ 2）
専門学校	1		2	（ 1）	2	（ 0）	2	（ 0）	3	（ 1）
病院施設	4		5	（ 1）	6	（ 1）	7	（ 1）	7	（ 0）
NPO	1		4	（ 3）	4	（ 0）	5	（ 1）	5	（ 0）
個人	1		8	（ 7）	9	（ 1）	11	（ 2）	11	（ 0）
一般企業	0		3	（ 3）	5	（ 2）	8	（ 3）	8	（ 0）
行政	0		0	（ 0）	1	（ 1）	2	（ 1）	3	（ 1）
退会者※	［NPO］	（−1）			［大学］	（−1）				
総数	59		103	（44）	129	（27）	149	（20）	161	（12）

※（ ）は年度ごとの新入会員。退会者は入会年度別の表示で、［ ］内は属性を示す。

　一方、会員の内実に目を向けた場合、興味深い変化が見られる。「大学」においては、2012 年発足当時は、専門分野を日本語教育学または日本語学とした者が主であるが、2013 年から、政策や社会言語学系を専門分野とする会員の入会が見られるようになる。そして 2014 年以降、「移民・労働者政策」「介護ビジネス」「外国人人材へのキャリア教育」へと広がりを見せる。これらの変化から、海外からの医療福祉人材に対する日本語教育関係者の多様性が読み解ける。また 2013 年より、EPA の「訪日前日本語研修」に携わっていたとする会員も見られるようになり、看護・介護の日本語教育を「研究する人」だけでなく、「現場で教える人」の「台頭」が見られるようになる。これら研究会会員の、専門とする分野の広がりや、研究職から現場教師への問題意識の浸透化という変化は、看護と介護の日本語教育に対する関心の高まりの過程そのものを映し出していると思われる。

日本語教育の歴史に照らした場合、日本社会の動きと日本語教育関係者の動きは連動する傾向にある。そのため、2014 年に見られた「移民・労働者政策」「介護ビジネス」「外国人人材へのキャリア教育」分野に携わる会員入会の動きは、少子高齢化社会、介護人材の不足といった、現代の日本社会が抱える課題に日本語教育関係者が反応した表れであり、日本語教育がいかに国の施策や動きと密接に関係しているかを示していると言える。また、ここから研究会の今後の望ましい方向性としては以下が挙げられる。まずは、このような新しい時代の要請に応えていくことである。次に、EPA 候補者の日本語教育に携わる日本語教育関係者の「台頭」は、研究会等での海外からの医療福祉人材のための研究成果発表にも窺われるところから、今後これらの知見を積極的に生かした研修会などの試みを行っていくことである。具体的には、① 海外からの医療福祉人材育成のための研修やワークショップを企図していくこと、② 海外からの医療福祉人材育成の支援策として広く応用可能となるよう、得られた知見を体系化し示していくこと、であると考える。

4. 海外からの医療福祉人材に関わる日本語教育関係者の現状と課題

研究会の活動には会員以外の参加も多く、特に、2016 年 2 月 21 日の「第 1 回　介護の日本語教育に携わる教師のためのワークショップ」（以下「第 1 回WS」）においては、会員参加率は 35％で、初参加者は 65％を占めた。これら会員以外の新規参入者の意向をくみ取ることは、海外からの医療福祉人材に関わる日本語教育関係者の動きを探ることにもつながる。そこで、次項で「第 1回 WS」に対する省察から、海外からの医療福祉人材に関わる日本語教育関係者の現状と課題について述べる。

4.1　「第 1 回　介護の日本語教育に携わる教師のためのワークショップ」

「第 1 回 WS」は、今後予想される介護現場での外国人人材の受け入れ増加に対して、組織的に取り組んだ介護の日本語教育の事例紹介[注7]、およびラウンド・テーブルでの課題をめぐる語り合いから、介護の日本語教育に携わる教育者が抱える課題解決へのヒントを得る機会となることを目指し、企画された。参加者募集に際しては、大きな反響を受け定員を増員する事態となるなど[注8]、

注7　東京都と首都大学東京による公学連携事業「アジアと日本の将来を担う看護・介護人材の育成」。詳細は下記を参照されたい。<http://EPA.hs.tmu.ac.jp/>（2017 年 4 月 29 閲覧）

注8　台湾や北米、高知や長崎などからの参加、介護関係者の参加も多く見られた。

介護の日本語教育に対する日本語教育関係者の関心の高さが窺われた。

「第1回WS」ラウンドテーブル（以下RT）の当日の実質参加者は合計75名（ファシリテーター含む）で、申し込み時のアンケートによってグループ分けされた。各課題と参加者数は、「A 何を：シラバス作成について分からない」17名、「B どのように：教え方について分からない」20名、「C どう：施設側との連携について分からない」5名、「D 知りたい：外国人介護人材の現状とその動向について分からない」22名であり、研究会の幹事等がファシリテーターを務めた。各RTは、まず各課題に関連した参加者自身の事例を提起し、その後、参加者間で意見交換を重ね、課題解決への議論を深めた。以下に、各RTでの課題、それをめぐるやりとりから導き出された意見、およびその理由を順次示す。

表3　介護の日本語教育関係者が抱える現状と課題

RT-A「何を：シラバス作成について分からない」
1) シラバス作成の基礎となる「介護の日本語能力試験」が必要である
 ・候補者間のレベル差に対する対応が困難
 ・施設側の学習計画のミスマッチに対する客観的な説明指標がない
2) 介護の日本語教育のシラバスを示してほしい
 ・介護現場で本当に必要とされる「緊急時の対応のための日本語」「申し送りのための口頭運用能力」の養成が喫緊だがそのシラバスがない
3) 介護の日本語教育としてのケーススタディ教材の開発が必要である
 ・突発的なアクシデントなどにどう対応できるかが大切だから
 ・事象を相手に分かるように伝えることができるのかが重要となるため

RT-B「どのように：教え方について分からない」
1)「介護の日本語教育」を構築する必要がある
 ・指標がないので実践に対する不安がある
 ・日本語教師はどのくらい介護の専門知識を得る必要があるのか戸惑う
 ・介護の経験がないので内容が適切かどうかわからない
 ・介護保険などの制度関連をどう教えたらいいのかわからない
2) 国家試験資格取得のための日本語教育教材の開発が必要である
 ・日本語能力が低い学習者でも国家試験の学習にスムーズに移行できるような橋渡しとなる教材が必要
 ・日本の文化的な文脈をからめ導くような教材が要る
3) 介護の日本語教師を養成する必要がある
 ・外国人介護人材のニーズがあるが対応できる教師がいない（地方ではすでに起きている）
 ・介護の日本語教育を学びたいがどこで学べばいいかわからない

・介護の日本語教育に興味がありニーズもあると思うが、教え方がわからない

・介護の日本語教育研究の知見を現場に反映させ指導する講師が必要だ

4) 学習者の精神面への対応を図る必要がある

・施設からの期待が大きすぎて病んでしまう候補者もいる

・体力を要する介護の仕事と国家試験の勉強との両立の難しさにどう寄り添えばいいのか分からない

5) 教師同士で相談・情報交換ができる「場」が欲しい

・日常的に相談できるところが欲しい

・教材開発者等、個人や機関を超え情報を共有できる仕組みが必要だ

RT-C「どう：施設側との連携について分からない」

1) 施設間の情報開示と連携が必要である

・先輩が後輩に教えるという流れができている施設もあるが、そういったモデル的な情報の開示、施設間の情報共有と連携が必要だ

2) 受け入れ側全体の意識向上とその是正が必要である

・EPA 開始当初、日本語教育に対する施設側の認識も低かったが、現在は予算を組む施設もあり、日本語から専門へのステップアップ型の研修を行えば効果的だという認識が広がってきている

・一方で温度差は大きい（地方、施設、人）

3) アーティキュレーションの構築から人材育成を図る必要がある

・事前研修や巡回訪問の情報共有から持続可能な教育支援に繋げる必要がある

RT-D「知りたい：外国人介護人材の現状とその動向について分からない」

1) 日本語教師の関わり方、望まれることとは何か

・学習者が日本語を使用する現場からのニーズを踏まえ、教育という形で学習者へ提供する橋渡し役ではないか

・日本語教師も介護に関し学ぶことは必要

2) 技能実習制度「介護」枠の導入にどう対処したらいいのか

・情報収集が必要だ

3) その他分からないこと（寄せられた声）

・外国人介護人材の現状と課題が分からない

・介護の仕事に就労可能な外国人に関する情報をどこで得たらいいのか分からない

・地方の介護現場の声が分からない

・そもそも介護現場では外国人人材を受け入れようとしているのかどうかが分からない

4.2　「第1回WS」から読み解く日本語教育関係者の現状と課題

「第1回WS」のRTの結果を集約すると、海外からの医療福祉人材に関わる日本語教育関係者の現状としては、日本社会にとって海外からの医療福祉人材の受け入れは開拓期の領域であるところから、まず（1）現場の最前線にい

る日本語教育関係者には日本語学習だけにとどまらないさまざまな局面への対応やその調整が求められていると言えよう。外国人人材と医療福祉分野とを日本語教育を通してつなぐという、いわゆる橋渡し役が求められているとも言える。これは、国の施策や社会的要請への対応が求められる言語教育・日本語教育の社会的文脈における「役割」であると考える。一方、候補者に対しては制度的枠組みから、国家試験対策と同一視させる日本語教育の向きも見られる。しかし、言語教育という中庸な立場から、医療福祉における、いわゆる目的別日本語教育の可能性を模索することによって、介護現場のダイバーシティ化という来る時代に貢献し得る専門的知見の提示につながるのではないだろうか。ここから、「医療福祉における目的別日本語教育を構築する必要性とその知見の提示」が、(1) に対する課題として挙げられると考える。次に、(2) 医療福祉等異業種との連携によるアーティキュレーション（連続性を持った形態）の構築が急務であると言えよう。医療福祉人材に対する日本語教育においては、参入するコミュニティでの十分な参画を保証することが目指される。そのため、看護、介護、医療といった分野との連携は必須である。そして、それらは、日本語教育の延長線上に、その分野に属する各コミュニティでの持続可能なキャリア形成が目指されるものでなければならない。なぜならば日本語学習者は、資格取得のため、円滑な就労につなげるため、コミュニティの人材として何かを成し得るために日本語を学んでおり、それらは、N3 や N2 といった一般的な言語レベルや文法や漢字といった言語的要素、または国家試験頻出語彙の習得テクニックなどに分解できるものではないからである。よって、海外からの医療福祉人材に対する言語教育は、彼らのキャリア形成につなげることを見据え、目指されるべきであると主張できる。またその際のアーティキュレーションの構築は、日本語教育関係者と各分野の専門家との協働により図ることが望ましいと考える。この医療福祉等異業種との連携によるアーティキュレーションの構築は、いくつか試みの声も聞かれたところから、現在進行形の課題であるとも言えよう。

5.　海外からの医療福祉人材に対する日本語教育の今後の方向性

　「海外からの医療福祉人材に対する日本語教育の今後の方向性」としては、以下の 3 点が挙げられる。

　(1) 海外からの医療福祉人材に対する日本語教育実践の研究の積み重ねと

その知見の提示

(2) 技能実習制度での「介護」導入への対応

(3) 技能実習制度での「介護」導入後、日本の社会的文脈における日本語
　　教育の「役割」に応える体制づくり

　まず、(1) は、先述した「第1回WS」において読み解いた日本語教育者の
現状と課題から挙げられるものである。具体的には、「医療福祉における目的
別日本語教育の構築とその知見の提示」である。次に (2) は、2017年11月
1日に「外国人の技能実習の適正な実施及び技能実習生の保護に関する法律」
（2016年法律第89号）が施行され、外国人技能実習制度の対象職種に介護職
種が追加されたことによる。2017年11月付けで法務省入国管理局厚生労働省
人材開発統括官によって「規則附則第6条を新設し、介護等特定活動従事者
が、本国で1ヵ月以上経過した後に、技能実習生として再来日できる」という
内容のパブリックコメントが出されたが、2018年1月9日に施行された。ま
た、経済財政諮問会議では「技能実習生に実務経験ルートでの介護福祉士国家
試験受験資格をあたえて、合格した場合は在留資格「介護」に切り替えられ
る」ことを検討する案が出された。このような背景に鑑みた場合、技能実習制
度での「介護」導入への日本語教育関係者の対応は、喫緊の課題であるとも言
える。そして (3) は、日本語教育関係者一人ひとりが、国による「海外から
の介護人材の受け入れ」という動きを、社会的文脈における日本語教育の「役
割」という視点から捉え、積極的に関わっていくことが求められると考えると
ころによる。具体的な体制作りは、日本国内および日本語教育関係者だけにと
どまらない、地球規模での距離、また各分野の隔たりを超えた協働と連携が必
須となるであろう。なぜならば、介護人材の不足といった問題は、日本だけの
問題ではないからである。また、国境および分野を超えた人の移動が世界的規
模で顕在化してきている現代においては、問題解決にあたり多様なアプロー
チが求められるためでもある。よって今後は、上記 (1)(2)(3) を輻輳的に
行っていくことが、「海外からの医療福祉人材に関わる日本語教育関係者の今
後の方向性」として望ましいと考える。

第2部

外国人看護・介護人材のための日本語教育
および国家試験の支援

第2部解説　日本語教育と国家試験の支援に向けて

　第2部は、「外国人看護・介護人材のための日本語教育および国家試験の支援」とし、「看護人材編」と「介護人材編」に分類されている。

　まず、「看護人材編」において、第1章の奥田は、病棟で働く看護師の言語活動調査から見えてくるものについて述べた。介護福祉士候補者とは異なり、国家資格取得後に業務内容が大きく変わるEPA看護師候補者に焦点を当て、看護師の職務と言語活動の概要の一例を示しながら、病棟看護師の言語活動調査を検証し、サスティナブルな就労と日本語能力とは何かについて検証している。

　第2章の池田は、非漢字圏のインドネシアやフィリピンの候補者が、短期間で、漢字や専門用語による国家試験に対応できることが求められる中、日本語教師にも大きな問いが突き付けられてきていると指摘している。具体的には、さまざまな制度上の工夫にも関わらず、低迷する合格率を改善するため、看護師国家試験の意義と、合格を目指した指導の一端について実践報告している。

　次に、「介護人材編」において、第3章の三枝は、2012年に厚生労働省から出された「経済連携協定（EPA）介護福祉士候補者に配慮した国家試験のあり方に関する検討会報告」に注目し、その変化の内容、要因、および国家試験の今後の課題を検証するとともに、世界に開かれた資格試験とし、介護福祉士国家試験はどうあるべきかを考察している。

　第4章の遠藤は、EPAによる介護福祉士候補者と国試合格者に焦点を当て、介護福祉教育の側からの調査報告の分析、介護福祉士国家試験の合格者への聞き取り調査を中心に、外国人従事者を介護現場で受け入れる上で必要な日本語支援について、① 支援すべき内容の整理、② 支援の実態の考察、③ 新たな問題と方向の提起の3点を述べている。

　第5章の中川・角南・齊藤・布尾・橋本・野村は、介護福祉士候補者のための介護用語学習支援ウェブサイトの開発と活用について論じている。介護分野の専門語彙（介護用語）の習得をトピックに、執筆者グループが開発した国家試験受験向けの介護用語学習ウェブサイト「介護の漢字サポーター」、および「介護のことばサーチ」の機能とその活用方法、また実践例を紹介するとともに、現在開発中の学習支援ウェブサイト「かいごのご！」の機能についても紹介している。

　第6章の宮崎・中野・早川・奥村は、介護現場での多様な関係者が連携す

るために必要な介護現場の日本語について考察し、スムーズな連携のための
ツールとして、ワセダバンドスケール（Waseda Band Scales: WBS）を紹介し
ている。そこでは、さまざまな介護現場で観察している関係者全員が、判定す
る立場にあるべきだという捉え方から、バンドスケールの被測定対象者は学習
者であるが、スケールの判定者は施設関係者（施設長・研修責任者・介護施設
職員）や、日本語指導者のほか、施設を利用する高齢者などを想定している。

　第7章の斉木・田中は、横浜市にある公益法人横浜市福祉事業経営者会が主
催する定住外国人対象の介護職員初任者研修において、日本語補講の支援をし
ている。2014年に、介護職に従事することを目指す定住外国人を対象とした
テキスト開発を試みたが、今後の日本の介護分野における役割参加が期待され
る定住外国人支援について、日本語補講の実践報告とともに、考察している。

看護人材編

第1章

病棟で働く看護師の言語活動調査から
見えてくるもの
── 看護師の職務と言語活動の概要

奥田尚甲

要旨

EPA（経済連携協定）の枠組みで、2008年から外国人看護師・介護福祉士候補者の受け入れが始まった。看護師候補者の場合は介護福祉士候補者とは異なり、国家資格取得後に業務内容が大きく変わる。そのため、国家資格取得以上に看護師として働くことは困難を伴うことが奥田（2011a, 2011b）で示唆されているが、実際の病院内における言語活動については不明であり、それに関わる調査・研究と言えるのは看護師の申し送りの談話分析に関する永井（2007）くらいである。本章では、代表的な看護師の職場である病院の病棟内で、看護師を対象に言語活動調査を行い、その中で得られた看護師の職務の概要と、言語活動の一例を示し、目標言語調査[注1] という観点から、就労を持続可能なものとする日本語能力の育成についての議論に今後つながるものとしたい。

キーワード

目標言語調査、看護、病棟、職務、四技能

1. 協力病院・病棟とその業務の概要

一言で看護師と言っても、その職務内容や職務上の習慣等は職場それぞれによって大きく異なる。また、同じ病院でも病棟が異なるだけでかなりの違いがあるため、本節では当該病院・病棟の説明と、基本的な職務内容の説明を行う。

1.1 協力病院・病棟の概要

看護師の職場はさまざまな場所（学校・企業・保健所・家庭など）がある

注1　学習者が活動を目的とする現場で使用される語彙、文型、談話形式などや、「読む」「聞く」「話す」「書く」においてどの程度の能力が必要であるのかの調査。

が、一般的にまず思い浮かぶのは病院であろう。しかし、医療法上の病院とは、20床以上の入院設備を持つ医療機関を指し、そうでないものは診療所とされる。そして、病院の中でも看護師の職場は外来・病棟・手術室等に分かれる。病棟は患者が入院する病床のある場所であり、病院の中でも病棟で勤務する看護師が多い。また、病床数の多い病院には複数の病棟があり、各病棟は看護師長の下、職場としては完結しており、看護師の病棟間の移動は一般の会社でいう支店や営業所間の転勤のような感覚に近い。病院全体での活動や入院・手術、転棟（入院患者の病棟変更・移動）などを除けば、同じ病院の看護師でも勤務中に所属病棟以外の看護師と接することはほとんどない。

　今回、協力を得られた病院は、千葉県にある社会医療法人社団の中核病院となるS病院で、病床数は409床あり、当該地域での中心的な病院として機能している。精神病床および一般病床[注2]併設の病院であることが特徴で、外来診療のほか病院内の機能的な単位である病棟は全部で10を数える。そのほか、同一施設内に訪問看護ステーション、健診センター等も併設されている。

　調査協力を得られた看護師が勤務する病棟は、32床からなる精神科身体合併症病棟で、病棟の出入り口に通常鍵が掛けられていない開放病棟となっている。

　患者の多くは精神的な疾患（認知症を含む）と肺炎や骨折など身体的な疾患を持ち、そのような場合は患者1人に対し、精神科と身体科（一般科）の主治医という複数の医師が関わっている。そのため、入退院や処置・処方など、1人の患者に関する療養上の意思決定の過程がほかの病棟の通常の患者に比べて複雑で、時間や労力のかかる患者が多い。一方、救急患者の受け入れが多い急性期や退院支援を主たる目的とした回復期の病棟に比べて入退院の頻度が少ないため、それに伴う業務も比較的少なく、また、症状に大きな変化はないが医療的支援が必要なため自宅等での生活が困難であるとされる患者が多い慢性期の病棟ほど平均在院日数は長くなく、長期療養者に対するケアの頻度は比較的少ない。

　患者層は、開放病棟という性格上、自殺願望が強くなく（希死念慮が切迫しておらず）、自分自身や他人を傷つける自傷他害の可能性が比較的低い鬱病や双極性障害、統合失調症等の患者のほか、摂食障害（拒食）や解離性人格障害、発達障害等の患者がおり、加えて身体症状を合併している患者（統合失調

注2　病床を疾病や患者の状態により5つに区分したものの1つで、精神病床、療養病床、結核病床、感染症病床以外の病床が一般病床。

症に骨折や肺炎、腸閉塞、糖尿病などといった症状）も多い。同様に、認知症の患者もおり、認知症の種類としてはアルツハイマー型や脳血管性・レビー小体型以外にアルコール性の患者もいる場合が多い。さらに認知症についても、食事が入らない摂食不良や骨折、褥瘡（じょくそう）、肺炎、肝炎などを伴う場合が多い。そのほか、悪性腫瘍を含む終末期のケア等を必要とする患者も存在するなど、時間の経過とともに患者の症例の偏りに変化はあるが、その種類は多岐にわたる。

　また、年齢的には高齢の患者が多いものの 10 代前半から 90 歳以上と幅広い年代の患者がおり、症例だけではなく年齢も多様である。

　そのため、さまざまな患者の状態や状況に対応が求められる病棟となっている。

1.2　当該病棟における看護師業務の概要

　当該病棟では、業務内容別に作業を分担して看護を行う機能別看護ではなく、一人の看護師が何人かの患者を担当し、一通りの業務を行う受け持ち看護が採用されている。看護師はそれぞれの担当患者に対し、看護計画に沿って退院支援等も含めた療養上の対応に責任を持つ。

　それとは別に日々の業務では、病棟を A・B・C の 3 チームに分け、日勤帯は看護師が各チームに「部屋持ち」と呼ばれる看護師（当該病棟での呼称）として振り分けられ、基本的にはそのチーム内の患者に対しての看護業務を担う（受け持ち患者とは必ずしも一致しない）。しかしながら、患者層・病状が変化するため、各チームの看護師にかかる負荷は一様ではなく、それぞれが応援し合うことが頻繁にある。また、各チームの担当看護師とは別に、日勤帯はその日のリーダー業務を行う看護師がいる。「リーダー」は、ある程度当該病棟で経験を積んだ看護師が行うが、患者への対応は「部屋持ち」看護師の支援的なものか、ラウンド[注3] による状況確認にとどまり、主な業務は各チームの担当看護師からの報告をもとに、医師への報告や連絡・相談、処置・処方の変更の提案、および医師からの指示・処方の各看護師や看護補助者への伝達・指示を行う。加えて、医師・患者・家族との面談の日程・時間調整、入院患者や病棟間の転棟患者の受け入れや送り出しに関わる調整も、医師や他病棟のリーダーとの間で行い、さらに、主病以外の疾患の外来他科受診の依頼や家族へ必要な

注3　患者の状態・様子を確認するために随時・定期的に病棟内を巡回すること。

第1章　病棟で働く看護師の言語活動調査から見えてくるもの　**89**

事柄の連絡・依頼、検査や画像撮影に関わる他職種や看護師への連絡・調整のほか、設備の修理依頼等の雑務等も行う。これらは主としてリーダー業務を行う看護師が担う。

そのほか、その日の人員配置の状況にもよるが、当該病棟で「フリー」と呼ばれる業務を担当する看護師が1人もしくは複数いる場合がある。その業務は配薬や作業療法への患者の送迎など、各「部屋持ち」看護師に共通する公共的な業務や、点滴の施行（取り付け取り外し）・交換や吸引、口の中を清潔に保つための口腔ケア、食事介助、排泄介助など、作業・補助的な業務が多く、シーツ交換などの間接業務も含め各「部屋持ち」看護師の支援や看護補助者と共同での業務も多い。また、入浴時に処置・身体観察を必要とする患者も多く、フリー業務担当の看護師にとって入浴日の入浴介助も主な業務となっている。

1.2.1　定期的な業務について

当該病棟における各チームの担当看護師の業務には、基本的に毎日もしくは曜日ごとに行われる定期的な業務と、次項で述べる臨時的な業務がある。

通常、日勤者「部屋持ち」の1日は、各自の各患者情報の収集から始まる。出勤後、前日までの主な患者情報が書かれた申し送りシートや電子カルテをもとに、担当チームの患者情報を収集し、その後、夜勤者から全体へ夜勤帯での大きな変化や出来事などの特記事項についての申し送りを受ける。続いて役職者からの連絡事項、その日の「リーダー」からの日勤帯の業務予定（検査や食後以外の与薬の有無、外来受診の有無等）の伝達があり、それからチームごとに以下の業務となるが、カンファレンス[注4]は病棟全体で行われる。

検温（体温を測ること）・聴診（聴診器で胸部や腹部などの音を聞いての診察）等バイタルチェック[注5]やフィジカルアセスメント[注6]、患者状態・状況の把握 ⇒ リーダーへの報告 ⇒ 排泄介助*・処置*・経管栄養*（食事を摂れない患者に管

注4　問題点・事例ごとの複数での協議。解決、情報共有化や意思統一が目的。

注5　生体の基本的な所見であるバイタルサイン（生命徴候）を測ること。一般的には呼吸・脈拍・血圧・体温が基本となるが、意識レベルや動脈血酸素飽和度や神経反射、尿便、体液の状態を加えることもある。

注6　身体審査（問診、聴診、触診等）によって身体の側面から患者の看護問題を明らかにし、援助の方向性などを決定するための評価や分析。

類の使用による流動性栄養物の消化器官への注入）・点滴*・投薬*（定められた時間・タイミングに行われ、時間は各患者非同一）⇒記録（処置簿・電子カルテ等）⇒清拭*⇒水分補給*・血糖値測定*・食事介助*⇒休憩⇒カンファレンス⇒排泄介助*⇒検温*・処置*⇒水分補給*⇒記録⇒夜勤者への申し送り⇒食事介助*（*が付いた業務は患者の疾患・状態によって必要な患者とそうでない患者とが存在し、また、行う時間も一様ではない場合がある。）

1.2.2 臨時的な業務について

　必要時または病棟外からの依頼時に随時行われる臨時的な業務として、主なものは次に示す通りである。しかし、手術のための病棟での準備と手術室へ患者を送り届ける「手術出し」や手術が終わった患者の迎えや手術後の患者の観察・評価と処置を行う「術後管理」に関わる業務は、病棟の性格上当該病棟で行われる頻度はまれで、その手順については省く。

- **入院に関わる業務**：ベッド準備、入院確認、入院患者の状態把握（バイタルチェック、身体診査等）、患者状況入力、看護介入[注7]、看護計画立案、データベース（患者の入院までの経緯や生活状況等）作成等、検査・食事・内服薬の確認、等々。
- **退院に関わる業務**：退院指導[注8]、看護退院サマリー（退院時要約：療養のまとめ）、退院処方準備、次回受診日予約（後日分）、使用ベッドの清掃、預かり品の確認等。
- **転棟（病棟間の移動・出／入）に関わる業務**：転棟サマリーの作成、ベッド準備・整備、患者の搬送、患者情報の申し送り、預かり品の確認、食事・内服薬の確認等。
- **検査・画像診断に関わる業務**：血液等の検体採取（動脈血は医師に依頼）、臨床検査技師・診療放射線技師との検査・撮影や時間等の連絡・調整、患者の搬送、検査結果の確認・報告。
- **他科（外来）受診に関わる業務**：主治医との連絡・調整（事後の場合もある）、受診予約または往診依頼、患者の搬送、診察医師への患者状

注7　患者の回復を目的に独自の立場から専門技術を持って能動的に関わること。どの程度の介助が必要かというケア項目と看護記録の目的となる観察項目とがある。

注8　退院後、無理なく日常生活が送れ、健康の回復・保持増進が図れるよう、必要な生活上の知識、技術・技能の習得が目的（退院調整・退院支援ともいう）。

態の報告、結果の報告・記録。

・**傾聴に関わる業務**：内容の伝達・報告（他看護師）と電子カルテへの記載。

1.2.3 そのほかの業務について

看護師には看護の専門職としての側面とは別に、病院の職員としての側面も併せ持つ。委員会活動[注9]や研修に加え、院内の催事への参加なども行う。それらへの参加には日程の把握や病棟との勤務調整を各自で行うことが欠かせない。また、NST（nutrition support team）等、多職種で構成され、専門的な目的を持つチームの一員として院内で活動する機会のある場合もある。

2. 病棟で働く看護師の言語活動をどのように調べたのか

2.1 調査協力者と調査方法について

調査について協力を願い承諾を得られたのは第1節で述べた病棟に勤務する看護師、アルファベット順にAさん、Jさん、Mさんの3名で、調査は2014年7月～2015年4月の間に計19回（A：2回、J：5回、M：12回）行い、主に四技能の使用目的と対象（言語活動の相手や物）と言語活動（四技能の使用）時間を調査・計測し、不明・疑問点に対し、適宜口頭での質問を行った。

2.2 調査・記録方法について

参与観察において記録した項目は、時間、技能、目的、対象、補足である。どれくらいの時間、どのような技能を使って何を目的に誰に対してどのような場面で言語活動したのかを数値と略語を用いて整理し、集計・分析を行った。

表1　調査項目記述例

時間		技能		目的		対象		備考（場面）
293		R		集		EMR・D		情報収集
	18	LS		提			NS	情報収集
	15	LS		提			NS	情報収集
	58	LS		提			NS	情報収集
	43	LS		提			NS	情報収集

注9　職場の課題や目的に沿った水平的な職員業務。医療安全や感染予防などの専門的なものから、顧客サービスや職員の親睦等に関わるものまでさまざまである。

表1はその1例で、実際は手書きの表である。情報収集（目的：集）のため、電子カルテ（対象：EMR）と書類（対象：D）を読んで（R）いる調査協力者が、別の看護師（対象：NS）から4回質問を受け、それに回答、情報提供（目的：提）するため会話をした「聞く・話す」（LS）場面を取り上げたものである。時間はストップウォッチで計測したが、「読む」（R）時間293秒とその間の4回の「聞く・話す」（LS）時間（18・15・58・43〈秒〉）を並行して計っており、会話中も読む時間が計測されていることになる。そのため、実際に集計を行う際には、読む（R：集）時間（293秒）から会話の合計時間（134秒）を引いた159秒を「読む」（R：集）に費やした時間として集計した。また、記録を行う上で、時間、四技能、目的、対象、備考において、それぞれ測定・調査基準を設けた。紙面の都合上、基準の詳細について今回は省略するが、四技能の記述について補足すると、複数の技能が複数回出現した場合には、技能の出現順に1回のみ記録する方法を採った。

3. 病棟で働く看護師の言語活動の概要

3.1 業務時間と言語活動時間から見た言語活動の概要

言語活動調査を行った計19回（19日）の結果を時間的な観点から各協力者別に整理したものが、次の表2である。

実施回・協力者は調査を実施した年月日と調査協力者および担当業務である。調査協力者はA・M・Jの3人で、担当業務はR（部屋持ち）・F（フリー）・L（リーダー）の3つとなっておりA・M・JとR・F・Lを組み合わせた表記となっている。実調査時間は調査を行った全体の時間（業務時間）、実計測時間は計測を行った全体の時間（ストップウォッチの稼働時間）、不明（時間）は実調査時間と実計測時間のうち調査が行えなかった（言語活動の有無の把握ができなかった）時間、調査時間（業務中調査を行えた時間）は実調査時間から不明時間を引いた時間、計測時間（計測できた言語活動時間）は実計測時間から不明時間を引いた時間である。計測（時間）／調査（時間）は調査時間に対する計測時間の割合（％）を示し、また、参考までに対患者への言語活動時間についてもその時間を対患者欄（次項で触れる）として載せた。

第 1 章　病棟で働く看護師の言語活動調査から見えてくるもの　**93**

表 2　調査時間と計測（言語活動）時間

実施回・協力者		実調査時間	実計測時間	不明	調査時間	計測時間	計測／調査	対患者
2014.07.04	MR	30000	12810	0	30000	12810	42.70%	785
2014.07.10	MR	31800	15245	223	31577	15022	47.57%	2107
2014.07.17	MR	32580	13171	0	32580	13171	40.43%	1255
2014.07.24	MR	30300	15855	0	30300	15855	52.33%	1143
2014.08.05	MF	29400	9520	257	29143	9263	31.78%	1242
2014.08.07	MR	34620	25150	5496	29124	19654	67.48%	5162
2014.09.09	MF	32220	21601	4710	27510	16891	61.40%	1399
2014.09.26	JL	33000	23350	547	32453	22803	70.26%	1203
2014.10.03	MR	30300	15626	1434	28866	14192	49.17%	651
2014.10.24	AL	31500	21610	4947	26553	16663	62.75%	1285
2014.11.11	MR	31200	16910	1100	30100	15810	52.52%	1442
2014.11.18	JL	30360	18386	510	29850	17876	59.89%	847
2014.12.05	MR	31140	17798	290	30850	17508	56.75%	2622
2014.12.16	MR	29580	15149	0	29580	15149	51.21%	491
2015.01.06	MR	29700	12039	0	29700	12039	40.54%	929
2015.02.17	JR	29940	18515	481	29459	18034	61.22%	2221
2015.02.27	AL	30420	27493	4359	26061	23134	88.77%	997
2015.03.12	JL	31020	21232	1227	29793	20005	67.15%	143
2015.04.14	JR	32940	20528	0	32940	20528	62.32%	2221
平均		31159	17999	1346	29813	16653	55.86%	1481
総合		592020	341988	25581	566439	316407	55.86%	28145

　結果は、表 2 から、全 19 回の実際の調査時間である実調査時間が 592,020
秒（164h27m）で、実際の計測時間である実計測時間が 341,988 秒（94h59m48s）
となった。不明時間が実調査時間の 4.32％に相当する 25,581 秒（7h6m21s）
であることから、調査時間と計測時間はそれぞれ 566,439 秒（157h20m39s）
と 316,407 秒（87h53m27s）となる。そして、調査回 1 回当たりの平均が同様
に 31,159 秒（8h39m19s）、17,999 秒（4h59m59s）、1,346 秒（22m26s）、29,813
秒（8h16m53s）、16,653 秒（4h37m33s）、調査時間に対する計測時間の割合は
平均 55.86％となっている。

　これは調査回 1 回平均 8 時間 39 分 19 秒の間、実際に調査を行い、その中
で言語活動の有無の判断ができた調査時間が 8 時間 16 分 53 秒であり、言語
活動として計測した時間が 4 時間 37 分 33 秒であるということである。その
ことから、この調査範囲に限って言えば、看護師として働いている時間のう
ち、半分を超える時間は何らかの言語活動をしているということになる。

　上記は調査 1 回（1 日）あたりの平均であるが、実際は個人間（調査協力

者)、担当業務のほか、個人内(同一調査協力者内)でかなりの差がある。個人間の差はそれぞれの個性として捉えられる部分もあるが、担当業務においては業務内容の違いが言語活動にも表れていると思われる。「部屋持ち」に比べ「リーダー」は計測時間の割合が比較的高い。「リーダー」は、作業的な業務よりも看護師間、病棟間、他職種間の調整・報告・記録業務が多いためであろう。

また、「部屋持ち」の場合、個人内でも差が大きく、これは担当チームの患者層によるものだと推察する。基本的にナースステーションに近い病室に重症の患者が多く、そうでない患者は比較的遠い病室に配置され、患者の状態変化によって部屋移動も頻繁にある。重症患者の多いチームでは、気道切開等でことばを発することができなかったり、意識レベルが低い(目・耳・皮膚等、感覚器官への刺激に反応できない)状態にあったりと患者自身が言語活動を行うことが困難な場合が多く、身体診査等の非言語的な業務が増える傾向が影響していると推察できる。そうでないチームでは問診等に回答できたり、体調や病状に関する訴えや質問をしたりする患者が多く、それが要因の1つだと考えられる。

3.2 ほかの項目および「話す」「書く」の観点から見た言語活動

この項では、各項目(技能・目的・対象)の詳細は紙面の都合上述べられないが、誰にどのような技能を使っていたのかについて少し触れてみたい。

看護師の言語活動というと、患者との会話や患者からの訴えへの対応を一般に思い浮かべることが多いと思われるが、調査回に限って患者との言語活動を見ると、表2の患者への対応時間である28,145秒は、調査時間(業務時間にほぼ相当)566,439秒の4.97%と5%未満の時間しかなく、最も比率の高い回でも5,162 / 29,124と17.24%にとどまり、それ以外はほかの医療関係者や書類・電子カルテ等が対象の言語活動や非言語的業務に費やされていることが分かる。

ちなみに、今回対象となった、もしくは対象となる可能性のあった言語活動の対象物や対象者の分類項目数は24となっており、その内訳は、対象物については電子カルテ、ノート・記入用紙等各種印刷・記入物、掲示物や表示・ラベル等、表類、対象者については看護師、患者、医師、薬剤師、病棟事務・医事課職員、介護福祉士を含む介護・看護補助職、作業療法士、理学療法士、精神保健福祉士、言語聴覚士、管理栄養士、診療放射線技師、臨床検査技師、社

会福祉士、事務員（総務・経理等）、患者家族、臨床心理士、間接業務担当者、外部一般職員（リネン取り扱い業者等）、外部関連職員（自治体職員・施設職員等）である。

　また、表には載せられなかったが、調査時間の半分を超える計測時間のうち、「書く」と「話す」に相当する技能を含む言語活動（複数の技能を一連で使う場合がある）の時間を集計してみると、それぞれ 83,653 秒と 148,303 秒あり計測時間 316,407 秒と比較すると 26.44％と 46.87％ある。これは勤務 1 回あたりそれぞれ 83,653 秒 / 19 と 148,303 秒 / 19（1 秒以下、四捨五入）で、4,403 秒（1h13m23s）と 7,805 秒（2h10m5s）となる。そのことから、1 時間を超える時間を「書く」、2 時間を超える時間を「話す」という技能を伴う活動に費やしており、夜勤へ申し送るという場面では 10 〜 20 分程度「話す」という技能が続けて使用される状況であった。

3.3　言語活動の概要から見えてきたもの

　今回の調査範囲に限って言えば、当該病棟における看護師の業務中の言語活動は業務時間の半分程度を占め、1 時間強は「書く」行為を、2 時間強は「話す」行為を含んでいる。調査協力者となったのは看護歴 10 年前後の業務に慣れた日本人である。見方を変えれば、その看護師が週に 4 〜 5 日は 1 時間程度の作文を行い、10 〜 20 分程度のスピーチを行っていると言える状況にある。日本人の場合は先輩看護師の指導の下、同様の活動をすることになるが、こういった言語活動を行うにはかなりの日本語能力が必要となる。慣れた日本人が行う言語活動の質や量と同等のものを、そういったレベルにない外国人の看護師国家試験合格者が行おうとする場合は困難が生じ、ひいては職場不適応となる可能性も否定できず、日本人と同様の指導過程では無理があると言えるのではないだろうか。しかし、調査結果を逆に見れば、およそ半分近くは言語活動を伴わない業務であり、言語活動を伴う業務も単純な言語活動で済むものから複雑な言語活動を必要とするものまでさまざまであり、それぞれの業務を組み合わせながら少しずつ言語活動の幅を広げつつ、何らかの形で日本語の支援も行うということが一つの方策になり得るのではないだろうか。

4.　おわりに

　本章は一つの事例研究の概要の一部と、病棟看護師の職務や言語活動の概要を述べたため、調査結果や分析の詳細まで言及することができなかった。しか

し、これまでなかなか調査の手が及ばなかった看護師個々の言語活動に焦点を当てることができたことに意義があると考えている。今後、現在再調査中のものも含め、調査結果の詳細や分析を改めて何らかの形で公にしていきたい。また、今回は病院で働く看護師の職務や言語活動の一端について述べたが、そのことが、看護師業務に対する理解への一助となることを切に願う。

引用文献

奥田尚甲（2011a）「看護師国家試験の語彙の様相——日本語能力試験出題基準語彙表との比較から」『国際協力研究誌』2(17), 129-143.

奥田尚甲（2011b）「看護師国家試験の多義語の様相——日本語能力試験出題基準との比較から」『総合学術学会誌』10, 23-30.

永井涼子（2007）「看護師による「申し送り」会話の談話交替管理——スタイルシフトを中心に」『日本語教育』135, 80-89.

看|護|人|材|編

第2章

国境を越える看護師が拓く未来
――日本語による看護師国家試験というハードルに関連して

池田敦史

要|旨

　2008年のEPAによるインドネシア看護師・介護福祉士候補者の受け入れを契機に外国人看護・介護人材に関する報道が盛んになった。当初、特に非漢字圏の候補者が難解な漢字や専門用語による試験に合格できるかが注目され、日本語教育に携わる者に大きな問いが突き付けられた。その後、種々の制度上の工夫はあったが、合格率は依然10％前後で低迷している。本章は筆者が関わった実践における合格者の結果をもとに日本語による看護師国家試験というハードルの意義について報告する。

キ|ー|ワ|ー|ド

EPA看護師候補者、看護師国家試験、合格率、日本語指導、漢字

1.　はじめに

　EPA看護師候補者（以下、候補者）に直接指導している立場からの研究として、池田ほか（2010）、池田（2011）、池田・深谷・堀場（2011）で、国家試験の専門用語を分かりやすく言い直す工夫など日本語指導の試行錯誤について触れた。本章は2014年に始まったベトナム人看護師候補者の受け入れ開始後から合格者を出した成果を踏まえたものである。指導例として尾形（2011）では、NPO組織による例が具体的に語られている。公的な制度の不備を民間組織と個々のボランティアがいかに補ったかの好例である。候補者に国家試験合格に向けて学習せよ、という目標だけが与えられ、どんな参考書を選んだら良いのかさえ分からなかったという事業開始当時の苦労が述べられている貴重な資料である。

　有路・関・金子（2014）では候補者が国家試験でつまずくのは専門用語ばかりではなく、国家試験の文章の中で使われる日本語の日常用語（つまみ上げ

る等）もあり、国家試験合格のみを目指すのではなく、コミュニケーション全般の能力を上げるプログラムの必要があることが指摘されている。筆者の指導実践では、この指摘通り国家試験問題に出てくる日常用語やサラサラ、ウトウトなどのオノマトペを取り上げ、説明の際に類似の表現を教えるなどし、候補者の語彙を広げるよう工夫している。

　川口ほか（2011）ではフィリピン人の候補者に対して英語に翻訳した国家試験の模擬テストを実施し、母国で受けた教育のカリキュラムの違いを指摘している。一般論では、高齢化の進んでいない彼らの出身国において「老年看護学」や介護保険制度の内容を含む「健康支援と社会保障制度」などが苦手だと言われているが、川口の結果では「人体の構造と機能」についての正答率が最も低いとあった。本章ではさらに具体的に、彼らが受けた国家試験の問題で、どの問題を正答して合格にたどり着いたかに触れ、「何が難しいか」について言及する。

　奥田（2011）は、第91回から96回の国家試験に使われている語彙を分析し、日本語能力試験合格を目的とした学習で必要とされる以外の語彙（級外語彙）が過半数を占めていると報告している。岩田・庵（2012）の分析でも奥田と同様の結果が見られ、語彙は専門用語が中心で、N3程度の文法すらほとんど見られないとしている。奥田、岩田らの成果を踏まえ、小原・岩田（2012）では国家試験の指導に関して、「日本語教師が中心になって国家試験対策支援を行い、看護師にアドバイザー的な役割」を求めるという支援モデルを提案している。筆者の実践は、ほぼ小原らの提案通りである。日本語教師である筆者が指導の中心となり、参考書を読んだだけでは分からない専門的な内容や臨床での実践に関して、病院内外の看護、医療の専門家にアドバイスを求めながら進めている。さらに候補者が日本語の問題で理解が進まない場合、たとえば意味を取り違えやすい受け身文、使役文や助詞の使い方、または「～を踏まえて」、「～に応じて」など初級後半レベル（旧日本語能力試験3級相当）では習わない機能語などはその都度、日本語教師として説明を加えている。

　候補者の合格率低迷を問題視し、国家試験の日本語を見直すという試みがなされたことについては、布尾（2015）が詳細に記述している。しかしながらその見直し後に合格率が伸びたという事実はなく、どうすれば合格率が向上するかは、いまだ明確ではない。国家試験に合格した当事者サイドからの報告は多くないが、五十嵐ほか（2011）では初のEPA看護師、そしてその後も合格者を輩出し続けている新潟県・三之町病院の例が報告されている。配属後の学

習支援体制は病院によって差異があるが、支援が厚いと言われる病院のほとんどは、この報告にある「半日看護助手として病棟勤務、半日学習時間に充てる」という体制に倣っている。本章においては合格者の傾向を解答傾向の分析などから指導実践に踏み込んで報告する。

2. 日本語と漢字のハードル

EPA による外国人看護師の受け入れが始まって間もなく朝日新聞に「看護のプロ　日本語の壁」という特集ルポが掲載された（朝日新聞 2009）。この見出しに代表されるように国家試験の合否は漢字を主とした日本語の問題に集中した。

EPA 看護師候補者がインドネシア、フィリピン、ベトナムといった国籍を問わず共通に難しいと感じるのは、難解な漢字であり、覚えにくい膨大な数の専門用語であり、英語とは違う意味もあるカタカナ語であり、また法律を含む日本社会の制度に関する問題である。

候補者への学習指導は病院によりさまざまであり、そのサポートが厚いかどうかが合否に関係しているのは言うまでもない。本章は同じグループ内で、同じ指導者（筆者）が、ほぼ同じ方法でサポートをした結果である。入国の時期[注1]によって学習した時間は異なるものの、ほかはほぼ同じ条件と言える。よって合格者と不合格者の差異が比較しやすい。

漢字が問題であるという指摘は、当事業の開始早々から報道でも取り上げられ、改善案として第 102 回看護師国家試験（2013 年実施）から、候補者に対しては「総ルビ付き」の問題冊子と、通常の問題冊子の 2 冊が配布されることになった。この方法が有効かどうかについて試験終了後、国際厚生事業団が行った調査結果がある。報告の「アンケート結果より」によると、以下の通り記載されている。

> 「総ルビの問題冊子を使用した 205 名の受験生（「総ルビの問題冊子のみ使用した」と「両方使用した」の合計）のうち、154 名（75.1％）が、「助けとなった」と回答しています。

注1　インドネシア看護師候補者は 12 月に病院配属、翌年 2 月に 1 回目の国家試験を受験。ベトナム看護師候補者は 8 月に病院配属、翌年 2 月が初受験。

これは当事者である国際厚生事業団によるアンケート調査と報告[注2]である。また「助けとなった」ことがすなわち「合格できた」とは限らない。この年の合格率は前年に比べ下がっており、第102回以降の合格率も10%足らずを推移しているため、総ルビの問題冊子が合格率向上に資したとは言えない。

　奥田（2011）によると、毎回、国家試験では6千もの語が使われているという。国家試験で使われる単語は専門用語がほとんどであるため、日本語の教科書で扱われる語彙とは大きく異なり、学習方法も違う。たとえば「膀胱」という単語の「膀」や「胱」という漢字は、それぞれ別々に使われる例はなく、「膀胱」という単語のみで使われる。国家試験の多くの漢字は使われる単語が限定されているものが多く、「褥」という漢字は「褥瘡、産褥、褥婦」のみである。「咀嚼」の「咀」や「嚼」も、「骨粗鬆症」の「鬆」も、この単語でしか使われない。

　漢字のハードルを越える、合格者に共通する学習方法は何か。結果的に「看護師国家試験過去問題（以下、過去問題）」を繰り返す、という方法が続きやすい。候補者が過去問題を解く学習プロセスについてまとめる。

・その1　単漢字ではなく単語、そして頻出単語優先となる

　過去問題を繰り返し解くと、当然、漢字は「単漢字」ではなく、単語として目に触れることになり、同じ単語が何度も出てくるため、結果的に頻出語から先に覚えることになる。

・その2　文脈により記憶が残りやすく、単語が背景知識とともに身に着く

　問題文の中に現れてくるから、背景知識や文脈も一緒に覚える。「厳」という漢字を候補者は「在宅酸素療法を行っているときは、『火気厳禁』である」という説明で見た「厳」だと覚えており、また「尊厳死」の「厳」であることから関連する「安楽死」や「リビングウィル」などの話題も覚えている。

・その3　単語学習とともに解答のスキルが分かる

　国家試験の問題は、「上昇／低下」など対義語の入れ替え問題が多く、たとえば「血糖値が上昇する」という選択肢が、誤った選択肢「血糖値が低下する」となっている。過去問題を繰り返す際、「頻脈／徐脈」、「促進する／抑制する」、「緊張する／弛緩する」など対義語となる単語や概念を学ぶことにより、国家試験の正答を探すスキルを養うことができる。たとえば次のような問

注2　社団法人国際厚生事業団「EPA看護師に関する調査事業報告書」<www.jicwels.or.jp/files/E69CACE69687.pdf>（2016年7月31日閲覧）

題である。

> 一次脱水でみられるのはどれか。（第 105 回看護師国家試験　午前 28 問）
> 1. 尿量の減少（正解）
> 2. 血漿浸透圧の低下（正しくは上昇）
> 3. バソプレシンの分泌の抑制（正しくは促進）
> 4. 血漿ナトリウムイオン濃度の低下（正しくは上昇）

3.　看護師国家試験過去問題は一里塚

　2017 年 11 月にはインドネシア 10 期生の日本語研修が始まり、EPA による看護師受け入れ 10 年という節目を迎えた。事業開始当初、候補者は国家試験の勉強をどうしたらいいか、選択肢すら与えられていなかった。現在は、国際厚生事業団による e-learning、巡回指導なども始まり、また首都大学東京などの大学機関[注3]、NPO[注4] などさまざまな組織が候補者の国家試験対策に取り組んでいる。病院の支援を受け、看護師国家試験予備校に通っている候補者もいる。学習ツールが増え、合格した先輩 EPA 看護師からの合格体験談からさまざまな示唆も得られるようになった。

　すでに述べたように、過去問題は候補者にとって漢字や語彙を覚えるための近道である。問題の傾向や法律などが多少変わるので、約 10 年分の過去問題に取り組むのが日本人受験者でも同様に見られる学習方法である。最近ではスマートフォンの端末で過去問題を練習できるアプリケーションがあり、ゲーム感覚で勉強ができる。10 年分の過去問題、つまり 240 問（1 年分）× 10 年分 = 2400 問の答えをほぼ暗記してしまうことが、まず合格への一里塚である。このレベルが達成されて初めて、自律学習ができるようになるだろう。しかし、過去問題はほとんど答えを覚えたが、それでも合格できないという候補者はどうしたら良いのだろうか。次節で述べる。

4.　合格者と不合格者との違い──看護師国家試験過去問題の学習方法

　私が担当していた候補者 14 名から協力を得て、第 105 回看護師国家試験終了後に、自己採点の結果と解答の正誤を開示してもらった。するといくつかの

注3　「アジアと日本の将来を担う看護・介護人材の育成」<http://epa.hs.tmu.ac.jp/>（2016 年 8 月 21 日閲覧）

注4　尾形（2011）を参照のこと。

傾向を見ることができた。ある問題群は合格者が全員、正答を選べた（正答率100％）のに比べ、不合格者の正答率は0～50％であった。一つ例を挙げるとこれである。

胃酸の分泌を抑制するのはどれか。（第105回看護師国家試験　午後28問）
　1．アセチルコリン　　　　2．ガストリン
　3．セクレチン（正解）　　4．ヒスタミン
　　　　　　　（合格者正答率100％　不合格者0％　全体正答率80％）^{注5}

　筆者は医療の専門家ではないため内容までは説明しないが、この問題はかなり基礎的な知識を問うている。また問題文の文章だけを見ると、難しい文法や単語が使われているとは思われない。過去問題の練習により「同じような」問題は解いてきたが、「問われ方」が変わると正答が選べない。「問われ方が変わる」とは具体的にどういうことだろうか。国家試験から離れて考えてみる。たとえば次のような問題である。

（オリジナル例題1）　次の海にいるもののうち魚でないものはどれか。
　1．アジ　　2．サンマ　　3．クジラ　　4．サバ

　正解は哺乳類である「3．クジラ」である。もちろん、内容は看護師国家試験で問われるものではないが、仮にこのような過去問題があり、過去問題だけ勉強し、それぞれの単語を覚えても、本試験では次のような問題で正答が選べない。

（オリジナル例題2）　次のうち魚はどれか。2つ選べ。
　1．サバ　　2．アジ　　3．イルカ　　4．クジラ　　5．ペンギン

（オリジナル例題3）　次のうち哺乳類はどれか。2つ選べ。
　1．サバ　　2．アジ　　3．イルカ　　4．クジラ　　5．サンマ

　例題1で「クジラ」だけを覚えた候補者は、正解にたどり着けない。また

注5　直接指導した14名の看護師候補者の自己採点結果によるもの。また全体正答率は『クエスチョン・バンク看護師国家試験問題解説2017』（メディックメディア）によるもの。

例題 2 では、過去問題に出てきた「サバ、アジ」まできちんと覚えていれば正解なのだが、見たことがない「イルカ、ペンギン」という単語に惑わされたり、例題 3 のように質問文にある「哺乳類」という単語が分からなかったりすると、間違えてしまう。

候補者が知っている日本語は限られている。多くの候補者は EPA の応募をスタート時点として日本語を勉強しているため、日本語の集合研修の際に使用した初級教科書や若干の中級教材と専門分野の入門テキスト、それに過去問題と参考書で見た日本語しか分からない。無限にある「問われ方」から、自分の知っている単語でどうやって正しい選択肢を選ぶかが、得点を上げるコツになる。そのためには過去問題の一つ一つを、「もう少し深く、もう少し広く」勉強して知識を広げていく必要がある。

5. EPA 看護師候補者が苦手な問題

本章で分析した協力者のデータによると、合格者、不合格者を問わず候補者が得点できなかった問題（正答率の低い問題）は、ほぼ日本人受験者と同様の傾向が見られた。それでは、日本人受験者の正答率が高く、候補者の正答率が低い問題、つまり候補者のみが苦手な問題はどのようなものだろうか。

(C) 性的対象とその性的指向の分類との組合せで正しいのはどれか。

（第 105 回看護師国家試験　午後 54 問）

1. 同　　性……トランスセクシュアル
2. 異　　性……ヘテロセクシュアル（正解）
3. 両　　性……ホモセクシュアル
4. な　　し……バイセクシュアル

（EPA 看護師候補者正答率 7%　日本人受験者を含む全体正答率 88.4%）

(D) エイジズムを示す発言はどれか。

（第 105 回看護師国家試験　午前 50 問）

1. 「介護を要する高齢者を社会で支えるべきだ」
2. 「後期高齢者は車の運転免許証を返納するべきだ」（正解）
3. 「認知症の患者の治療方針は医療従事者が決めるべきだ」
4. 「高齢者が潜在的に持つ力を発揮できるような環境を整えるべきだ」

（EPA 看護師候補者正答率 29%　全体正答率 90.4%）

104 池田敦史

　これらは日本語の問題であり、日本社会についての知識である。後期高齢者と運転免許返納については交通事故の発生をきっかけに、マスコミで数回取り上げられた話題である。

　ただこの2問だけで候補者が苦手とする問題の傾向を断定する有意な結論は出せない。候補者の正答率が30％に満たなかった問題は36問あり、そのうち日本人受験者の正答率が80％を超えた問題は4問に過ぎず、70％以上の問題で抽出すると9問になる。このことから、日本人受験者には簡単で、候補者にとってのみ難しい問題は最大に見積もって10問以内、つまり点数では10点以内になったことが分かった。

　50問出題される必修問題は80％得点しなければならない絶対評価だが、それ以外の一般問題と状況設定問題の合格得点率は毎年60％台である。第105回看護師国家試験は61.1％でボーダーラインの点数は151点であった。厚生労働省から平均点は公表されていないが、看護師国家試験予備校の発表[注6]によると、182.7点であったそうだ。単純に外国人候補者の得点が日本人の平均より10点程度低いとしても、十分に合格ラインに達する。実際、調査に協力し、合格した候補者の獲得点数は150点台後半〜170点台の間に分布していた。そのことから、学習の目標は日本人受験者の正答率が高い問題（つまり頻出問題でもある）を手堅く、確実に正答できる能力を養成することが必要であり、外国人にとってのみ難しいと思われる問題に振り回されないことが重要であろう。

6.　おわりに

　EPA事業では看護師候補者だけではなく、介護士候補者の受け入れも行っている。後者については日本人受験者に匹敵する合格率に向上してきたことから、資格取得後の帰国者がいるなどの問題があるにせよ、国家試験合格という目標は達成しつつある。しかし、看護師候補者については、第105回看護師国家試験においてベトナム人候補者から多数の合格者が出たことから合格率が前年の7.3％に比べ11.0％に上昇[注7]したものの、全体として満足できるもので

注6　「東京アカデミー青森校（公務員・教員・各種国家試験対策）のブログ」<http://tokyo-ac-aomori.seesaa.net/article/434419363.html>（2016年6月18日閲覧）

注7　厚生労働省「経済連携協定（EPA）に基づく外国人看護師候補者の看護師国家試験の結果（過去7年間）」<http://www.mhlw.go.jp/file/04-Houdouhappyou-10805000-Iseikyoku-Kangoka/0000079084.pdf>（2016年8月25日閲覧）。第105回（平成28年2月実施）のEPA看護師

はないだろう。

多くの問題をはらんでいる制度であるが、積極的に外国人看護師の受け入れを行っている病院ではそれぞれが合格のためのノウハウを蓄積して、同じ病院が繰り返し、または連続して合格者を輩出している。この外国人看護師受け入れ事業が今後、永続的なものとなるかどうかの指標として国家試験合格率は重要だが、それ以外にもある。インドネシア、フィリピン、ベトナムといった日本に比べて医療を含めた各種インフラが未整備な地域から看護師という高度な人材を呼ぶことは、その送り出し国にとっては頭脳流出にあたる。また合格するために看護助手の仕事を 3 年近くもしなければならないとしたら、海外の看護師にとって魅力のある選択とはならない。特にベトナムで顕著だが、受け入れ希望病院に対して、応募者が足りずマッチングが成立していない。EPA による看護師受け入れは 2 年以上の看護師経験者を要件としていることから、本人が現職を辞めて参加するという厳しい選択をしなければならないからだ。

3 年を経て合格したとして、彼らが 30 歳前後になれば、結婚も妊娠出産も考えたい年頃である。家族と一緒に生活できるよう配慮するのは受け入れた病院の責任になっているが、合格者が少ないこともあり、制度として考えられているとは言えない。また妊娠出産のプロセスで産休や育休がきちんととれるか、職場復帰する際に保育園などに預けられるかどうかが不安であれば、せっかく看護師として日本で働き続ける権利があっても、帰国という道を選ばざるを得ないかもしれない。つまりそれは、日本人の妊娠出産適齢期世代が抱える同じ悩みであり、少子化日本の課題でもある。さらにイスラム教の看護師が子弟をイスラム教徒として育てる環境として日本社会は不便なことが多いだろう。公立学校での給食の例一つを考えても配慮しなければならない点がある。つまりこの事業を発展的に、成功裏に進めるということ（合格者が増え、永続的に定住できる人材が増えること）は、日本が実質的に移民受け入れ国として進むことにほかならないが、日本社会にその覚悟があるとは思えない。

目に見える課題も、潜在的な課題も山積している。国家試験の問題は当初からの課題であり、いまだ解決されていない。合格させる方法はすでに個々の病院が独自に持っているが、全体としては制度改善が必要となる。その制度改善をどうするかについて語る前提として、移民受け入れに対して真正面から議論をする覚悟が必要だろう。

候補者合格率は 11.0％（うちベトナム人は 14 名。国別合格率はインドネシア 5.4％、フィリピン 11.5％、ベトナム 41.2％であった）。

当事業は「看護・介護分野の労働力不足への対応ではなく、二国間の経済活動の連携の強化の観点から、経済連携協定（EPA）に基づき、公的な枠組で特例的に行うものである」注8（傍点筆者）と厚生労働省は説明しているが、これでは受け入れの目的がはっきりしていない。2016年に国会注9でも国家試験の合格率の低さが取り上げられたが、あまり議論は深まらず「しっかりと努力をしなければならない」との外務大臣の発言で時間切れとなっている。

　国境を越えた人の移動は、さまざまの人々の人生に多大な影響を与える。関連する人々をどうしたらより幸せにできるかという観点から、制度改善の議論が深まることを期待したい。

引用文献

朝日新聞（2009）「看護のプロ　日本語の壁（ルポにっぽん）」（錦光山雅子）2009年3月2日

有路智恵・関健介・金子哲也（2014）「インドネシア人看護師候補者の国家試験における困難に関する研究」『民族衛生』80(3), 144-150.

五十嵐博美・樋口博一・深谷計子・Fernandes, Y. F., & Agustina, R.（2011）「インドネシア人看護師候補者の国家試験合格への道——三之町病院の取り組み」『聖路加看護大学紀要』37, 19-24.

池田敦史（2011）「EPAインドネシア看護師候補生に対する国家試験対策授業の漢字指導——非漢字圏学習者の用いたストラテジーを生かして（第30回研究会，1.研究発表）」『JSL漢字学習研究会誌』3, 34-42.

池田敦史・深谷計子・堀場裕紀江（2011）「インドネシア人看護師候補者への日本語指導——ある病院での実践から」『聖路加看護大学紀要』37, 15-18.

池田敦史・深谷計子・堀場裕紀江・菱田治子（2010）「経済連携協定に基づき来日した看護師候補生の現状と問題点」『聖路加看護大学紀要』36, 86-90.

岩田一成・庵功雄（2012）「看護師国家試験のための日本語教育文法　必修問題編」『人文・自然研究』6, 56-71.

尾形直子（2011）「外国人看護師候補の国家試験学習支援」『看護教育』52(11), 960-964.

奥田尚甲（2011）「看護師国家試験の語彙の様相——日本語能力試験出題基準語彙表との比較から」『国際協力研究誌』17(2), 129-143.

注8　厚生労働省「インドネシア、フィリピン及びベトナムからの外国人看護師・介護福祉士候補者の受入れについて」<http://www.mhlw.go.jp/stf/seisakunitsuite/bunya/koyou_roudou/koyou/gaikokujin/other22/index.html>（2018年1月19日閲覧）

注9　第190回国会「衆議院環太平洋パートナーシップ協定等に関する特別委員会」第9号（2016年4月22日）における河野正美委員と塩崎恭久厚生労働大臣、岸田文雄外務大臣とのやりとりにおいて。

川口貞親・平野裕子・小川玲子・大野俊（2010）「外国人看護師候補者の教育と研修の課題——フィリピン人候補者を対象とした国家試験模擬試験調査を通して（ケア特集）」『九州大学アジア総合政策センター紀要』5, 141-146.

小原寿美・岩田一成（2012）「EPAにより来日した外国人看護師候補者に対する日本語支援——国家試験対策の現状と課題」『山口国文』35, 124-114.

布尾勝一郎（2015）「EPA看護師・介護福祉士候補者への「配慮」の諸相——日本語の作り直しを視野に」義永美央子・山下仁（編）『ことばの「やさしさ」とは何か——批判的社会言語学からのアプローチ』（pp. 56-64）三元社

介 護 人 材 編

第3章

世界に開かれた資格試験
──介護福祉士国家試験のあり方

三枝令子

要 旨

　介護福祉士国家試験は、2012年に厚生労働省から出された「経済連携協定
（EPA）介護福祉士候補者に配慮した国家試験のあり方に関する検討会報告」に
よって大きく変わった。本章では、この変化の内容、要因と、国家試験の今後の課
題を検討した。人が母国以外でより良い条件を求め、国家試験を受験しようとする
ことは今後増えていくだろう。その試験が試験として品質の良いものであること、
そして、資格が求める能力が試験に反映されていることが求められる。

キ ー ワ ー ド

介護福祉士国家試験、ルビ、試験の信頼性、試験の妥当性、設問の指示文

1.　はじめに

　外国人のための日本語試験である日本語能力試験のWebサイトに、N1（日
本語能力試験の最も上のレベル）が受験資格になっている国家試験として、以
下の試験が挙げられている[注1]。

　　医師、歯科医師、看護師、薬剤師、保健師、助産師、診療放射線技師、歯
　　科衛生士、歯科技工士、臨床検査技師、理学療法士、作業療法士、視能訓
　　練士、臨床工学技士、義肢装具氏士、救命救急士、言語聴覚士、獣医師

　これらの資格試験では、外国人の受験が想定されていると言える。しかし、
日本語能力については特に指定がない資格試験もあるし、そのほうが数は多
い。これは、外国人の受験をそもそも想定していないとも考えられる。外国人

注1　国際交流基金と財団法人日本国際教育支援協会「日本語能力試験公式サイト」<http://
　　www.jlpt.jp/about/merit.html>（2017年11月25日閲覧）

を排除しないが、受ける場合は日本人と同じ試験を受けてもらうという考え方であろう。というのは、一方に、外国人の受験を認めていない資格試験が存在するからである。たとえば、国家公務員総合職試験、消防官、入国警備官、海上保安大学校学生（国家公務員）、航空保安大学校学生（国家公務員）など、公務員系の国家試験がこれにあたる。これらの試験では、日本の国籍を有しない者は受験資格がないと記されている。こうした一部の国家試験を除けば、これまで日本の資格試験は、外国人の受験を排除はしないが、特に配慮はしてこなかったと言える。

「やさしい日本語」の普及に努める庵（2016: 40）は、「日本人の使う日本語のレベルとだいたい同じ母語話者並みの（native-like）の日本語が使えるようになったら、日本の社会に入れてあげましょうというのがこれまでの日本社会の考え方だった」として、この考え方は相手を「言語」だけで評価することになるから不適切だとしている。もちろん国家試験は通常書く試験だから、日本語の能力が関わることは間違いない。しかし、それでも外国人の受験に配慮した作題はあり得ると考える。ここで取り上げる介護福祉士国家試験は、もともとは外国人の受験に配慮していなかったが、現在外国人の受験に配慮した試験に大きく変化した。本章では、その過程、変更の内容を追いながら、国家試験のあり方を考えてみたい。

2.　介護福祉士国家試験に出された改善案

　はっきり外部に数字が示される形で介護福祉士国家試験を外国人が受験するようになったのは、インドネシア、フィリピンから EPA によって介護福祉士候補者が来日してからである。EPA は国家主導の協定だから、取り決めにある来日後 4 年目に受ける介護福祉士国家試験に、多数の候補者が合格できずに帰国するような事態になれば、国際問題になりかねなかった。そうした危惧が現実のものとして想定され、マスコミでも国家試験の難しさがたびたび取り上げられて、候補者の合格率に関して関心が集まった。その中で、介護福祉士国家試験の改善に直接影響を与えたのは、次の通達と報告である。

　1）2010 年 10 月厚生労働省通達「介護国家試験における難しい用語の今後の取り扱いについて」[注2]（以下、「通達」）

注2　厚生労働省（2010）「介護福祉士国家試験における難しい用語の今後の取扱いについて」
　　　<http://www.mhlw.go.jp/stf/houdou/2r9852000000rifx.html>（2017 年 11 月 25 日閲覧）

2) 2012 年 6 月厚生労働省報告「経済連携協定（EPA）介護福祉士候補者
に配慮した国家試験のあり方に関する検討会報告」[注3]（以下、「報告」）

　2010 年の「通達」によって、2011 年 1 月の第 23 回試験では、難しい漢字に
ルビがふられ、英字略語には正式名称と日本語訳が、疾病名には英語を併記す
るなどの改善がなされた。2012 年の「報告」では、日本語等に関して具体的に
例を挙げて改善策が示された。大まかな項目立てを次に挙げるが、項目立てだ
けでも細かい。実際には、この下にさらに具体的な指示と例が付けられている。

　　1）試験問題の日本語の改善について
　　（1）設問の指示形式を肯定表現に統一
　　（2）文章の改善
　　（3）用語の改善
　　（4）英語に原語を持つカタカナの英語併記
　　（5）化学物質名に化学記号の併記
　　（6）元号表記について、西暦に元号の併記
　　2）介護等の学問上・法令上の専門用語の取り扱いについて：基本的には
　　　平易な用語への置き換えは行わない
　　3）日本の社会・文化的背景を伴う用語について：置き換えが望ましい
　　4）漢字へのふりがな付記について：従来の部分的にふりがなを振った問
　　　題用紙と、全ての漢字にふりがなを振った問題用紙を用意し、候補者
　　　が選択できるようにする。

　さらに、この報告では、候補者に対する試験時間の延長について、「試験時
間を 1.5 倍へ延長する」ことが提言され、2013 年第 25 回の介護福祉士国家試
験から実施された[注4]。
　ここで日本語教育に関わる者にとって興味深いのは次の点である。まず、
2012 年に「報告」に先立って 5 回にわたって開かれた検討会では、7 名のメ
ンバーのうち、2 名が日本語教育に関わる者だった。さらに、検討会の第 2 回

注3　厚生労働省（2012）「経済連携協定（EPA）介護福祉士候補者に配慮した国家試験のあり
　方に関する検討会報告」<http://www.mhlw.go.jp/stf/shingi/2r9852000002caut.html>（2017
　年 11 月 25 日閲覧）
注4　「報告」の提言が国家試験にどのように生かされたかについては三枝（2014）に詳しい。

の公聴会で、日本語教育学会のワーキンググループが出した資料[注5]をもとにして、上の報告が作られている。項目立ても同じならば、そこに挙げられている例も資料に基づいている（詳しくは、遠藤・三枝（2013）を参照）。この事態は、日本語教育に従事する者にとって大きな意味を持った。日本語教育の果たす役割の大きいことが、日本語教育に関わる者自身に自覚されたと言える。非漢字圏の人がゼロから日本語学習をスタートして、国家試験に合格するのがいかに難しいか、日本語学習を指導している者には明らかであった。いくつかの施設では、当初、候補者の日本語レベルが初級だからと、日本人向けの小学校の国語の教科書を使ったところもあったと聞くが、外国人への語学教育は、母語話者への教育とはまったく異なるアプローチが必要である。提言のもとになった資料に挙げられた問題点は、外国人に教えた経験がない者には気づきにくい点である。報告には、さらに「介護福祉士の国家試験問題の作成過程において、守秘義務を担保した上で、試験問題の日本語表記について助言する日本語の専門家を試験実施機関に配置することが必要である」と記された。日本語・日本語教育という一つの学問分野が、ほかの分野の国家試験において、その日本語面において助言の役割を果たし得るものと認められたことは、画期的なことと言える。

3. 設問形式の改善

　本節では、国家試験の設問形式の変化を検討する。「通達」が出る前の2008年12月、財団法人社会福祉振興・試験センターは、社会福祉士及び介護福祉士国家試験の今後の在り方に関する検討会を開き、その結果をまとめている（以下、「まとめ」）[注6]。こうした検討会が開かれた経緯については、この「まとめ」の冒頭に、「社会福祉士および介護福祉士法」の一部改正法が成立の際、衆参両院の附帯決議で「必要な知識及び技能を総合的に評価できるような内容となっているかどうかについて検証を行うこと」が指摘されたと書かれてい

注5　日本語教育学会「看護・介護の日本語教育」ワーキンググループ（2012）「介護福祉士国家試験問題の日本語の平易化をめぐって──第23回・第24回試験からみた問題点」<http://www.mhlw.go.jp/stf/shingi/2r98520000028hzr-att/2r98520000028i82.pdf>（2017年11月25日閲覧）

注6　財団法人社会福祉振興・試験センター（2008）「社会福祉士及び介護福祉士国家試験の今後の在り方について──20回の実績を踏まえた検証と新カリキュラムへの対応」社会福祉士及び介護福祉士国家試験の今後の在り方に関する検討会 <http://www.mhlw.go.jp/bunya/seikatsuhogo/kokka_shiken/dl/01.pdf>（2017年11月25日閲覧）

る。しかし、この「まとめ」を読む限り、理念的な提言が多く、具体的な改善策は見えてこない。ただ、設問形式に関しては、この「まとめ」でも触れている。この時点では、五枝択一問題を基本形式として、それ以外に「語句の組み合わせ形式」「AB選択形式」「○×選択形式」「穴埋め形式」のあることが挙げられている。そして、今後は五枝択一問題を原則として、支障がある場合には、四枝択一問題や五枝のうち二つの正答枝を選択する「複数正答選択形式」を提案している。表1は、五枝択一問題以外の形式を「組み合わせ式」と「空所補充＋組み合わせ式」としてまとめ、それぞれの問題数を見たものである。

表1　設問の形式の変化（問題数）

	五枝択一式	組み合わせ式	空所補充＋組み合わせ式	計
2009年第21回	76	40	4	120
2010年第22回	114	5	1	120
2011年第23回	119	1	0	120
2012年第24回以降	120	0	0	120

　表1から、設問形式が五枝択一問題に統一されてきたことが分かる。三枝（2009）で指摘したように、五枝択一問題以外の形式の問題点は、① 組み合わせ式は、選択式問題より時間がかかる、② できた人とできなかった人のほかに、一部できた人がいるはずだがその情報が得られず、できたことが評価されない、③ 一つの解答に複数の要素が含まれ、結果の分析が的確に行えない、④ 空所補充の場合には、一つの選択枝の選択がほかの選択枝の選択に影響を与え、各課題が独立していない点にある。ところで、「まとめ」では「複数正答選択形式」が提案された。この形式は、介護福祉士国家試験にはないが、同じ機関が実施している社会福祉士国家試験には、いまだに見られる。2016年の第28回社会福祉士国家試験では150題中20題あった。この形式では、二つの選択肢を選ぶわけだが、それが配点にどのように反映されるのか、一つ正答なら0.5点なのか、二つともできないと得点にならないのか、受験者は知り得ない。また、なぜ複数正答選択形式を混ぜる必要があるのだろうか。選択枝問題はできるだけシンプルであることが望ましい。介護福祉士国家試験のほうは、現在、五枝択一問題に統一されている。

　設問文の指示形式については、「報告」に肯定表現に統一するべきだと記された。「報告」の内容が実際の試験に生かされたのは、2013年の第25回試験からと考えられるから、その前の第24回試験と比べてみよう。第24回の試

験では、指示形式は、「適切なもの・正しいもの・最も適切なもの・最も可能性の高いもの・最も優先すべきもの・誤っているもの・適切でないもの・優先度の低いもの・通常見られないもの」の9種類が使われている。この指示形式の問題点は大きく二つある。一つ目は、設問に肯定的な表現と否定的な表現が交互に出され、受験者はそのことに注意を払わなければいけない点、二つ目は、「通常見られないもの」といった否定的な設問は、人がとっさに理解しにくいという点である。しかし、「報告」によって注意が喚起され、2013年の第25回の試験から大幅な改善が見られた。第25回の試験で「最も少ないものをひとつ選びなさい」（問題101）という否定的な設問形式が1題あった以外、2016年の第28回試験まで否定的な指示表現は一切使われていない。

4. さらなる課題

設問形式を含めて、介護福祉士国家試験は、試験としても、また日本語の面でも大幅に改善された。しかしながら、課題はまだ残っている。

4.1 試験の妥当性

試験を評価する概念として、信頼性と妥当性がある。「テストで得られる尺度得点が安定した結果をもたらすかどうかという観点からの品質は、テストの信頼性と呼ばれ」、「テストが測定しようとする特性をきちんと測定する質問項目を備え、それが尺度得点に反映されているかどうかという観点から見た品質は、テストの妥当性と呼ばれる」（日本テスト学会編 2007: 52）。先に見た、設問の指示形式の複雑さは、問題が問おうとしている内容とは関係のないところで無用な注意を必要とし、受験者に不要な負担をかけているという点で、試験の信頼性の問題である。妥当性は、測定しようとするものを実際に測定できているかを問う。介護福祉士国家試験は資格認定試験だから、この試験の合格者は介護福祉士としての条件を満たしていると公に保証していることになる。試験の合格者が、介護福祉士が求める能力を持っていると言えるのかどうかという妥当性について、根拠をもって示すのはどんな試験にとっても難しい。介護福祉士国家試験について見てみると、事例、総合問題以外にも、「A さんは、……」と事例を設定して対応の仕方を問う問題がある。2016年第28回の試験では120題中37題（31％）がこのタイプだった。これは、暗記型の知識ではなく、介護の現場での対応力、問題解決能力を見ようとしていると言って良いだろう。

4.2 表現の改善

「報告」以後、介護福祉士国家試験の日本語は大幅に改善されてきた。長い文がなくなり、論旨が明確ですっきりした日本語になっている。「どの問題項目も非常に明快な「テストされるポイント」、あるいはシンプルな句、文、命題で記述された目的を持っていなければならない」（Downing & Haladyna 2008: 317）という多枝選択枝問題の要件を満たすようになっている。しかし、まだ分かりにくい文も残っている。以下に、2016年第28回の試験で気になった点を述べる。

(1) 日本語の表現
　　問題28「5　福祉用具・介護ロボット実用化支援事業で、<u>普及啓発の対象となる製品である</u>」

　これは、あるマークについて、その意味を問う問題の選択枝である。「普及を進めることになっている製品」と言えば分かりやすい。

　　問題89「3　日常生活を計画して実行できない」

　これは、高次脳機能障害の注意障害に関して正しい選択枝を選ぶ問題である。通常、「日常生活を計画する」とは言わない。2012年第24回の試験に次のよく似た表現がある。「1　遂行機能障害のため、日常生活や仕事の内容を計画して実行できない」（問題93）。ここでは「計画する」は「仕事の内容」を受けているのでさほど不自然に感じない。また、2016年第28回のこの問題のほかの選択枝には、「1　同時に2つ以上のことに気配りできない」と「5　1つのことにこだわって他のことができない」とあり、正答は選択枝1だが、この二つの選択枝は内容的に重なるところがある。

(2) 設問の指示文
　　問題85「初期の認知症で、家賃の支払を忘れて、家主から督促されることが多くなった人に対する支援者として、最も適切なものを1つ選びなさい」

　支援者ということばでは、具体的に何を意味しているのか分かりにくい。た

とえば「Aさんは、初期の認知症で、家賃の支払を忘れて、家主から督促されることが多くなった。誰がこの問題に対応したらいいか。最も適切な……」としたら分かりやすい。

> 問題110「Jさんは、創作的活動に参加したが、その作業手順が複雑になると、何からやればよいのか分からなくなって、計画的に作業を進めることができない。作業しているときのJさんの状態として、最も適切なものを1つ選びなさい。
> 1 遂行機能障害　2 半側空間無視　3 構音障害　4 知的障害　5 記憶障害」

これは、設問文の論旨がかみ合っていない。「作業しているときのJさんの状態はどれに当たるか」とした上で、「最も適切なものを1つ選びなさい」と問うか、あるいは、「作業しているときのJさんの状態を説明するものとして最も適切なものを1つ選びなさい」とすべきだろう。設問の指示文は、「……として／……のうち最も適切なものを1つ選びなさい」というタイプが多いが、それに合わせられないものもある。第28回では、ほかに、問題72、問題109 にも同様の不自然さがあった。

4.3　外国人受験者への対応

外国人受験者が国家試験の難しさとしてよく挙げるのは、法律、制度の内容と、これらの用語自体の難しさである。「報告」では介護等の学問上・法令上の専門用語は、平易な用語に置き換えを行わないことが適当と記された。確かに、現実に使われている制度名を勝手に変えることはできない。しかし、法律用語、医学用語、行政の用語をやさしくする動きは始まっており、杓子定規に変えないとするのではなく、これらの用語自体を見直すという柔軟な対応が求められる。介護の用語に関しては、介護者は介護を受ける人やその家族と接しながら仕事をするのだから、利用者が分かることばを使うべきである。三枝（2012）の介護職へのアンケート調査によれば、国家試験の語彙が必ずしも現場で必要とされているわけではない。一方、介護される人へのアンケート調査（遠藤・三枝 2016）では、分からないことばを使われて「置き去りにされた感じがする」という記述があった。法律制度用語と並んで、一般用語も外国人にとっては難しい。2016 年第28回の試験では、たとえば、「施錠」(2)、「匿名」(25)、「没頭する」(32)、「閲覧」(40)、「なじみ」(42)、「名乗る」(56)、「督

促」（85）、土砂崩れ（97）等があった。これらの語は、社会事情への理解を必要とするし、耳で聞いても分からない。表記があっても、表記から意味を推測できないという点でも難しい。また、外来語も外国人には難しい。そもそも日本語の外来語は、日本語であって英語ではない。原語の発音とはかけ離れており、意味も原語と違うことが多い。「フードつきのレインコート」（46）のフードは、食べ物ととるのが普通で、日本人が思うほど分かりやすくはない。

漢字にルビをふることについては、「報告」でEPA候補者への特例としてすべての漢字にルビがふられることになった。現実には、2013年第25回、2014年第26回の試験ではEPA候補者のみの特例だったが、2015年の第27回試験からは、受験の申し込み時に申請すれば、通常の問題用紙に加えて、外国籍を持つ人または日本に帰化した人にはルビ付きの試験問題が配布されることになった。介護福祉士国家試験を受験するのはEPA候補者だけではないから、外国人を区別しないという点でこの措置は望ましい。また、ルビがうるさいという受験者もいるが、国際厚生事業団が2013年にEPAの受験者に行ったアンケート[注7]では、使い方に違いはあるが、ルビ付きとなしの両方の問題冊子を使った受験者が圧倒的に多いという結果になった。しかし一方で、ルビを付けることについては、現実には漢字にルビが付けられていないのだから、それを読めないのは困るという意見もある。確かに一理あるが、そもそも日本人は国家試験に出てくる漢字をすべて読めているのだろうか。戦前の新聞は、ルビ付きであるがゆえに子供でも読めたという利点があった。筆者は、外国人だけがルビ付きという現状を良いとは思わないが、むしろ、すべての人がルビ付きを選べる、さらに言えば、ルビを使わなくても済むように難しい漢字はかな書きにするという方向を目指すのが望ましいと考える。

5.　おわりに

2012年に出された「報告」によって、介護福祉士国家試験は大きく変わった。この変化を可能にした要因として、次の点が指摘できる。

（1）現実に厚生労働省が動いた、あるいは動けたのは、マスコミ等に問題

注7　公益社団法人国際厚生事業団（2013）「効果的な学習支援事業の改善に向けた、第25回介護福祉士国家試験EPA介護福祉士候補者受験者アンケート」について <http://www.jicwels.or.jp/files/E38090E4BB8BE8ADB7E38091E4BB8BE8ADB7E7A68FE7A589E5.pdf>（2017年11月25日閲覧）

が取り上げられ、広く世間で問題が認識されていたこと。

(2) 問題点の指摘は、実にさまざまなところから数多くなされたが、日本語教育学会は問題点を指摘するだけではなく、具体的な改善案を提示したこと。

　EPAによる外国人の来日、受験という事態がなかったら、おそらく介護福祉士国家試験はこれほどには変わらなかっただろう。

　外国人労働者を受け入れる場合、そのための制度を整えて、たとえば資格がなく入国しても、研修を通じて働ける場所を提供するという方策もあり得る。しかし、外国で働く時に、労働条件を有利にするために、キャリアアップを目指して、その国の資格を取りたいと思うのも一つの方法として自然なことだろう。国境を越えて人が移動することが多い今日、人が外国でその国の国家試験を受ける事態は十分あり得ることになっている。その時に、外国人を受け入れる側としては、まず、その試験が試験として品質の良いものであること、資格が求める能力が妥当に反映される試験であること、そして試験が測定しようとする能力と直接関係しない日本語力で外国人を排除しない試験を目指さなければいけない。これは、日本人の受験者にとっても良い試験なのである。

引用文献

庵功雄（2016）『やさしい日本語――多文化共生社会へ』岩波書店

遠藤織枝・三枝令子（2013）「介護福祉士国家試験の平易化のために――第23回、24回試験の分析」『人文・自然研究』7, 22-41.

遠藤織枝・三枝令子（2016）「わかりやすい介護用語を目指して」『2016年度日本語教育学会秋季大会予稿集』168-173.

三枝令子（2009）「介護福祉士国家試験の分析」（パネルセッション「EPAによる外国人看護師・介護福祉士候補者の受け入れと日本語教育」）『2009年度日本語教育学会秋季大会予稿集』52-54.

三枝令子（2012）「介護福祉士国家試験の日本語――外国人介護従事者にとってのことばの問題」『介護福祉学』19(1), 26-33.

三枝令子（2014）「介護福祉士国家試験平易化の検証――第25回試験の分析」『人文・自然研究』8, 171-189.

日本テスト学会（編）（2007）『テスト・スタンダード――日本のテストの将来に向けて』金子書房

Dowing, S. M., & Haladyna, T. M.（編）（2008）『テスト作成ハンドブック』（池田央監訳）教育測定研究所

介護人材編

第4章

外国人介護人材に対する日本語支援について
―受け入れ施設を中心に

遠藤織枝

要旨

　介護現場に EPA 介護福祉士候補者・介護福祉士が加わるようになって 9 年目を
迎えた（現場受け入れは、候補者は 2009 年、介護福祉士は 2012 年から）。

　当初は、受け入れた介護関連施設（以下「施設」）では、外国人介護従事者を初
めて受け入れたところも多く、かなり混乱が見られた。その後、経験を積むにつれ、
受け入れ数も増えてきて、2017 年度までに施設が受け入れた候補者数は 3492
名に及んでいる[注1]。本章では、外国人従事者を介護現場で受け入れる上で必要な日
本語支援について、① 支援すべき内容の整理、② 支援の実態の考察、③ 新たな問
題と方向の提起の 3 点を述べる。考察の対象と方法は、Ⅰ介護福祉教育の側から
の調査報告の分析と、Ⅱ介護福祉士国家試験（以下「国試」）の合格者への聞き取
り調査を中心とするものである。

キーワード

受け入れ施設、日本語支援、国試合格者、用語の平易化、日本語教育への理解

1.　考察の対象と方法

1.1　調査対象

　聖徳大学心理・福祉学部社会福祉学科赤羽克子教授の同意のもとに、同教授
らの「EPA 外国人介護福祉士候補者への支援態勢が国家資格取得に及ぼす影
響に関する研究」の報告書（以下、赤羽報告）の中の日本語教育と国家試験対
策の部分を抜粋して整理分析する。そのほか、厚生労働省の「外国人介護人材
受入れの在り方に関する検討会」[注2] で配布された資料なども参照する。調査対

注1　厚生労働省 <http://www.mhlw.go.jp/file/06-Seisakujouhou-11650000-Shokugyouanteikyo
　　kuhakenyukiroudoutaisakubu/epa_base_2909.pdf>（2017 年 12 月 19 日閲覧）

注2　2014 年 10 月 30 日～ 2016 年 10 月 4 日にわたり、13 回開催。

象となった施設名は赤羽報告に基づき「A 施設、P 施設」のように表記し、引用の際は同報告のページを示す。

1.2　聞き取り調査

調査時期：2012 年 4 月〜 2016 年 3 月
調査方法：① 関東地方在住の国試の合格者 10 名に対する、各 2 時間のインタビュー。② 遠隔地の 5 名の合格者に対する、各 1 時間の電話インタビュー。
質問内容：来日前の職業・来日の動機・来日直後の日本語力・職場での日本語教育・国試の準備・国試で難解だった問題や用語・今後の抱負。

　以下文中で、合格者名は、「ア、イ、…セ、ソ」とし、「シ㋐ -1」のように記すが、㋐は、フィリピンの略号、1 は来日した時 1 期生であったことを示す数字。㋑は、インドネシアの略号。なお、調査対象者を国試受験以前は「候補者」、合格後は「合格者」と呼ぶ。

2.　外国人従事者の必要とする日本語支援

　現場に入った外国人従事者（本章では EPA 介護福祉士候補者）に必要となる日本語能力は、① スタッフや利用者、その家族との日常の会話能力、② 介護の専門日本語を習得し、運用するための日本語力、③ 国試を受験し合格するための日本語力、④ 国試合格後、介護専門家として従事するための日本語能力、の 4 つに大別される。①②③については、神村・西郡（2016）、齊藤ほか（2013）、など多くの論考が見られるが、④については問題が顕在化して日が浅いため、具体的な論考は見られない。以下この 4 点に分けて問題のありかを考える。

　①は、候補者たちは現場で「即戦力」（赤羽・高尾・佐藤 2015: 180）として求められていて、日本語教師による事前教育でも力を入れて教育が行われている。上記Ⅱの調査で、初めて現場に入った時の日本語能力について合格者が異口同音に答えたのは、利用者の話すことばが分からなかった、というものである。「ク㋑ -3」は「最初全然話ができなかった。80％以上理解できなかった」と言う。特に高齢者の話す方言と古いことばには困惑したと言う。来日経験があって、普通の会話はできたという「サ㋐ -1」も、「たとえば、『しょんべん』は『おしっこ』と習ってきた。『おっかねぇ』と言われても分からなかった。『お金ない』かと思った」と言う。

②では、入浴介助・食事介助・移乗・褥瘡など現場に入ってすぐ耳にする介護用語であり、それらの語の意味や用法の理解である。ここでは、日本語学習歴の短い候補者にとって、日常用語と介護用語とを並行してマスターしなければならないという二重の負担がある。「（軟膏を）塗る／塗布する」「薬を飲む／服薬する」など、日本語の和語／漢語、話しことば／書きことばの二つのチャンネルが存在するからである。介護利用者に対して使われる話しことば・和語のほうから習うのが自然で、そのチャンネルだけをまず習得するのであれば、場に即した用語であるから負担はさほど大きくないだろう。しかし、職員間の申し送りや記録では漢語のほうが多く使われるので、同時に両方を習得しなければならなくなる。職員間でも記録ででも平易な日常語のほうを使うようにできないものだろうか。遠藤・三枝（2016）では、利用者や家族は難しい専門用語を使われると疎外感を持つというアンケート調査の結果を報告している。利用者が分かることばを優先すべきであろう。そうすれば、外国人従事者の日本語習得の負担も減る。国試との兼ね合いもあるので、平易な用語のほうだけを習得すればいいとは言えないかもしれないが、むしろ、国試のほうも平易化に向かうように働きかけるべきであろう。介護従事者にとって、用語習得にエネルギーと時間を費やすより、利用者と接する時間が多いほうが望ましいはずである。

　さらに、遠藤が支援に関わった「エ④ -2」の誤用例として、同音異義語の誤解がある。「介助」という語は「食事介助」「入浴介助」などの複合語で入職直後から耳にしてきた「エ④ -2」が、申し送りで、「ベルトカイジョ」という語を聞いてきた。本人は「ベルト介助」と理解して十分聞き取れたと思っていた。しかし、実際の申し送りは食事の前に「ベルト解除」することであり、候補者の理解とは正反対の内容であった。同音異義語による誤解と混乱を避けるために、この場合は「ベルトカイジョ」のような、漢語の「カイジョ」を使わずに、「ベルトをする」と「ベルトを外す」のように和語にすることを日本語教育の側からは提案したい。

　③では、「高齢者虐待防止法・小規模多機能共同介護・大腿骨頸部骨折」などといった法律・制度・病気の名称など、漢語中心の難解な用語の理解が求められる。神村（2015）、神村・西郡（2016）でも述べているように、専門用語の中身の理解が進まないと、問題は解けない。専門的な内容についての専門知識を持つ介護専門家の支援が絶対的に必要だが、その専門家たちの使う日本語を分かりやすく説明するための技術と方法を、日本語教育の側は提供しなけれ

ばならない。

④では、申し送りや介護記録などの業務を遂行するための日本語能力である。国家資格を持った介護福祉士としては、訪問介護なども業務に含まれることになるので[注3]、そうなると前任者からの連絡事項を読み取り、一人ですべての介護業務をこなし、記録を残して、後任者への引き継ぎと事業所への報告をしなければならない。

また、キャリアを積むにつれて、職場のリーダー的存在になり、ケアマネージャーを目指すことも考えられる。そのための日本語運用能力はさらに高いものが必要となる。『朝日新聞』（2016 年 9 月 18 日総合 2 面）は、2014 年に国家試験に合格したものの、夜勤リーダーの試験に失敗して帰国したインドネシア介護福祉士の例を報告している。

> 15 分で入所者 42 人分の夜間の状況を口頭で伝える。「失禁があって全更衣しました」など日常会話では使わない言葉を早口で言う。発音が悪いと「何を言っているか分からない」とダメ出しされた。（中略）5 人分の状況を伝えるのに 10 分かかったところで、打ち切られた。

3. 受け入れ施設での支援の実際

3.1 施設担当者の日本語教育

以上のような日本語の支援を必要としている外国人従事者に対して、受け入れた施設は、どのように対処してきたか、全国 16 施設への聞き取り調査を行った赤羽報告と、遠藤の調査により、その実態をまとめてみる。

日本語教育についての予備知識のない施設では、受け入れと同時に暗中模索が始まる。施設の担当者たちは、「テキストもない、言葉でのコミュニケーションも難しい状況でどう進めていこうかと悩んでいた」（B 施設 p. 93）、「どういう教え方が効果的か、あるいはどういう教材を使うからうまく伸びたなどの情報交換が一切なく、試行錯誤しながら続けてきている」（H 施設 p. 147）といった当初の悩みや戸惑いを話している。その中で、研修担当者や施設長によって行われた日本語教育は、以下のようなものであった。

> 「候補者の配属後 3 か月は事務長が担当。最初約 1 か月は毎日日記をつ

注3　厚生労働省「第 10 回外国人介護人材受入れの在り方に関する検討会資料」<http://www.mhlw.go.jp/stf/shingi2/0000113915.html>（2016 年 10 月 4 日閲覧）

けさせた。徐々に内容が毎日同じになってきた。2か月目は、絵本の要約および感想文にまとめる課題を与えた。3か月目は、天声人語等の切抜きを渡し、読み仮名をつける課題を与えた」(A 施設 p. 82)、「施設長が担当。始めは教材や絵本を取り寄せて、小学1年生レベルの読み聞かぜや書き取りからスタートした」(D 施設 p. 105)、「教育担当者が、週2回各2時間、日常会話を指導した」(J 施設 p. 163)。

　立派な成人の候補者に、絵本や小学校1年生の教科書を読ませたり要約させたりして、何を教えようとしたのだろうか。外国人受け入れの初体験の人々の、真剣な思いと熱意の表れであったことには違いないが、その熱意が効果を上げていたか否かは疑問である。

3.2　日本語教師による日本語教育

　こうした悪戦苦闘の末、施設は日本語教育の専門家の手を借りるようになってくる。その場合も日本語教師が施設に来て教育を行うもの、日本語学校などへ候補者を行かせるもの、日本語教師を雇用するものなど、さまざまである。表1 (p. 124) に示すように、その学習時間も施設によって大きな差が出ている。

3.3　国家試験対策

　介護福祉士国家試験の受験条件の1つは、3年間の実務経験である。施設で働く3年間に、候補者は日本語力と、介護の専門の力をつけなければならない。そのため、どの施設も最初の1、2年は日本語の力をつけることを優先して行い、日本語の読解能力がついたところで国家試験対策に入っていく。

　「2年目から国家試験対策を始めた。日本語学習も継続し、介護福祉士の職員が1年間かけてワークブックを全部音読するという学習を2年目に行った。3年目は読解を中心に、過去問や模擬問題を重視した対策をとった」(L 施設 p. 175)、「以前は月4回(各1時間)、3年目の今年6月からは月8回(各2時間)と倍にした。指導職員は5人で(介護福祉士4人、社会福祉士1人)、JICWELS[注4]のテキストを使用している」(D 施設 p. 112)。

注4　国際厚生事業団のこと。EPA 候補者の研修用の教材を作ったり巡回指導を行ったりしている。

2 人の候補者に指導職員が 5 人もついている D 施設は恵まれた施設と言える。

試験が近づくと、候補者の学習・準備のために勤務時間の多くを学習に充てる施設も出てくる。「11 月ぐらいからフロアの職員の協力も得て、シフトを調整してもらい、出勤日はほぼ毎日勉強できる体制を取った。12 月と 1 月は、出勤日は毎日勉強という形で取り組んだ」（G 施設 p. 140）などである。その一方で、合格者の聞き取りでは、「試験の 3 日前だけ有給取って休んだ」（オ ⑦ -3）、「試験前、有給と休みを 2 日ずつ取って 4 日間だけ休んだ」（コ⑦ -4）、のような厳しい施設もある。候補者にとっては、たまたま受け入れられた施設が、手厚い支援体制を敷いて効果的な指導をしてくれるところであればラッキーだが、不十分な支援しか受けられず、自己学習に任されるような施設に配属されたら、その不運に泣くことになる。施設の対処の実態はきわめて不公平である。

以上の各施設の日本語教育と国試受験準備に対する支援の概略をまとめたのが表 1 である。表の中の時間数などは、3 年間固定したものでもなく流動的で、インタビューの時期のものが中心になっている。表中の A 〜 M は赤羽報告、N 〜 P は遠藤調査による。

赤羽報告の施設へのインタビューで明らかになったのは、初めのころの施設の日本語教育に対する理解の低さであった。このことは、日本語教育の側にも責任がある。日本語教育学会としては、2009 年に「看護と介護の日本語教育ワーキンググループ」を立ち上げ、介護施設への研修会も行ってきたが[注5]、その頻度も少なく、広く介護現場に届いていたかどうか心もとない。

次に分かったのは、支援の内容や時間など施設によって非常に大きな差があることである。これは、候補者が施設に入って以後の、日本語教育と国試への支援体制について、国の指導が不十分であることに起因している。施設の担当者の口から「施設任せ」の語がたびたび聞かれている（A 施設 p. 89、B 施設 p. 95 など）が、この語に施設側の国の指導に対する不満が示されている。国としてまず行うべきことは、候補者の学習について、その到達目標・学習時間・配置すべき指導者や、活用できる学習機関の提示など具体的な指標の提示である。

注5　日本語教育学会「看護と介護の日本語教育ワーキンググループ」主催「外国人介護士福祉士候補者　研修対象者のための日本語教育ワークショップ」候補者受け入れ施設担当者向けの研修（特に日本語教育について）2010 年 8 月実施ほか。

表1　施設の支援状況

施設	受入数	日本語教育				国家試験対策	
		専門家の支援		非専門家の支援		内容	担当者
A	㋑2	週1各2:00	日語教師	—		過去問	—
B	㋑2	週2各4:00	日語教師	週3各3:00	研修担当	介護技術講習会	研修担当 日語教師
C	㋑2	週1各2:00	日語教師	毎日	生活担当	集中講座受講	
D	㋑2	2年目〜 週2各2:00	日語教師	1年目 毎日	施設長	国際厚生事業団テキスト（月8各2:00）	介護福祉士 社会福祉士
E	㋑2	日本語講師を雇用 3年目は毎日4時間　日本語指導と国家試験対策 国際厚生事業団テキストを網羅した用語集を作成					
F	㋑2	3年間 週5回 各2:00	日語教師	—		介護技術講習 国際厚生事業団テキスト	施設長 研修担当 日語教師
G	㋑2 ㋣2	2年目まで週1日学習時間　自主学習 生活担当・教育担当・現場担当のチームを組んで対応 受験年11月以降毎日勉強時間					
H	㋣4	1年目から 週3各3:30	日語教師	—		試験テクニック （週1　3:30）	専門家
I	㋑1	1年目週2 2年目週1	公文教師	—		過去問 （週1）	研修担当
J	㋑2	半年後 週2各2:00 近隣の講座	ボランティア 日語教師	初め半年 週2各2:00	研修担当 日常会話	過去問・予想問題 （受験3ヵ月前から勤務 時間の半分、最後の1ヵ 月全日）	研修担当
K	㋑2	日本語学校 1年半通学	日語教師	週3午前中	研修担当	2年目テキスト 3年目	研修担当 専門学校
L	㋑2	週1各2:00	日語教師	—		2年目過去問・模擬試験	介護職
M	㋑8	2年半まで 週3各1:30	塾	2年半以降 週3	研修担当	中央法規テキスト 音読	研修担当 一般職員
N	㋣2	毎日1:00		週1日 日本語学校		月6回2:00勉強会	
O	㋣3	週4午前中　国家試験に向けて学習					
P	㋑2	週1日学習　日本語教師指導　国際厚生事業団テキスト					

4.　合格者への聞き取り調査から

　合格者たちは、施設に入職した直後は、先に述べた通り、日本語が「全然・80％以上」分からなくて悩んだという。日本語が分かればスタッフの指示も分かりやすくなり、仕事もスムーズに進む。日本語の進歩と介護技術の習得は車の両輪である。

　合格者たちが次いで苦しんだのは、漢字の壁である。「ソ㋑-4」は、「分からない漢字は、スマホで書いて意味を知って、それを何回も書いて覚えるよう

にした。病気の名前などは塊で分かるようにした」と言う。漢字習得には、日本語教師の支援も欠かせない。「カ①-3」は、「日本語の先生が1週間1回来て2時間教えてくれた。漢字カードや大きな漢字表を作ってくれた。それを、部屋の壁に貼って毎日寝ながら見ていた」と述べている。

　2年目、3年目になると、国家試験の準備も始まる。施設の介護スタッフや施設長などから教わる候補者もいるが、専門学校に通った合格者もいる。「シ⑦-1」は、「専門学校では国家試験対策、模擬試験もやった。最初はさっぱり分からなかった。まず問題文を声を出して読まされる。声に出して読むと分かってくる。制度や法律はテキストを書いて覚えた。そのまま書き写して覚えた」と言う。「オ①-3」は、「500題とかいう問題集を買って、1週間でやると決める。1日70題。朝10から20問、昼休み20題、夕方10題、ご飯終わって夜30題っていうふうに。その本が終わるとまた違うのを買ってきて同じ方法でやる」と、驚異的とも言える学習方法を披露している。以上合格者から聞いた日本語学習と国家試験準備の概略を整理して表2、表3（次ページ）に示す。

　日本語教育に充てる時間や回数の違い、国試準備担当者の多様さは、表1と共通している。合格者たちは、こうしたさまざまな施設の条件の下で、3年間の実務経験を経て国家試験を受験し、目的を果たした。「オ①-3」のように超人的な刻苦勉励の例もあった。候補者が合格者になれた背景には、受け入れ施設のスタッフや周囲のボランティアなどの並々ならぬ支援があった。しかし、EPAが国と国の協定による制度である以上、超人的な努力や、特別な支援が前提であってはいけない。普通の人が、普通の試験準備を経て、普通に合格できるものでなければならない。ヒーローやヒロインを生むとしたら、その制度はどこかいびつで偏っている。また、これら合格者と同数以上の、その陰にいる不合格者も忘れてはいけない。不合格者の多くは、日本語教育についても国試準備についても十分な支援が得られず、まさに「個人任せ」にされて挑戦している。国の制度として、だれかに極端な犠牲や異常な負担を強いるものであってはいけないはずである。

表2 インドネシア候補者の学習状況

合格者	来日時期	日本語教育				国家試験対策	
		専門家の支援		非専門家の支援		内容	担当者
ア	1期	週2各4:00	日語教師	週3各3:00	研修担当	介護全般 過去問	研修担当 日語教師
イ	1期	週2各4:00	日語教師	週3各3:00	研修担当	介護全般 過去問	研修担当 日語教師
ウ	1期	週1各2:00	日語教師	—			
エ	2期	2年目 週1各2:00	日語教師	—		制度・法律 医療・介護 過去問	施設長 研修担当 日語教師
オ	3期	1-2年目 週1各2:00	日語教師	1年目 週2各2-3時間	自習	専門家の家で 週1各2:00	専門家
カ	3期	1-2年目 週1各2:00	日語教師	週5各1:00	施設長	2-3年目： 専門科目・過去問	専門学校
キ	3期	1-2年目 週3各1:30	塾	2年半以降 週3各2-3時間	研修担当	介護技術	元介護職
ク	3期	1-2年目 週3各1:30	塾	2年半以降 週3各2-3時間	研修担当	介護技術	元介護職
ケ	4期	週1各4:00	日語教師	—		社会の理解 介護専門	部長 研修担当
コ	4期	1-2年目 週1各2:00	日語教師	1各3:00	自習	3年目 JICWELS テキスト	介護教師

表3 フィリピン候補者の学習状況

候補者	来日時期	日本語教育				国家試験対策	
		専門家の支援		非専門家の支援		内容	担当者
サ	1期	週1各4:00	日語教師	週2各2:00	研修担当	介護全般	研修担当
シ	1期	1年目 週2各2:00	日語教師	1年目 毎日各2:00	課長	2年目以降 介護知識 過去問	専門学校
ス	1期	1年目 週2各2:00	日語教師	週1各2:00	課長	2年目以降 介護知識 過去問	専門学校
セ	1期	週2各1:00	日語教師	—		3年目 過去問	研修担当
ソ	4期	週1各4:00	日語教師	週1各3:00	部長	介護全般 社会の理解 過去問	研修担当 部長 日語教師

5. 今後に向けて

　今後のさらに効果的な支援について考えてみたい。まず、入職直後の外国人従事者に、その施設の存在する地域に特定した方言や、高齢者が使う古いこと

ばなどについての知識と情報を与えることである。合格後のより高度な日本語能力を養成するためにも、早急に対策を講じる必要がある。外国人従事者が国試に合格したとたんに完全な一人前の専門家になれるわけではない。その支援は施設任せにするのではなく、地域ごとに合格者を集めて定期的に研修会などを開くことである。そこでは、① 記録や報告書の筆記・書記能力の向上、② 短時間で伝えられるようにスピードのある話し方、③ ポイントを押さえた要領の良い話し方、④ 制度や法律に関する講義、⑤ 公文書の読解力などの教育が中心となる。

　支援のどの局面でも言えることだが、介護特有の難解な用語をひたすら覚えることを求めるのではなく、現場としても、整理できる用語の統一や平易化を推し進める必要がある。また、現場のスタッフも、外国人の日本語に慣れて分かるようになることである。先の新聞記事の伝える、「発音が悪いと『何を言っているか分からない』とダメ出しされた」ということでなく、多少発音が悪くてもそれを理解しようとする姿勢が欲しい。現場の介護用語も専門用語も、従来の難解複雑なままに保守し続け、その習得の負担を外国人に強いている限り、介護分野の人材不足は解消できないし、介護の質の低下を食いとめることはできない。

引用文献

赤羽克子・高尾公矢・佐藤可奈（2015）『EPA 外国人介護福祉士候補者への支援態勢が国家資格取得に及ぼす影響に関する研究（平成 24 ～ 26 年度科学研究費助成事業基盤研究(C)研究成果報告書）』聖徳大学心理・福祉学部社会福祉学科

遠藤織枝・三枝令子（2016）「わかりやすい介護用語を目指して」『2016 年度日本語教育学会秋季大会予稿集』168-173.

神村初美（2015）「EPA 介護福祉士候補者に対する介護専門家と日本語教師とのティームティーチング──CBI モデルに基づいた授業実践報告からの提案」『2015 年度日本語教育学会春季大会予稿集』141-146.

神村初美・西郡仁朗（2016）「候補者にとって有効的な介護の専門日本語教育支援とは何か──集合研修でのアンケートとヒアリング調査を通して」『2016 年度日本語教育学会春季大会予稿集』249-254.

齊藤真美・中川健司・角南北斗・布尾勝一郎（2013）「EPA 介護福祉士候補学習支援で求められるもの──実践報告および今後の課題」『2013 年度日本語教育学会春季大会予稿集』251-256.

介護人材編

第5章

介護福祉士候補者のための介護用語学習支援ウェブサイトの開発と活用

中川健司・角南北斗・齊藤真美・布尾勝一郎・橋本洋輔・野村愛

要旨

EPA に基づく、インドネシア、フィリピン、ベトナム出身の介護福祉士候補者の国家試験受験に向けた日本語学習においては、介護分野の専門語彙（介護用語）の習得が中心的な課題となっている。本章では、筆者の研究グループが開発した国家試験受験向けの介護用語学習ウェブサイト「介護の漢字サポーター」および「介護のことばサーチ」の機能、およびその活用方法、実践例を紹介した後、現在開発を進めている学習支援ウェブサイト「かいごのご！」の機能とそれが目指すものについて述べる。

キーワード

学習支援ウェブサイト、介護用語、自律学習、二漢字語、漢字語彙

1. EPA 介護福祉士候補者の介護用語学習について

本節では、まず、EPA に基づく、インドネシア、フィリピン、ベトナム出身の介護福祉士候補者（以下、候補者）が介護福祉士国家試験（以下、国家試験）受験に向けて、どのような語を学ばなければならず、そのためにはどのような学習支援が必要なのかを考えてみたい。候補者は、日本で介護従事者として継続して就労するために、国家試験に合格することを求められている。大場（2016）は、国家試験は旧日本語能力試験のレベルで見た場合、「1級の文法項目は殆ど出現せず、2級も限られた文法項目の出現である」のに対し、「名詞は、まず、級外が 1,580 語で 41.9％を占めており、専門語彙の頻出が予測される」ことから、「文法は限られた項目を学習し、専門語彙を計画的に導入するのが効率的である」としている。このように捉えた場合、国家試験受験に向けた日本語学習においては、文法よりも介護分野の専門語彙、言い換えると、介護用語の習得が中心的な課題となると考えられる。それでは候補者は、

どの程度の数の、どのような介護用語を学ばなければならないのだろうか。中川（2016a）では、第24回から第27回までの国家試験で3,065語の語（名詞）が用いられ、そのうち2度以上出現している1,084語を学ぶことにより、試験全体で出現する語（名詞）の延べ77.8％がカバーできるとし、これらの語を国家試験の分野（人間と社会・介護・こころとからだのしくみ・総合問題）ごとに学ぶことを提案している。

国家試験では介護用語が多く用いられるが、介護用語には複合語が多く、中には「高齢者虐待防止ネットワーク構築」「ユニット型特別養護老人ホーム」「認知症介護実践者等養成事業」といった一語が非常に長いものもある。

国家試験中の語には、漢字やカタカナを含む語が多いことが指摘されている。中川・中村・宮本（2012）では、介護用語の約8割が漢字を含む語であるとしている。国家試験で用いられる漢字のほぼ8割が、日本語教育における中上級、またはそれ以上のレベルの漢字であり、候補者は高度な漢字知識が求められる（中川2010）。また、国家試験では、全体の約3分の2の問題でカタカナ語が用いられており、それには英語以外の語源のもの（オブラート）、和語由来のもの（カビ）や、漢語由来のもの（カイロ）、和製英語（シルバーカー）等が多く含まれることも、国家試験の内容理解の難しさに影響を与えている（中川・齊藤2014）。

加えて、介護用語学習の大部分は、候補者が日本語研修を終え、高齢者福祉施設等（以下、施設）に配置された後に行われる（布尾2013）。介護福祉士候補者の受け入れ調整機関である国際厚生事業団は、受け入れ施設に対し、「候補者が日本における看護師・介護福祉士の役割や機能を理解し、国家資格の取得に必要な知識及び技能、日本語能力を修得することをねらい」[注1] とした研修プログラムを作成・実施するよう求めているが、同時に「候補者の自己学習が基本」[注2] とし、候補者の自律学習を前提としている。しかし、そのための環境は必ずしも整っているわけではない。介護用語の習得を含む国家試験に向けた学習上の問題点としては、以下の4つの点が挙げられる。

注1　国際厚生事業団『平成29年度版　EPAに基づく外国人看護師・介護福祉士候補者受入れパンフレット』（p. 22）<http://jicwels.or.jp/files/EPA_H29_pamph.pdf>（2017年1月21日閲覧）

注2　国際厚生事業団『平成29年度版　EPAに基づく介護福祉士候補者受入れの手引き』（p. 41）<http://jicwels.or.jp/files/EPA_H29_C.pdf>（2017年1月21日閲覧）

（1）組織的な日本語・専門学習は、インドネシアおよびフィリピン出身の候補者は約12ヵ月（訪日前6ヵ月、訪日後6ヵ月）のみ、ベトナム出身の候補者は約14ヵ月（訪日前12ヵ月、訪日後2ヵ月）のみで、それ以降は組織的な指導を十分受けられない候補者がいること[注3]

（2）施設配置後の候補者に対する学習支援（日本語学習、国家試験受験のための学習）については、施設での学習時間、施設学習担当者[注4]の関わり方、日本語教師雇用の有無など、受け入れ施設ごとに差が大きいこと

（3）候補者に対して学習支援を行う支援者（施設研修担当者や日本語ボランティア[注5]等）には、他施設・機関との情報共有がほとんどなく、候補者育成の経験やノウハウ等もまだ十分蓄積されていないこと

（4）就労開始後の学習支援が体系化され、国家試験までの3年間に、すべての候補者に対してJICWELSより学習支援用教材が配付されているが、国家試験受験向けの介護用語学習に適した日本語教材はまだ少ないこと

　このような現状を踏まえると、国家試験の受験に向けた介護用語の知識の習得を、上述したような「候補者の自己学習が基本」という形で進めるのは、候補者の負担が非常に大きい。候補者の負担を軽減し、学習をより促進するために、筆者の研究グループでは、次節で紹介する2種類の学習ウェブサイトを開発、公開してきた。これらの学習ウェブサイトは、候補者の自律学習を支援するツールとしてはもちろん、施設の学習支援者が候補者の学習を支援する際にも使える。また、これらは当初候補者を対象として開発したものであるが、日本に定住している外国人介護職員の国家試験受験に向けた専門用語学習にも活用できる。

2.　介護用語学習のための学習ウェブサイトの開発
　前述のように「国家試験受験向けの介護用語学習に適した日本語教材はまだ

注3　注2参照。

注4　施設研修担当者のほとんどは介護福祉施設の職員であり、介護現場に関する指導は可能であるが、「外国語としての日本語教育」の専門家ではないため、日本語学習や日本語教育の視点での国家試験対策については指導方法が異なるか、または学習支援を行わない場合もある。

注5　日本語教育専門家とのつながりを持たない施設などでは、地域の日本語教育のボランティアに日本語学習支援を委ねている場合が少なくない。しかし、ある施設では元国語教諭が小学生の国語教材や漢字ドリルなどを使用して指導していた例もある。これは、外国語教育としての日本語教育と、母語教育としての国語教育を混同して指導が行われた例と言える。

第 5 章　介護福祉士候補者のための介護用語学習支援ウェブサイトの開発と活用　**131**

少ない」という現状があるが、本節では、この課題に対応するために筆者の研究グループが開発した学習ウェブサイト「介護の漢字サポーター」および「介護のことばサーチ」が、どのようなものなのかについて説明する。1. で述べたように、候補者は国家試験受験に向けて介護分野の語彙を増やしていく必要があるが、どのような語をどのように学んでいくかという情報なしに学習を進めるのは非常に困難である。そこで、介護用語の構成要素を踏まえた学習ができれば、学習の効率化につながるという考えから、**2.1** で紹介する学習ウェブサイト「介護の漢字サポーター」は語の構成要素を踏まえた介護用語学習ができるように設計されている。また、学習が進むと、介護分野の教科書やワークブック、国家試験の過去の問題を読んで理解する必要があるが、その際に意味が分からない語があっても、候補者がそれを容易に調べられる教材がこれまでなかった。そのため、**2.2** で紹介する学習ウェブサイト「介護のことばサーチ」では、候補者が自分に合った方法で未知の語を調べられるようになっている。これら 2 つの学習ウェブサイトは、自学自習の支援を目的として開発されたが、**4.** で紹介しているように、支援者がこれらのサイトを利用した学習支援の実践を行っている例もある。

2.1　学習ウェブサイト「介護の漢字サポーター」注6

　介護の漢字に焦点を当てた「介護の漢字サポーター」（図 1）は、介護用語 2,485 語注7 を収録し、国家試験の各科目で用いられる単漢字（図 1 中の「嚥」）、

注6　漢字学習ウェブサイト「介護の漢字サポーター」<http://kaigo-kanji.com>

注7　同ウェブサイトで扱う介護用語の選定方法は、2 つの段階を踏んでいる。
　まず、第一段階では、以下の手順で介護用語を選定した。
A）『新・介護福祉士養成講座』全 15 巻（中央法規出版）の索引
B）『介護福祉士養成テキスト』全 12 巻（ミネルヴァ書房）の索引
C）『介護福祉士基本用語辞典』（エクスナレッジ）の各見出し語
をもとに、まず A〜C のうち 2 冊以上の文献で扱われている見出し語を採用し、それから漏れた見出し語のうち、A のみ、または B のみで扱われているものについては、国家試験に向けて学ぶ必要性が高いかどうかという観点でその分野の専門家に選別を依頼した。その結果、介護用語 2,139 語が選定された。第二段階では、第一段階の語の選定では漏れていたが、国家試験では用いられている語を「介護の漢字サポーター」に追加する目的で、第 24-26 回国家試験で用いられた語（名詞）のうち、旧日本語能力試験の級外のものを抽出した。第 24-26 回国家試験の 3 回すべてで用いられた語彙は無条件に採用し、過去 3 回中、1 回または 2 回用いられる語については、介護福祉の専門家にその選別を依頼した。その結果、同サイトで扱う介護用語として新たに 347 語を追加することとなった。これらの選定方法の詳細については、中川（2016b）を参照のこと。

二漢字語（同「誤嚥」）、介護用語（同「誤嚥性肺炎」）を互いに関連付けて学ぶことができるように設計されている。なお、単漢字、二漢字語、介護用語には、それぞれ読みと訳語が付されている。二漢字語とは「誤嚥性肺炎」中の「誤嚥」「肺炎」のように用語の構成要素となっている漢字二字の熟語を指し、これらを学ぶことが、介護用語を認識・習得する手がかりになると考えている。なお、同ウェブサイトには、英語版とインドネシア語版がある。

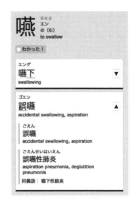

図1　介護の漢字サポーター

2.2　学習ウェブサイト「介護のことばサーチ」[注8]

介護用語を検索できる「介護のことばサーチ」（図2）は、介護用語が漢字、ひらがな、カタカナ、英語、インドネシア語で検索できるように設計されている。さまざまな手段で介護用語を調べられることで、母語や日本語レベルなど、候補者の多様性に対応することができる。図2は、インドネシア語で「癌」を意味する「kanker」というキーワードで検索すると12語が見つかった、ということを示す画面である。こうした検索機能以外にも、検索結果を使って簡単なクイズができる機能（図3）や、検索した語をメモできるメモ機能などを備えており、手軽に語彙学習ができるようになっている。

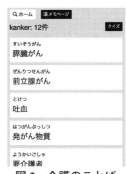

図2　介護のことばサーチ

なお、いずれのウェブサイトも、無料で使用でき、事前登録やログイン操作の必要はない。スマートフォンでも見やすく作られているため、いつでもどこでも介護用語を学ぶことができる（図1〜図3はいずれもスマートフォンでの表示）。

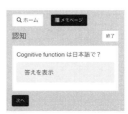

図3　介護のことばサーチのクイズ画面

3.　学習ウェブサイトの活用方法

就労開始から国家試験までの3年間、すべての候補者に対し、「学習教材の

注8　介護用語検索ウェブサイト「介護のことばサーチ」<http://kaigo-kotoba.com>

配付」「集合研修」「通信添削」「国家試験対策動画講義」などの公的な学習支援が行われており、多くの候補者がこれらの学習支援を利用して、国家試験に向けた学習をしている。これらは、国際厚生事業団が作成した「標準的学習プログラム」に基づいて行われている。同プログラムの目標設定は、就労1年目「国家試験対策学習に対応できる介護の日本語力の修得」、就労2年目「国家試験の基礎知識の獲得」、就労3年目「国家試験合格を目指した受験学習」である。候補者がこれらの学習目標により効率的に到達するためには学習方法を工夫する必要があるが、本節では **2.** で紹介した学習ウェブサイトの具体的な活用方法の提案を行う。

(1) 分からない介護用語を調べる

　就労2年目から3年目にかけて、国家試験の試験科目を学ぶために、国際厚生事業団から介護福祉士国家試験対策のオリジナル学習教材が配付される。介護の専門教材を読み進める中で、分からない専門用語がある場合、「介護のことばサーチ」を利用して意味を確認する。また、「集合研修」への参加や「国家試験対策動画講義」を利用した自己学習において、介護の専門知識に関する講義を聴く際に分からないことばが出てきた場合でも、スマートフォンなどから「介護のことばサーチ」にアクセスし、調べることが可能である。

(2) 語彙力を高める

　1. で述べたように、国家試験に合格するためには、介護用語の習得が中心的な課題となるため、語彙力を高めることが重要となる。たとえば、「介護の漢字サポーター」にアクセスし、候補者の介護業務の内容と関連がある試験科目「生活支援技術」を選択する。「生活支援技術」で「口」をクリックした場合、次のようになる。

①「口腔」「口臭」「口蓋」「口内」「口話」「洗口」という介護用語（二漢字語）が表示される（図4）。

② 初めて見る語彙は、読み方と意味（英語かインドネシア語）を確認する。

③ 調べたいことばをクリックする。たとえば、図4の「口腔」をクリックすると「口腔ケア」「口腔清拭法」というように、「口腔」を含んだ介護用語が現れる。

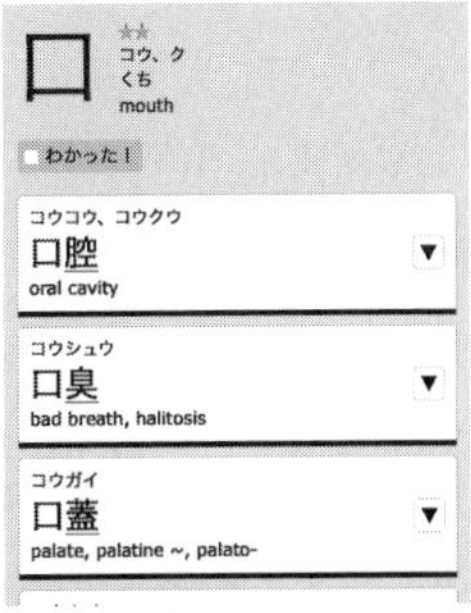

図4　漢字「口」の表示

このように、単漢字、二漢字語を軸として語彙の意味を確認でき、覚えることで語彙力を高めることにつながる。就労1年目は単漢字から二漢字語、就労2年目は二漢字語を含んだ専門用語というように、段階的に学習することで、多くの覚えるべき介護用語を無理なく習得することにつながる。

(3) 理解度を確認する

候補者は、国際厚生事業団が配信する「通信添削」と呼ばれる定期テストを受ける。テストを受ける前に、テスト範囲の介護用語が理解できているか「介護のことばサーチ」で調べて確認し、もし理解できていない場合はメモ機能（**2.2** 参照）に残せば、繰り返し確認することによって、覚えることができる。また、「介護のことばサーチ」のクイズ機能（**2.2** 参照）を使えば、「集合研修」などで学習した内容（試験科目）の介護用語が習得できているかを確認することができる。

以上の方法は、候補者が分からないことばがあった場合、介護職員がそのことばをメモ機能に残し、数日後に候補者が理解できているか確認するなど、介護職員や日本語教師などが学習支援を行う時にも応用できる。

4. 学習ウェブサイトを使った秋田県における実践例

本節では、前述の学習ウェブサイトを使った学習支援の実践例として秋田県の事例を紹介する。秋田県における候補者への教育支援については、まとまった報告があり、本書の第1部第3章（嶋・橋本・秋葉）で詳しく述べられている。そのうち「介護の漢字サポーター」を用いた学習支援として、同サイトで扱われている介護用語の理解定着を図る漢字語彙学習シート（トレーニングペーパー：佐野ほか 2013）を用いた実践例が挙げられる。本節ではこの漢字語彙学習シート（以下、学習シート）の内容に絞って述べる。

介護福祉士にとって重要な専門用語は、その多くが漢字で構成されている。候補者は専門知識の内容を学びつつ、漢字語彙を中心とした日本語の学習も行わなければならず、3年間という短い時間の中で国家試験合格という結果を出すには、学習効率と継続性の2点を考慮する必要が出てくる。しかし候補者の数が少ない散住地域においては、国家試験対策用の講座を開講しようにも費用対効果が悪く、専属の教育者をつけることも難しい。そのため、第1部第3章で報告されているように、施設・地域のリソースや遠隔学習を多角的かつ最

大限に活用した体制作りが必要となる。学習シートを用いた実践は、毎日少しずつ継続的に効率よく漢字語彙を学んでいくことを目指した、一つの実践例であると言える。

　以下、学習シートを用いた実践の具体的方法を述べる。基本的には前述の(2)の使い方の応用となる。本実践では、施設外の支援チームと、施設に配属された候補者との間でやりとりが行われる。また本実践で「介護の漢字サポーター」を用いた理由は、① 二漢字語を軸に整理されていること、② 国家試験の科目別に分けられていること、③ 全体を通して同じ単漢字、二漢字、漢字語彙が繰り返し登場し、確実な定着を見込めることの3点が挙げられる。この「介護の漢字サポーター」から、一日あたり10個前後の漢字語を学習範囲として支援チームが選び、候補者に電子メールで同サイトを使って予習するよう指示する。そして、翌日にクイズの用紙を電子メールで送り、漢字語を見て、ひらがなの読みと英語（あるいはインドネシア語）の意味を答えさせる。最後に、クイズ用紙を電子メールで送信させ、支援チームのチェック担当者が採点してコメントとともに返却するという段取りである。仮に週5日、長期休みを除いて1年で48週間実施したとする。その場合、1日10個×週5日×48週で2,400語となり、1年間で「介護の漢字サポーター」の収録語彙をほぼ網羅できる。

　介護福祉士国家試験は3年目にしか受験機会がなく、秋田県でも本章執筆の時点では受験結果を待っているところである。しかし、候補者や施設からは好意的な反応を得ており、学習シートが毎年採用されている。また、本実践での支援は、基本的に学習シートのチェック担当者と候補者が電子メールをやりとりする形で行われるが、その際、定型の文章以外にも、最近の出来事や趣味、励ましや季節の話題といった雑談を意識して行うことで、国家試験対策に限らない日本語能力の向上や、モチベーションの維持につながるという報告がある（佐野ほか 2013；橋本ほか 2016）。第1部第3章で述べられている通り、候補者が散住する地域においては、地理的制約を乗り越えるために積極的にさまざまな「ネットワーク」を形成し、候補者を取り巻く多様な人々との関わりを多くしていくことが重要だと考えられる。学習シートの実践はその一つの試みであり、「介護の漢字サポーター」は誰もがいつでも利用できる、効果的なリソースとして用いられている。

5. 学習支援ウェブサイト「かいごのご！」の開発

　ここまで述べてきたように、筆者の研究グループでは、国家試験に出現する介護用語を、候補者個々の日本語能力や学習環境に合わせて柔軟に学ぶことのできる教材を開発してきた。しかし、たとえ教材が充実していても、どのような内容を、どのような方法で、どのようなペースで学ぶかという学習設計、そして学習管理が適切に行えなければ、効率的かつ継続的な学習は難しい。

　施設によっては、候補者の指導を担当する専任教師の雇用や、日本語教師の定期的な訪問、あるいは通信教育による支援など、学習設計や学習管理のサポートがなされているところもある。また、4. で述べたように、候補者が、支援者とのネットワークを形成し、連携をとりながら学習を進めることが、学習効果を高める面もあるだろう。しかし、こうした方法はコスト等の問題も大きく、すべての施設にそれを求めるのは現実的でない。学習に関する専門家がいない環境では、学習設計や学習管理は候補者自身の自律学習スキルに依存することになってしまい、安定的な学習成果を得ることは難しい。そこで、学習手段の提供だけでなく、学習設計や学習管理にまで踏み込んだ形での支援を目指した、学習支援ウェブサイト「かいごのご！」を現在開発中である。このウェブサイトでは、主に以下の内容を提供する予定である（図5：図中の①〜④は、以下の①〜④に対応）。

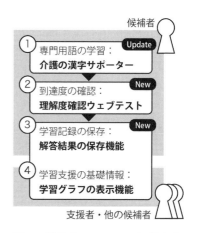

図5　開発中のサイトの提供内容

① 国家試験に頻出する介護用語（漢字語彙とカタカナ語）の訳語
② 解答結果に応じて出題内容が変化する理解度確認ウェブテスト
③ 解答記録を保存し、グラフ化することによる学習状況の可視化
④ 支援者やほかの候補者等との学習状況の共有

　本章の 4. で紹介した実践例の中で、支援者によるフィードバックやネットワークの形成の重要性について述べたが、このウェブサイトはそうした試みを別の角度から支援するものである。②の機能によって、候補者は自身の学習状

況に合わせたテストを使って学習ができ、学習の進捗は③の機能によって分かりやすく示され、学習設計に対する簡易的なアドバイスも表示される。ウェブサイトに支援者の役割の一部を担わせるという狙いである。また、④の学習状況の共有機能により、

(ア) 支援者が候補者の学習状況を知り、実態に合わせた支援を行いやすくなる
(イ) 候補者がほかの候補者と学習状況を共有することにより、候補者間での情報交換を活発にし、それがモチベーションの維持につながる

といった効果が期待できるが、これは上記のネットワークの形成を促進することにも寄与すると考えられる。このウェブサイト「かいごのご！」については、2016年度末に試行版を完成させ、2017年度からは候補者に実際に使ってもらいながら改良を重ねていくことを予定している。

付記

本研究は、科学研究費補助金（課題番号：15H03215　研究課題名：EPA介護福祉士候補者に対する専門用語学習の支援環境の構築）の助成によるものであり、中川ほか（2015）に大幅に加筆し、修正を加えたものである。

引用文献

大場美和子（2016）「介護福祉士国家試験の筆記試験で使用された文法・語彙項目の特徴の分析」『社会言語科学会　第37回大会発表論文集』178-181.

佐野ひろみ・杉山朗子・橋本洋輔・中川健司（2013）「EPA看護師候補生のための医学術語トレーニングペーパー」『2013年度日本語教育学会秋季大会予稿集』350-355.

中川健司（2010）「介護福祉士候補者が国家試験を受験する上で必要な漢字知識の検証」『日本語教育』147, 67-81.

中川健司（2016a）「介護福祉士国家試験分野別学習語彙数の考察」『第18回専門日本語教育学会研究討論会発表要旨集』4-5.

中川健司（2016b）「漢字学習ウェブサイト「介護の漢字サポーター」で扱う介護専門用語の有効性の検証」『ときわの杜論叢』3, 66-79.

中川健司・齊藤真美（2014）「介護福祉士国家試験におけるカタカナ語の特徴」『専門日本語教育研究』16(1), 73-78.

中川健司・中村英三・角南北斗・齊藤真美・布尾勝一郎・宮本秀樹・山岸周作・橋本洋輔・野村愛（2015）「外国人介護福祉士候補者にはどのような学習支援が必要か？

――学習支援ウェブサイト『介護の漢字サポーター』『介護のことばサーチ』開発の試み」『地域ケアリング』2015 年 12 月号，76-79.

中川健司・中村英三・宮本秀樹（2012）「新カリキュラムの介護福祉士国家試験受験に向けた科目別介護用語選定の試み」『第 14 回専門日本語教育学会研究討論会発表要旨集』11-12.

布尾勝一郎（2013）「看護師・介護福祉士候補者に対する専門日本語教育――初級からの取り組み」『専門日本語教育研究』15(1), 23-26.

橋本洋輔・佐野ひろみ・中川健司・角南北斗・齊藤真美・布尾勝一郎・野村愛（2016）「EPA 看護師・介護福祉士候補生を対象とした遠隔教育におけるコメントの役割」『2016 年度日本語教育学会春季大会予稿集』243-248.

介 護 人 材 編

第6章

外国人介護従事者のための日本語運用能力判定
基準（ワセダバンドスケール）の開発
――段階・職域を超えた連携の試み

宮崎里司・中野玲子・早川直子・奥村恵子

要　旨

　外国人介護従事者は、多様な背景を持つ。そして、外国人介護従事者の日本語学
習は、現地・国内・配属施設での学習と継続され、日本語教育や介護の専門家以外
にさまざまな人々が関わる。このような状況において宮崎（2015）は、効果的
な学習のために、連続性ないし整合性（アーティキュレーション）への意識化、つ
まり関係者ごとに異なる日本語教育の捉え方を意識し合う作業が重要だと指摘す
る。本章では、段階・職域を超えた連携について考察しながら、第1節では、多
様な学習者に多様な関係者が関わっている実情を述べる。第2節では、介護現場
の日本語について論じ、第3節で連携のためのツールとしてワセダバンドスケー
ル（Waseda Band Scales: WBS）を紹介する。

キ ー ワ ー ド

多様な学習者、多様な関係者、アーティキュレーション、連携、ワセダバンドス
ケール

1.　外国人介護従事者と日本語

　外国人介護従事者のタイプはさまざまである。彼らは日本人配偶者ビザで滞
在し、就労の選択肢の一つとして介護職に就く者、日本と母国間の協定により
期間限定で来日し介護福祉士の国家試験合格に向けた勉強をしながら施設で働
く者、そして、国家試験に合格して介護福祉士として働く者などに大別でき
る。

　彼らの国の介護現場と日本の介護現場は、ことば（専門用語を含む）もシス
テムも異なり、ともすれば「介護」ということばの認識すら共通ではない可能
性もある。外国の高齢者と関わり、外国のことばを使って仕事をする。もし自

分がそのような状況に置かれたらと思うと身がすくむ。その苦労こそが介護現場で働く外国人介護従事者の現実である。すでに専門知識があり、現場でもかなり動けるはずの彼らの目の前に、ことばや文化の壁が立ちはだかる。この壁を乗り越え、彼らが一層活躍できるよう、彼ら自身のみならず、職場の同僚、施設の利用者、利用者の家族など周辺の人々がどのように支援していくべきか考える時が来ている。

1.1 さまざまな学習背景を持つ外国人介護従事者

外国人介護従事者はどのように日本のことばや文化を学ぶのだろうか。ここでは、先に述べたさまざまな介護従事者の中でも、EPA に基づいて来日している介護福祉士候補者の例を取り上げてみよう。彼らは日本と母国の間で結ばれた協定に基づいて来日し、介護施設で働きながら国家試験合格を目指すが、合格は最終目標ではなく合格後も施設で十全参加することが望まれている。

候補者たちは母国で半年から一年の訪日前研修を受け、国によっては訪日後にさらに半年の訪日後研修を受けた後、日本全国の介護施設で国家試験合格を目指し働き始める。つまり、母国での研修施設、日本での研修施設、就労する介護施設の 3 ヵ所で学習を継続することになる。

母国での訪日前研修では、現地人講師に加え、日本から派遣された日本人講師によって、初めての日本語学習が軌道に乗るよう、きめ細かい支援が受けられる体制が整っている。候補者は困ったことがあれば現地人講師にも日本人講師にも支援を求めることができる。たとえば、ことばのニュアンスの違いなどに混乱した時は日本語学習の先輩である現地人講師に、日本文化や日本事情に関する知識を深めたい時は日本人講師に尋ねるなど、必要に応じて支援者を選択できる。さらに、日本国内で施設配属までの間実施される訪日後研修においても、彼らは引き続き充実した学習支援が受けられる段階にあると言える。

その先にある、介護施設配属後はどうであろうか。果たして、候補者の学習を支援する講師はいるのか、学習教材はあるのか、学習時間は担保されるのか。実はその学習環境は就労先によって異なり、環境に恵まれた候補者とそうでない候補者間の差がここで生じる。就労後の学習環境に非常に恵まれた例としては、平成 24 年度から東京都、および首都大学東京、国際医療福祉大学が連携し、候補者に対して日本の国家試験合格までの支援のために無料で実施されている学習会がある。しかし、このような取り組みは非常に少ない。

ここまで EPA に基づいて来日する介護福祉士候補者の例を挙げたが、その

第6章　外国人介護従事者のための日本語運用能力判定基準(ワセダバンドスケール)の開発　**141**

ほかの外国人介護従事者に照らし合わせて考えても、就労中に学習を続けていくことが困難であることには変わりない。それでは、彼らの学習を持続させるためにはどうすればいいのか。

1.2　誰が支援するのか

　彼らの学習を持続させるために必要なのは、各段階に適した支援である。たとえば、先の介護福祉士候補者は訪日前研修時に、持続的な学習のためのトレーニングを受ける。「自律学習」という時間では、教師がいない場合や学習教材や学習時間がない場合でも、自分で人的、物的リソースを探し、学習を続ける考え方を実践している。研修開始後しばらくすると、宿題などの課題がなくなり、候補者自らが学習計画を立て、課題を選択し、実行することを試みる。こうして、支援者がそばにいなくなることを意識した学習を始める。

　では、介護施設配属後の支援者は誰か。彼らに必要な日本語教育を、専門教育や国家試験対策を、そして介護施設で十全参加できる業務を支援するのは誰なのか。それはその道のプロにほかならない。さまざまな職域の人間がさまざまなアプローチで連携をとりつつ支援していくことが望まれる。

1.3　縦型（学習段階）と横型（職域）のアーティキュレーション

　外国人介護従事者と向き合う時、その時点での日本語能力や専門知識だけではなく、これまで、いつ、どこで、誰による、どのような学習段階を経たのか、学習の背景を理解する姿勢が不可欠であろう。これまでの学習段階の連携、つまり、縦型のアーティキュレーションを理解した上で、周辺の人々が手を携え各自の専門分野で彼らを支援する職域の連携、すなわち横型のアーティキュレーションを実践していかなければならない。

　Lange（1982）はアーティキュレーションを、「第二言語使用によるコミュニケーション、またその文化を学ぶ学習者の成長過程に焦点を当てるプログラム同士の相互関係と、指導内容・カリキュラム・教育指導・評価の連続性」と定義づけ、異なる教育機関で行われるプログラムやカリキュラムの連続性を縦型のアーティキュレーション（vertical articulation）、学習者の背景やレディネス、教師の教育力、教材、目的別教育などによって、同じプログラムやカリキュラムを行っているクラス間、レベル間、地域間の整合性や連続性を横型のアーティキュレーション（horizontal articulation）としている。

　「持続的な学習」と「持続的な支援」の実現には、この縦型と横型のアー

ティキュレーションがカギを握る。外国人介護従事者当人とすべての関係者に
必要なのは、介護現場で必要な日本語への共通理解と、学習段階や職域の連携
を目指し調整作業をするためのツールである。それについては次節以降で言及
する。

2. 介護現場で必要な日本語とは

　外国人介護従事者のための日本語教育において、さまざまな関係者が連携す
るために、介護現場で必要とされる日本語についての共通理解が必要となる。
そこで、第2節では、「介護現場で必要な日本語」について述べる。

　東京都墨田区の「外国人介護ヘルパーのための日本語支援教室」で学んでい
たロシア人受講生（以下、A受講生）は、初任者研修を受講したいという希
望を持って学習を開始した。翌週、教室に来たA受講生は、「自分の配偶者は
日本人だが、先週学んだ語彙を日本人配偶者がまったく知らなかった」と話し
た。つまり、「排泄」「清拭」という基本的な介護のことばは、日本語母語話者
でも非介護専門家にはなじみがない難解な専門用語なのである。また、専門用
語の難解さに加えて、介護現場で必要な日本語は、介護の専門知識が伴わない
と使用できないという点が難しい。たとえば、認知症という疾病の特徴を理
解しないと、たとえ日本語ができても、認知症利用者との会話は困難なのであ
る。

　では、介護の日本語には、どのような専門性が必要なのか。次項で紹介する
外国人介護従事者の日本語能力測定ツールでは、以下2点における専門性が
考慮されている。

　　　(1) 利用者の心と身体の状況に応じて、日本語で業務遂行できる
　　　(2) 専門的知識を持って、日本語で業務遂行できる

　以下、(1) および (2) の観点について述べる。

2.1　心と身体の状況に応じて、日本語で業務遂行できる

　社会福祉士及び介護福祉士法の第2条第2項に、「介護福祉士は、身体上ま
たは精神上の障害があるために日常生活を営むのに支障がある者の心身の状況
に応じて入浴、排せつ、食事などの日常生活の介助」を行うと規定されてい
る。要するに、入浴介助・排せつ介助・食事介助等の単純な労働ではなく、利

第6章　外国人介護従事者のための日本語運用能力判定基準(ワセダバンドスケール)の開発　**143**

用者の「心と身体の状況」を理解した上で介助を実施するのが、介護福祉士の職務なのである。

　「心の状況」に応じた介護をするために、利用者の心を理解しなければならない。利用者に「共感」し、「受容」することが必要であろう。利用者の生活歴、性格、家族構成等、さまざまなことを理解しないと、「共感」「受容」は不可能である。コミュニケーションを通して、利用者が家族とどのように暮らし、どのように生きてきたかを理解して、利用者の「心」を知ることができる。また、利用者の「心」を知るためには、利用者とのラポール形成が必要となる。つまり、「心の状況に応じた」介護には「ラポール形成するための日本語」が必要だと言える。ラポール形成には、一方的な声掛けではなく、相手の心を理解し、発話に応じるという高度日本語能力が求められよう。

　「身体の状況」に応じた介護をするためには、「だるい」「食べたくない」「痛い」等いくつもの体調を表す表現を理解するだけでなく、それらの表現がどのような症状・疾病につながるのかという専門知識が必要になる。さらに、介護職としてとるべき行動についても知識が必要である。医療職を呼ぶ、体温を測る等、利用者の身体状況に応じて、適確な対処が求められる。たとえば「だるい」ということばの意味を理解するだけでは不十分で、「利用者がどのような身体状況なのか判断でき」、かつ「適確な対処法が取れる」ための日本語能力が求められるのである。介護職は日本語ができるだけでは務まらない。利用者の心と身体を理解するためのコミュニケーション力が必要なのである。

2.2　専門的知識を使って、日本語で業務遂行できる

　介護福祉士国家試験においては、法律等の専門知識も必要であるが、本項では、介護現場で働くための専門知識について検討する。たとえば、「家に帰りたい」という入所利用者の訴えに対し、「ここが〜さんの家ですよ」という介護者の返答は文法的に成立している。しかし、利用者が認知症の場合には、不適確な返答となる。認知症の人には相手の言動を否定しないという原則がある。したがって、認知症利用者の「家に帰りたい」という訴えに対しては、「家に帰りたいんですねぇ。そうですよねぇ」のように、相手を否定せず、ありのままを受容しながら、家に帰りたいという気持ちをかわす高度な日本語力が求められる。さらに、ひとくちに認知症といっても、多様な種類と症状がある。認知症の種類と症状、また利用者の状況に応じて、介護職は対応を変えなければならない。たとえば「家に帰りたい」という利用者でも、帰る家が実際

にある利用者とない利用者では、対応が異なるであろう。認知症一つを例に挙げても、専門知識がないと介護業務は遂行できないのである。

さらに、専門知識が必要な相手は利用者だけではない。医療職と連携する時は、医療の専門用語・知識が必要となり、栄養士と連携する時は、栄養や食事に関する専門用語・知識が必要となる。作業療法士・理学療法士等と連携するために、リハビリの専門用語も必要となるであろう。介護は多職種連携によってなされるが、他職種と連携するための専門知識も求められるのである。

つまり、介護現場では、疾患など介護に関する高度な専門知識を持った上での日本語使用が求められる。このような介護現場で必要とされる日本語能力は、日本語能力試験（通称 JLPT）などで測定される一般的な日本語能力とは大きく異なる。外国人介護従事者のための日本語教育においては、日本語能力に加え、ラポール形成のための日本語力、介護の専門知識についても考慮する必要がある。

以上、外国人介護従事者の日本語教育関係者間における共通理解が必要な「介護現場で必要な日本語能力」について検討した。次節では、連携に必要な調整作業のためのツールであるワセダバンドスケール（Waseda Band Scales）を紹介する（本書 pp. 148-149）。

3. ワセダバンドスケール（**Waseda Band Scales: WBS**）

ワセダバンドスケールとは、「介護現場における日本語能力測定基準」（宮崎・中野・早川・奥村 2017: 60）のことを指す。これは、外国人介護従事者本人だけでなく、受け入れ先の施設スタッフおよび日本語教師など、周囲の関係者が外国人介護従事者の介護現場における日本語能力を測定するためのツールとして、本章を担当した筆者たちにより 2010 年に開発されたものである。開発から 7 年間を経て、現場の状況を鑑みながら改編したものが、このたび紹介するワセダバンドスケールである。

Band Scale とは、言語習得の発達の様子を図るために作成されたものである。Band とは束ねることであり、Scale はものさしであることから、「あるまとまりごとに束ねた基準により、あることがらの到達度を測定する」という意味になる。Band Scale は、もともと、オーストラリアの移民に対する英語教育で使用されていたものであるが、その後、日本語を第一言語としない子供たちのための日本語能力を測定するために特別に開発され、「JSL（Japanese as a second language）バンドスケール」として年少者日本語教育の現場でも

長年使用されてきた。JSLバンドスケールの基本となる第二言語能力観は、Bachman & Palmer（1996）の第二言語能力モデルを基礎としている。このモデルは、「言語知識、ストラテジー能力、メタ認知的ストラテジーを含むもので、話題の知識、情意スキーマ、言語使用の状況などとの相互作用的枠組の中で言語を使用する能力」であると定義されている。つまり、それは、コミュニケーションの相手、場面、状況に応じて適切な対応をすることができる能力のことである。したがって、JSLバンドスケールは、子供たちが第二言語を使用し、異言語社会で他者との関係性を築こうとする総合的な言語能力を見るためのものであり、ペーパーテストのように点数化することで「日本語能力」を測定することを目指すものではない。これと同様に、ワセダバンドスケールにおいても外国人介護従事者が業務を行う介護現場におけるさまざまな状況を踏まえた場面設定がなされている。それぞれの場面でどのようなことばを使用し、どのように対応するかということが具体的なことばで表されており、いわゆる日本語能力試験に代表されるような、点数化を行う類の測定方法とは異なることが特徴となっている。川上（2003: 13）は、「言語能力測定システムを導入する意義は、言語発達の把握を学校現場の指導に生かすためだけにあるのではなく、学校現場と教育行政との効果的な連携を図るためにもある」と述べているが、ワセダバンドスケールも同様に、外国人介護従事者と周囲を取り巻く人々との連携を図ることを主眼としている。

3.1　ワセダバンドスケールの目的

　ワセダバンドスケールの目的は以下の2点である。まず、第一の目的は、外国人介護従事者の現在の介護現場における日本語能力の到達度を把握することである。外国人介護従事者は、この日本語運用能力スケールと現状を照らし合わせることで、現時点でどのような場面に使用する日本語を理解できているか、理解した日本語を使用してどのように業務遂行できているかという、現在の自己の到達度を測ることができる。また、同時にどのような項目が理解できていないのか、日本語使用に関して、ある業務場面においてどのような問題があるのかということを把握することができるのである。第二の目的は、外国人介護従事者の次の到達目標を明確にすることである。また、現段階で、あるレベルに該当する介護従事者が、次のレベルに進むためには具体的にどのような項目ができるようになるかを知り、学習計画を立てるという目的も併せ持つ。

3.2 ワセダバンドスケールの構成

　一般的な日本語教育では、学習者の到達度を測るために日本語能力試験等を利用することが多い。そして、この試験では、N5 から N1 と級を上がるごとに「易しい」から「難しい」という流れができている。しかし、第2節で詳細に述べている通り、介護現場に必要な日本語に関しては、一般的な日本語教育に見られる学習習得の順序を追うことができないことは明らかである。現場配属当初から専門用語を覚え、必要に応じて使用することが求められるからである。その上、介護現場で重要視されるのは言語知識だけでなく、「利用者の心と身体の状況に応じて、日本語で業務遂行できること」「専門的知識を持って、日本語で業務遂行できること」なのである。そこで、ワセダバンドスケールは、業務上必要不可欠な専門用語や、最もよく現れる場面については、語彙や表現、文法の難易度に関わらず優先的に扱うように構成されている。

　ワセダバンドスケールは、測定項目を「読む」・「書く」・「聞く」・「話す」という言語の四技能に分け、それぞれの運用到達度を1レベルから8レベルまでの8段階に分けている。

3.3 ワセダバンドスケールの使用対象者と使用方法

　ワセダバンドスケールは、使用対象者を外国人介護従事者とその周辺の関係者すべてと想定し、構成されている。まず、外国人介護従事者がいつでも自分の介護現場における日本語能力について現状把握しながら学習計画を立てることができる。また、学習に日本語教育専門家が関係している場合は、その専門家が使用し、より良い学習支援のために測定結果を参考にすることができる。さらに、介護現場のスタッフが集まり、知っている限りの情報を共有しながらより精密に測定し、現状では外国人介護従事者にどの場面を任せるかということについて話し合う材料にすることも可能である。このように、いつでも、どこでも、誰にでも使用できることを考え、語彙や表現が難しくならないよう、また専門的な内容に偏らないように工夫されている。

　ワセダバンドスケールは、大変分かりやすく構成された測定しやすいツールであるが、使用する際には常に縦型アーティキュレーションと横型アーティキュレーションを意識する必要がある。縦型アーティキュレーションとは、外国人介護従事者がどのような段階を経て現時点の能力を得るまで到達したのかを理解することである。また、横型アーティキュレーションとは、外国人介護従事者を中心とし、日本語教育専門家、施設関係者、そのほか周辺の人々がど

のように支援していくかについて議論を深め、実行していくことである。外国人介護従事者がワセダバンドスケールのレベルを一段階ずつ着実に進み、さらには超えていくために、このように段階と領域を超えた連携を行っていくことこそが重要なのである。

引用文献

川上郁雄（2003）「年少者日本語教育における「日本語能力測定」に関する観点と方法」『早稲田大学日本語教育研究』2, 1-16.

宮崎里司（2015）「ことばの学びの連続性とグローバル化（アーティキュレーション）——日本語教育政策の観点から」井村誠・拝田清（編）『日本の言語教育を問い直す——8つの異論をめぐって』（pp. 123-132）三省堂

宮崎里司・中野玲子・早川直子・奥村恵子（2017）『外国人介護職への日本語教育法——ワセダバンドスケール（介護版）を用いた教え方』日経メディカル開発

Bachman, L. F., & Palmer, A. S. (1996) *Language testing in practice.* Oxford University Press.

Lange, D. (1982) The problem of articulation. In T. V., Higgs (Ed.), *Curriculum, competence, and the foreign language teacher (ACTFL Foreign Language Education Series 13)* (pp. 113-37). National Textbook Co.

ワセダバンドスケール

レベル	読む	書く	聞く	話す
1	よく使う業務名、施設内の名称、利用者名を読むことができる。	よく使う業務名、施設内の名称、利用者名が書ける。	よく使う業務名、施設内の名称、利用者名が聞いてわかる。簡単なあいさつが聞き取れる。	よく使う業務名、施設内の名称、利用者名が言える。短い自己紹介ができる。
2	身体の部位、骨の部位、職員の呼称などの用語を見て意味がわかる。	業務でよく使うことばが書ける。（PCで入力できる。）	利用者の身体に関する要求について聞きとり、大意が理解できる。施設関係者の簡単な指示を聞きとり、理解できる。	利用者にあいさつができる。一方的な声かけができる。
3	定型的な書類を読んで理解できる。専門用語、症状名が読んで理解できる。記録で使う言葉を読んで理解する。	定型的な書類に記入できる。専門用語、症状名が書ける。記録で使う言葉が書ける。	施設関係者の専門用語による指示が理解できる。専門用語・症状名を聞いて理解できる。記録で使う言葉を聞いて理解できる。利用者と日常的な話題で会話ができる。	施設関係者と専門用語を使って話せる。わからないことを確認できる。自分の要求を言える。専門用語、症状名、記録で使う言葉が言える。利用者と日常的な話題で会話ができる。
4	異常がない場合の記録が読める。病名を読んで理解できる。	異常がない場合の記録が書ける。病名が書ける。	利用者の要求や訴えを聞き、内容が理解できる。病名を聞いて理解できる。相手の気持ちに寄り添って聞くことができる。	利用者の要求や訴えの内容を伝えることができる。他の人に言える。病名が言える。相手の気持ちに寄り添って話すことができる。

5	普段と少し違う様子がある時の記録が読める。	普段と少し違う様子があっても、他の人の記録を参考にして書ける。	利用者の身体的な欲求や訴えを聞いて対処できる。方言やていねいな表現を聞いてわかる。	利用者の身体的な要求や訴えに対処できる。ていねいな話し方ができる。
6	普段と大きく違う状況を記録した書類が読める。	普段と大きく違う状況を記録できる。	利用者の精神的な欲求や訴えを聞いて対処できる。会議など、改まった場面での会話を聞いて理解できる。	認知症や難聴などの症状に合わせ、聞きやすい話し方や内容、ことば遣いを選ぶなどの改まった。会議など、改まった場面で報告できる。
7	問題発生時の状況などを読んで理解できる。	問題発生時の状況を記録に書くことができる。	問題発生時の状況を聞いて把握し、対応できる。	問題発生時の状況を報告できる。
8	業務に関するさまざまな専門用語や長い文章を読み、理解し、対応できる。	業務に関するさまざまな文章が書ける。ケアプランに合わせ、どのように行動するか考えながら書ける。	業務に必要な全ての内容を正しく聞き取り、理解し、対応できる。	専門知識を活かし、場面や相手に応じた話し方で対処できる。

介護人材編

第7章

介護職における定住外国人支援の在り方を考える
――介護記録のテキスト作成の試みから

斉木美紀・田中奈緒

要旨

　筆者らは、横浜市にある横浜市福祉事業経営者会[注1]（以下、経営者会）が主催する定住外国人対象の介護職員初任者研修（以下、初任者研修）において、日本語補講の支援をしている。2014 年に介護職に従事することを目指す定住外国人を対象としたテキスト開発を試みた。本章ではその際の実践報告を行い、今後の日本の介護分野における役割参加が期待される定住外国人支援について考察を加えたい。

キーワード

定住外国人、介護職員初任者研修、自然習得、介護記録、持続的

1. はじめに

　周知の通り日本の高齢化は急速に進み、厚生労働省が 2015 年 6 月 24 日に発表した「2025 年に向けた介護人材にかかる需給推計」[注2] の中で、2025 年には日本全国で約 37 万人の介護職員不足が生ずるとされている。介護分野における外国人受け入れについては、すでに 2008 年からスタートしている EPA でのフィリピン、インドネシア、ベトナムからの受け入れに加え、現在は技能実習制度の介護職への追加、留学生への「介護」の就労ビザが議論されており、今後の外国人受け入れが増加することは明らかである。

　しかしながら技能実習制度については、予め期間が決まっており、期間終了とともに帰国することが義務付けられている。EPA は国家試験に合格しなけ

注1　公益社団法人横浜市福祉事業経営者会は、横浜市内の老人福祉施設 97 法人が加盟し、「特養申込受付センター」「職業紹介」「研修」の三事業を展開している団体である。

注2　2025 年の介護人材の需要見込み 253 万人に対し、介護人材の供給見込みは 215.2 万人となっており、需要ギャップとして 37.7 万人不足するとされている（2015 年 6 月 24 日発表）。
　<http://www.mhlw.go.jp/stf/houdou/0000088998.html>（2015 年 12 月 2 日閲覧）

れば日本に滞在し続けることは許可されず、たとえ国家試験に合格しても、母国の家族との同居を望んだり、自身の結婚等で帰国を選択する EPA 介護福祉士候補者も見られ、来日前より「一時的な」就労と捉えている者もいる。高齢化が進む日本において、「持続的な介護スタッフの確保」とは言い難い[注3]。

　それに対して本章の対象となっている初任者研修を修了した定住外国人の多くは、日本に配偶者や子供を持ち、生活の基盤を日本に置いている。彼らにとって介護の仕事に従事するということは、決して「一時的」ではなく、日本で生活を築くための長期的な展望を持った就労なのである。今後の介護業界の人材不足に即して考えるのであれば、このように確実なモチベーションを持って日本に滞在し続ける定住外国人についても、彼らの日本語能力も含め、しっかり議論していくことが必要である。今後の日本社会にとって十分役割参加が可能な定住外国人に対して、日本語教育はどのような支援ができるのだろうか。

　「介護の日本語」という専門日本語としての領域では、EPA を契機として研究が始まった。EPA 介護福祉士候補者（国家資格合格前の施設での実習期間の呼称）は 3 年以上の施設での就労を経て、介護福祉士国家資格に不合格だった場合、帰国しなければならない。日本語教育支援については受け入れ当初から注目されており、これまで日本語教育支援のコースデザイン、学習内容、効果、方略、テキスト、意識の変容等、さまざまな角度から研究および改善が進められてきた。現在では国家試験での試験時間やルビ付き等の試験に関する変更、教材の開発等、ある程度の成果を収めていると言えるであろう。

　しかしながら、これまでの EPA 福祉士候補者をベースとした介護領域における日本語教育の研究成果を、そのまま定住外国人支援として捉えることはできるのだろうか。

2. 定住外国人の日本語能力 ── 横浜市福祉事業者経営者会における受講生の概要

　本節では、本章の支援対象となっている定住外国人の日本語能力の特色を明らかにし、EPA 候補生対象の支援テキストでは不足していると考える筆者らの根拠を指摘する。

注3　実際には人材不足解消のための政策ではないが、2013 年には 6 ヵ月経過した EPA 介護福祉候補者および N2 保持者は配置基準の対象になり、現場では職員の 1 人としてカウントされている。

平成 21 年から平成 27 年度に経営者会主催の初任者研修（ヘルパー 2 級も含む）を受講した定住外国人は合計で 837 名に上り、国籍は 48 ヵ国にわたる。国籍を見ると、最多はフィリピン 209 名、次いで中国 196 名（残留孤児、帰化含む）ペルー 147 名（帰化含む）、ブラジル 46 名（帰化含む）となっている。在留資格については、約半数の 426 名は永住者で、次いで配偶者・定住ビザが合わせて 200 名前後となっている。そのほか帰化も約 40 名おり、これらのことからも、日本に長く滞在している受講生が多いことが分かる。

日本語能力については、日常生活において意思疎通が困難なものから日本語能力試験 N1 保持者も参加している。ただし、多くの受講生に共通していることは、日本語習得の際に日本語を教授されるという「教室習得」ではなく、生活の中で自ら獲得した「自然習得」で日本語能力を身に着けてきたということである。「自然習得」による学習はどのような日本語能力の特徴を生むのだろうか。

長友（2005）は、「典型的な自然習得」は文法を意識的にコントロールするメタ言語知識も十分とは言えないと述べている。実際、本章対象の受講生も、無意識にコミュニケーションの中で使用している日本語が多く、改めて文法知識として学習しようと提示すると、逆に混乱してしまうケースが見られた。

また富谷・内海・斉藤（2009）では、結婚を機に日本に移住してきた定住外国人の日本語の様相について述べており、人的ネットワークに恵まれている場合は会話能力を維持できるが、長期間日本で生活をしても日本語の読み書きがほとんどできるようになっていない傾向が強いことを指摘している。同様に森（2011）でも、滞日年数が長くても自然に読み書き能力が習得できることはないとされており、これらを見ても「自然習得」は口頭での会話能力と読み書き能力の差が大きいことを示唆している。読み書きができないということは、日本語による文字情報に一切アクセスできないということを意味しており、本章対象受講生も、テキストやインターネットの学習リソース、日本語能力試験の存在についてもまったく情報を持たない状況が多く見られた。

しかしマイナス面ばかりではない。日本生活に身を置くことで、言語能力にとどまらず社会言語能力や社会文化能力に長けており（宮崎 2005）、日本社会での振る舞い方、人間関係の作り方、距離の取り方、分からないことがあった場合のストラテジー等、「自然習得」の定住外国人ならではの強みも持っている。

このように定住外国人の言語的様相は、教室環境で文法知識を積み上げなが

ら四技能をバランスよく習得してきた EPA 介護福祉士候補生とは大きく異なる。当然、介護領域の専門日本語を学習するアプローチも異なるはずである。このような特色を踏まえつつ、テキスト作成にあたるべきであろう。

3. テキスト『介護現場で役立つ本——介護記録（読み書き）』作成実践概要

本節では、テキスト作成までの経緯やその経過を報告し、実際完成したテキストを紹介する。なお、より正確に実践概要を描写するため、担当者にインタビューをし、必要に応じて引用した。

3.1 実践の経緯

平成 21 年度より、定住外国人対象の初任者研修を実施していたが、研修開始当初は、日本語補講の授業は設けているものの、そのカリキュラムは決まっておらず、教材は担当講師が個別に学習用プリントを作成して使用しており統一されていなかったため、「介護職のための」「定住外国人が使える」教材の開発が求められるに至った。そこで今回のテキスト作成にあたり、コンセプト策定や構成・内容を決定する上で、改めて経営者会コーディネーターの福山満子氏にインタビューを実施した。

> 実際の現場で必要とされる日本語や、受講生たちがヘルパー 2 級や初任者研修で必要としている日本語は、やはり専門用語があるので、本人たちが勉強してきた日本語とは異なっていて役に立たないんです。現場での会話を練習したい、申し送りの書き方を学びたいと望んでも適当な本が今まではありませんでした。アセスメント例が載っている本もケアマネージャー用はあっても外国人用の本は見当たらず、ステップアップして夜勤をしようと努力している外国人定住者が困っていました。経営者会の日本語講習では、毎回日本語講師が作成したプリントを使用していたんですが、それではなかなか足りないので、ぜひテキストを作りたいと思っていたんです。

インタビューからも分かるように、ここで求められていることは介護福祉士国家試験に合格させるためのものではなく、あくまでも就労およびキャリアアップのためのものである。前述したように、市販されている介護関連の日本語教育のテキストは、国家試験対策のものが多く、また会話を重視したものが

多い。しかしここでのニーズは、夜勤の担当や正社員になるためといったステップアップに重要な「介護記録」や「会話」である。そこで今回は自然習得で日本語を身に着けた定住者外国人の日本語能力に沿った「介護記録」を中心に扱ったテキストを作成することとした。

3.2　ニーズ調査からコンセプト策定

　テキストを作成するにあたり、経営者会に加盟している老人福祉施設19施設（定住外国人の雇用経験あり）と、介護初任者研修の修了生で老人福祉施設で就業している29人にアンケートを実施し、その後外国籍介護従事者向けの日本語テキスト2冊について分析し、最終的なテキストのコンセプトを策定した。

3.2.1　施設アンケートと修了生アンケート

　施設へのアンケートでは、主に定住外国人を雇用して困ったこと、テキスト作成への要望について質問をした。「細かなニュアンスが伝わりきらない」「電話での事故報告が難しい」といった、日常会話を超えた業務上の職員同士の会話能力不足を指摘する声や、「記録が難しいのでリーダー業務に取り組んでもらえない」「字が読めなかったため口で説明して方法を教えた」という記録に関する読み書き能力不足で苦労している点が特に多く上がっていた。テキストへの要望では、総ルビを求める声や、記録の読み書きについての意見が上がっていた。修了生へのアンケートでは、施設アンケートと同じく困っていることと、就職前にもっと勉強しておきたかったこと、今後の目標などについて質問をした。困っていることについては、圧倒的に「日本語の読み書き」「記録を書くのに時間がかかる」といった声が多く、勉強しておきたかったことにも、やはり専門用語も含めた記録の読み書きについての要望が多く聞かれた。今後の目標については、「日本語の読み書きができるようになりたい」といった日本語能力の向上、「正社員になる」「一人前のヘルパーになる」「介護福祉士の資格を取る」といった介護職への高い意識を窺わせる回答が得られた。

3.2.2　テキスト分析

　次に、現在刊行されている介護領域における外国人向けの日本語学習教材について概観していく。現在、介護領域において市販されている外国人向けの教材は、介護福祉士国家試験対策用の教材、就労中の介護職員のための専門用語

集、介護職就労前の日本語教材に大別される。中でも介護職員として就労しようとする学習者用の教材は数が少ない。就労用の日本語学習教材として主要なものは、海外技術者研修協会（AOTS）編『専門日本語入門　場面から学ぶ介護の日本語』と日本フィリピンボランティア協会編『介護の日本語』が挙げられる。前者は、2008年以降のインドネシアとフィリピンEPA介護福祉士候補者の受け入れ研修用に作成され、来日後の日本語研修で使用されている。初級修了から中級前半程度の学習者を対象にした場面シラバスの教材である。後者は、フィリピンのミンダナオ国際大学において初級日本語を修了した高齢者介護専攻の学生用に作成されたものであり、介護現場でのコミュニケーションを重視した場面シラバスの教材である。これらの教材は、対象とする学習者を「初級レベル修了及び中級」としていることから、150時間から200時間程度の日本語学習歴があると考えられ、暗に教室環境での学習者が想定されている。つまり、話す・聞く・書く・読むの四技能を体系的に学んできた学習者である。またいずれのテキストも会話が中心となっており、読み書き練習、特に「記録」の練習部分は盛り込まれていない。

3.3　コンセプト策定

　本テキストの主な対象は、初任者研修を受講する定住外国人であるが、内容は初任者研修の専門知識を補完するものではない。目的は先に述べたように、定住外国人が介護職に就き、その中でステップアップをし、長く介護職に従事できるようにサポートするためのものである。そのためには、施設アンケート、修了生アンケートでも多く聞かれたように、やはり「記録」が重要なものとなる。よって、本テキストは介護記録の読み書きに重点を置くこととした。

　また、日本語研修修了後も自ら学習できるようワークシート形式を採用した。読み書き能力向上を図るだけでなく、ステップアップのためには研修のような一時的な学習では足りず、持続的に学習を続けていかなければならない。その際、周囲の人的リソースを積極的に活用しながら学習することは、モチベーションの面でも職場での人間関係構築にも役立つと考える。

3.4　テキスト作成

　実際のテキストについて紹介する。構成は第1章「声かけ」、第2章「介護記録」、第3章「職場のマナー」の3つの章からなっており、「巻末資料」として、そのほか必要と思われるものを付け加えた。総ページ数112ページと

なっている。

3.4.1 第1章 声かけ

本書は読み書き中心のテキストであるが、敬語がうまく使えないこと、介助場面を言語化することで語彙を増やす意味でも有効であると考え、全体の約1割を割いて声かけの章とした。教室環境の学習者と異なり、すでに生活の中で日本語を使用している受講生も多くいるため、従来のテキストで見られるようなダイアログ形式にはせず、キーフレーズとなる声かけだけ提示し、生活日本語を応用しながら授業が進められるよう、自由度を高くした。初任者研修の専門講義の授業を思い出しながらグループで活動してもらうことで、専門技術の復習になることも想定している。介助の仕方、声かけの仕方を自分たちで考えることにより、介護についての理解も深まり、日本語の表現も広がることを期待した。

また一通りの場面別の声かけを練習したのち（もしくは練習しながら）、「ていねいな声かけの練習」とし、文法知識の確認もできるようにした。施設の方の助言を参考に、声かけの章の最後には、あえて「よくない声かけの例」を提示し、何がいけないのか、介護の理念や社会人としてのマナーに照らし合わせ考えを深めてもらえるようにした（図1参照）。

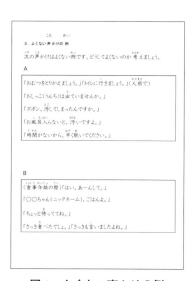

図1　よくない声かけの例

3.4.2 第2章 介護記録

第2章は4つのステップに分かれている。①「介護記録を読む前に（ウォーミングアップ）」、②「読む練習」、③「介護記録を書く前に（ウォーミングアップ）」、④「書く練習」の4つの構成である。

①「介護記録を読む前に（ウォーミングアップ）」では、アセスメントシートをはじめ、介護記録で使用する漢字、語彙、表現を提示している。漢字は介助行為に使用する漢字、形容詞、動詞、体に関する漢字に分け、単漢字で記載した。未習の語彙に出会った際に、単漢字の本来の意味から語彙の意味がイ

メージできるようにするため、あえて語彙ではなく単漢字での提示とした。このように扱うことで、数限りなくある語彙を覚えることよりも、単漢字として読める漢字を増やすことで、記録も読みやすくなることを実感してもらうという狙いがある。アセスメントシートでは、漢字に慣れること、専門語彙を増やすことに加え、施設において利用者の介護がどのように行われているかを理解できるようにしている。専門語彙の定着後に行うのが、記録でよく使う表現である。「報告する」「確認する」「発見する」「観察する」「説明する」という述部にあたる部分、「訴え／要望／拒否／指示」という語彙、「〜あり／〜なく／〜し」という連用中止の表現を扱った。

　②「読む練習」では、実際の介護記録を介助場面ごとに3〜10程度の記録を載せている。記録は、実際の介護記録から個人を特定する内容が含まれないもので、前後の文脈がなくとも理解ができ、かつ介護職未経験者にとっても職務内容や利用者の様子が分かるものという観点から選択し、掲載した。また、一般の辞書には記載がない専門的なことばや表現にはやさしい日本語で説明を付けた。それぞれの記録の下部には、①利用者の様子、②利用者やスタッフの発言・対応、③その後の対応、それぞれについて記述をする欄を設けた（図2参照）。繰り返し客観的事実と主観的な観察を分けて状況把握し、それに対するスタッフの対応について考えることで、介護への理解をより一層深める一助となるだろうという考えによる。

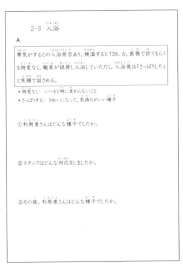

図2　読む練習

　③「介護記録を書く前に（ウォーミングアップ）」では、記録を書く際によく使う19表現について提示した。この表現は前項の読む練習にてたびたび使われている表現から抽出し、それぞれ簡単な日本語で意味と接続、例文を付け加えた。接続については、自然習得で日本語を身に着けている定住外国人にとっては、普通形の概念が難しいと考えたため、タ形・辞書形・ナイ形等の表現にし、巻末資料の中に頻出動詞の活用一覧を記載した。

④「書く練習」では、まずは短文レベルで記録に書き起こす練習を入れ、次に2〜3ターン程度の会話文を記録に起こす練習を加えている。それぞれにウォーミングアップで提示した表現をヒントとして記載し、表現の練習としても使えるようにした（図3参照）。最後は前述の会話文に加え、もう少し細かな状況設定を設けており、表現についても自分で考え書けることを意図した。

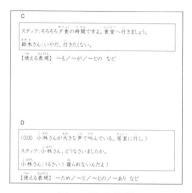

図3　書く練習

3.4.3　第3章　職場のマナー

第3章では、就職に必要な履歴書の書き方と、職場の同僚との会話という項目について扱った。履歴書では、項目ごとに必要語彙を提示し、自分で記入し練習できるようにしている。同僚との会話では、テキスト作成にあたり実施した施設アンケートで、勤怠や人間関係のトラブルが複数見られたことから、シフト変更や休暇届、丁寧な依頼の仕方について扱った。

3.4.4　巻末資料

巻末資料では、介護現場の仕事のイメージがしやすいように、施設資料として「今月の予定」（行事予定が記載してあるカレンダー）を添付した。前述の施設アンケートで、「利用者の名前が覚えられない」という声もあったため、日本人に多い名字ランキングを載せ、読み方を記入できるようにしている。また就労後も自立的に学習を続けられるようにするために、日本語学習サイトのURL、体系的な文法学習未経験者のために、頻出動詞の活用一覧、敬語表現（尊敬語・謙譲語）、ひらがな・カタカナ表も添付した。

4.　まとめ

EPA、技能実習制度は日本語教育の環境が確保されており、現場で必要な日本語能力を習得するチャンスは用意されている。その上、一定期間の雇用も保証されている。しかし定住外国人については、介護職に従事したいという高いモチベーションは持っているものの、専門日本語を学習する機会がないばかりか、雇用の継続の保証もない。すべてが個人の努力に委ねられているのであ

る。

　一般的な日本語教育では、教室環境で「読む」「書く」「聞く」「話す」の四技能を習得した後、初めて専門日本語が学べると考えられている。しかし「自然習得」で日本語能力を獲得してきた定住外国人には、前述した四技能をバランスよく積み上げてきた場合の尺度に当てはめることは難しい。定住外国人支援を考える場合、既存の「初級」「中級」といった尺度に捉われずに、柔軟な発想を持って支援にあたらなければならない。

5.　今後の展望

　初任者研修の受講生に、なぜ介護の仕事を選んだのか聞いてみると、「今までは日本語が下手だから、機械相手の工場の仕事ばかり。だから日本語も上手にならない。今度は人と話す仕事ができる」「自分の国の親の面倒は見ることができない。日本の高齢者のお手伝いをすることは、自分の親を見ている気持ちになれる」という答えが返ってくる。日本語学習に対しても、介護職に対しても高いモチベーションを持っている。しかし定住外国人が、介護職を好きになり、より高い日本語能力を身に着けながら日本での生活をより豊かなものにしていくためには、個人の努力だけでは叶わない。周囲の人間をも巻き込んだ支援の持続可能性がなければ、このようなモチベーションも途中で挫折してしまうことになるだろう。外国人定住者の努力に任せるだけではなく、それを受け入れるホスト社会の努力も必要なのである。

　今回のテキスト作成にあたって経営者会事務局長の甘粕弘志氏は、インタビューの中で、今後の外国籍介護職員の展望について「在留資格を持った定住外国人をこれからは外から呼んでこなければならない」と話す。その上で、介護職における今後の定住外国人支援の在り方について下記のように話す。

　　　　日本語があまり分からない人がすぐにできる仕事じゃない。今働いている外国人はこれから入ってくる外国人をいかに育成するかだと思うんですよ。その国の言語も分からない日本人が教えるのは難しい。その国の言語も分かって、気質も分かって、現場の仕事も分かる人が後輩に教えたほうがいい。そういう人が管理者になっていけば……そうならないと施設運営はできなくなる。そこに早く気づかなければいけない。

日本語能力、介護の仕事に向けられたモチベーションを損ねることなく、仕

事に十全に参加ができるようになるまでの支援をするためには、彼らの日本語能力、背景を十分に考慮した策が必要である。日本語教育は、どんなレベルの学習者でも学べる専門日本語のノウハウ、それに準じたテキスト、ネット教材、学習の場、支援者等、これまでになかったさまざまなツールを準備する必要がある。ただ教えるだけが支援の術ではない。彼らが少ない時間の中で自ら学びたいと思った時、また彼らの周囲の人間が彼らをサポートしたいと考えた時、手軽にアクセスができる学習ツール・環境を準備しておくことも、持続的な支援の一つではないだろうか。日本語能力を身に着ける学習環境になかなか出会わずにきた定住外国人も、介護職を通して自分の日本語能力を向上させようとしている。このテキスト作成に込められた想いが届き、定住外国人と周囲の支援者をつなぐ1冊となることを期待したい。

引用文献

富谷玲子・内海由美子・斉藤祐美（2009）「結婚移住女性の言語生活 —— 自然習得による日本語能力の実態分析」『多言語文化 —— 実践と研究』2, 116-137.

長友和彦（2005）「第二言語としての日本語の自然習得の可能性と限界」『日本語学』24(3), 32-43.

宮崎里司（2005）「言語の自然習得とは」『日本語学』24(3), 6-18.

森篤嗣（2011）「職種別に見た滞日年数と言語能力の相関 —— 日本語能力自己評価と言語行動可能項目数を指標として」『社会言語科学』13(2), 97-106.

第3部

外国人看護・介護人材現場の実証研究

第3部解説　外国人看護・介護現場を検証する

　第3部は、「外国人看護・介護人材現場の実証研究」とし、「看護人材編」と「介護人材編」とに分類した。なお、一部には事例報告を含む。

　2008年8月7日、EPA（経済連携協定）に基づき、インドネシア人EPA看護師候補者第1陣104名が来日した。まず、「看護人材編」において、第1章の平井は、同じ研修センターで半年間日本語を学習したインドネシア人看護師候補者25名のその後について、8年間にわたる縦断研究をデザインし、追跡調査してきた。EPA制度の課題を焙り出すとともに、今後日本が看護・介護の専門職として、外国人人材を受け入れる際に予想される問題点を検証している。

　第2章の岡田は、日本語教師としてインドネシア人EPA看護師への支援に関わった経験をもとに、日本で就労するEPA看護師の課題を取り上げている。具体的には、国家試験合格後も継続して支援をしたEPA看護師Aを中心に、インタビュー調査を行い、状況を把握した。また、EPA看護師のライフステージの中で、日本語教師の役割を、連続性（アーティキュレーション）や、市民リテラシーの観点から考察した。

　そのインドネシア人EPA看護師候補者の一人として来日した、第3章のデウィ・ラッハマワティは、当事者の視点から、10年の節目にあたりEPAを振り返っている。来日目的については、それほど確固たるものは持ち合わせていなかったが、時が経つにつれ、どのような役割参加を期待されているのか、外国人看護人材として、今後どのように貢献できるのかなどを綴っている。

　次に、「介護人材編」において、第4章の野村は、自律学習を中心に据えた支援に関する一考察として、EPAで来日した外国人介護従事候補者への学習支援を充実させ、かつ候補者自身が自律的に学習することが求められると論じている。その上で、候補者の「自律学習」を中心に据えた効果的な学習支援を行うにはどうしたら良いかを、候補者の振り返りをもとに、公的な日本語教育と学習支援を概観し、必要な支援を考察している。

　第5章の中村は、現状の「介護就労現場に必要な日本語を教える」日本語教育の支援の限界を指摘している。また、その反証として「社会に関わる」ことを目指す授業活動を計画・実施し、「介護就労現場に必要な日本語を教える」ものではない日本語教育実践に向けた視点や、「介護就労現場における日本語教師の役割」再考のための観点の提示と展望を試み、「社会への働きかけとし

ての授業活動」という見方を、教師による意識化の必要性の観点から考察している。

看護人材編

第1章

インドネシア EPA 看護師候補者第 1 陣の 8 年後

――候補者それぞれの進路について

平井辰也

要旨

　本章は、EPA（経済連携協定）に基づき来日したインドネシア EPA 看護師候補者について、8 年間にわたる追跡調査の結果である。調査対象者は、看護師や准看護師になった者、現地で看護師に戻る者、結婚し家庭に入る者、起業する者、国家試験再受験を目指す者などさまざまであるが、EPA 制度の課題を検証するとともに、日本が看護・介護の医療福祉部門の専門職として外国人人材を受け入れる問題点を考察している。

キーワード

外国人介護人材、インドネシア EPA 看護師候補者、看護介護の専門職、准看護師、ムスリム

1.　はじめに

　2008 年 8 月 7 日、EPA（経済連携協定）に基づき 104 名のインドネシア EPA 看護師候補者が来日した。その中の 25 名について、筆者は現在（2016 年 10 月）まで 8 年間にわたり追跡調査してきた。

　25 名の中で看護師国家試験合格者は 5 名である。また EPA 第 1 陣が候補者として日本に滞在期間中には准看護師試験受験は認められなかったが、その後准看護師試験受験が認められるようになり、2 名が再来日をして准看護師免許を取得した。さらに滞在期間中に合格できずに帰国した者の進路もさまざまであり、現地で看護師に戻る者、結婚し家庭に入る者、起業する者、国家試験再受験を目指す者など多様である。今回は EPA に基づき来日した看護師候補者第 1 陣 25 名の 8 年間を追うことで、国家間の協定のもと、日本で初めて外国人専門職として受け入れを行った EPA 看護師候補者が、どのような軌跡をた

どったかについて検証し、EPA 制度の課題を焙り出すとともに、今後日本が看護・介護の専門職として外国人人材を受け入れる際に予想される問題点について考えてみたい。

2. 2008 年来日看護師候補者 25 名について

インドネシア人看護師候補者 25 名の内訳は、女性 23 名、男性 2 名であった。年齢（来日時）は 23 歳から 31 歳まで、宗教はムスリムが 18 名、クリスチャンが 7 名であった。25 名中、看護師国家試験合格者は 5 名（EPA 候補者としての滞在期間終了後に再受験で合格が 1 名）、帰国後に短期滞在で再来日して准看護師に合格した者が 2 名いる[注1]。

来日時に既婚だったのは 2 名、その後現在までに結婚した者は 18 名おり、現在は 25 名中 20 名が既婚者である。現在日本に在住している者は 6 名（看護師 3 名、准看護師 2 名、日本人の配偶者 1 名）、アメリカ在住が 1 名（日本で知り合ったアメリカ人と結婚）、インドネシア在住者が 17 名である[注2]。

来日時に日本語は全員が未習（1 名のみ日系クリニックでの勤務経験があり簡単な会話はできたが、ほかの 24 名はまったくの日本語学習未経験者）で、6 ヵ月の日本語研修を経て、就労先の病院へ赴任して看護師国家試験合格を目指した。

3. 看護師候補者 25 名の現状

3.1 看護師国家試験合格者

合格者のうち、現在日本で看護師として働くのは 3 名である。フェデラ（仮名）は現在も来日した時の病院に変わらずに勤務している。信頼する上司やサポートする仲間に恵まれていることが働き続けることができた理由ではあるが、彼女には簡単には転職や帰国したりできない事情もある。彼女は合格後に夫をインドネシアから呼び寄せ[注3]、その後娘を出産した。夫はインドネシアで

注1　EPA 候補者の准看護師試験受験は受け入れ当初、EPA 制度の目的が看護師国家試験合格であることを理由に認められなかったが、2012 年に一部の医療法人の候補者 20 名が厚生労働省から直接許可を得て受験したのをきっかけに、2013 年からそのほかの法人の看護師候補者にも認められるようになった。

注2　帰国後の 2013 年に伝染病で亡くなった候補者が 1 名いる。

注3　EPA 制度では国家試験合格後は配偶者と子供の呼び寄せは可能であるが、配偶者の就労は認められない。また個別的資格外活動の申請は可能だが、看護介護に関わるアルバイトは認められない。

は小学校の教師で日本語はまったくできなかったが、来日後に日本語を勉強して、1年後にはアルバイトを探し始めた。しかしアルバイトを探す際の健康診断で難病であることが発覚し、その後骨髄移植手術を受け、現在も治療中である。治療には高額な費用がかかり、難病のため高度先端医療が受けられる日本で治療を続ける必要もあるので、彼女は帰国したくても簡単には決断できない状況に置かれている。

　ヨハネス（仮名）は来日前から日本の文化などに非常に興味を持っており、合格後は積極的に支援団体のイベントなどに参加し、支援団体のスタッフだった日本人と知り合って結婚した。ヨハネスは結婚を決めた時、家庭の事情から妻と同居するために妻の実家に近い病院へ転職を希望したが、合格後1年足らずだったため、当時働いていた病院は非常に難色を示した。その働いていた病院にとってヨハネスは初めてのEPA看護師候補者受け入れであり、国家試験合格のために多くの支援をしてきた。病院は国家試験合格者であるヨハネスに対しての期待が大きかったので、ヨハネスの退職の申し出には失望も大きかった。しかしヨハネスはその後も粘り強く病院側への説得を続け、最終的に理事長の同意を得て転職の許しを得た。その後、在留資格「永住」を取得し、日本人の妻との間に2児を授かりローンを組んで日本でマンションも購入した。ヨハネスは今後も妻や子供と一緒に日本での生活を中心に考えているが、インドネシアに残してきた両親のことも気になっている。しかし日本へ両親を呼び寄せることは、現状のEPA制度では非常に困難である注4

　また、いったん帰国した後に国家試験に合格した者がいる。ウリ（仮名）はEPA候補者としての3年の期間を終えた時、病院は1年の特例滞在延長をするように勧めたが、滞在延長を選ばず帰国した注5。ウリはその時に働いていた病院での待遇に不満はなく、日本で働き続けたいという気持ちは強かったが、勤務先の病院はキリスト教系列の病院でムスリムのウリにとってはいろいろとストレスも多かった。インドネシアからのEPA第1陣受け入れは急遽決定したため準備期間が短く、応募してから来日までの期間も1ヵ月しかなかった

注4　就労を目的とした在留資格で日本に滞在している外国人は、EPAも含めて日本へ両親を呼ぶことは原則認められていない。

注5　EPA制度では看護師候補者の滞在期間は3年であるが、2011年3月に国家試験合格のための支援が十分ではなかったとの理由で、閣議決定により2008、2009年入国EPA候補者に対して1年間の特例滞在延長が認められた。その後も2013年3月に2010、2011年入国候補者、2015年3月に2012、2013年入国候補者に対して閣議決定により特例滞在延長は認められている。

め、ウリは受入病院について十分な情報もないまま決めてしまった。しかしイ
ンドネシア帰国後に日本へ戻りたい気持ちが抑えられず、ウリは翌年短期滞在
で再来日し、国家試験を受験して合格した。その後はEPA候補者の時とは別
の病院と契約をして日本での就労を希望したが、当時はEPA制度で帰国後に
国家試験に合格した者の再来日のスキームが構築されていなかったため、再来
日の手続きには8ヵ月もかかった[注6]。

　その後は結婚のために帰国し、日系クリニックで看護師として働いていた
が、2016年になりウリは夫とも相談して再度日本での勤務を決意し、日本の
支援者のサポートで勤務先の病院を見つけて2016年5月に再来日し、日本の
病院で看護師として勤務を始めた。2017年2月には夫を日本へ呼び寄せて一
緒に暮らす予定である。

　次に国家試験に合格後、現在はインドネシアで働く2名の現状を見てみた
い。

　ルシー（仮名）は来日前より日本の大学で看護の勉強をしたいという希望を
持っており、合格後は大学院への編入などを目指していた。勤務先の理事長な
どの支援もあったが、インドネシア人が日本で看護師として働きながら専門課
程へ進学することは難しく、残念ながら実現には至らなかった。その後は両親
の強い希望もあり、帰国してインドネシア人と結婚した。ルシーは現在インド
ネシアで日本人駐在員向けの医療サービス会社に勤務している。この会社はイ
ンドネシアに赴任した駐在員の家族が主な顧客で、24時間態勢で日本語がで
きるインドネシア人看護師が電話対応し、病院への付き添い、インドネシア人
医師への医療通訳、病院での会計まで対応するため現地日本人には人気が高
く、ここ数年で入会者が急増している。業績が好調なため職員にも高給が保障
されているので、現在は帰国したEPA看護師が10名以上働いている。ルシー
は彼女たちのまとめ役として会社では管理職についており、仕事にもやりがい
を感じている。ルシーは今もまだ日本へ戻りたい気持ちはあるが、仕事もあ
り、結婚して家庭を持ったので、日本へ戻ることは難しいと考えている。

　ベッキー（仮名）は国家試験合格後に帰国し、来日中に日本の教会で知り
合ったインドネシア人男性と結婚した。帰国後はインドネシアでも不便な場所
にある夫の実家に住んでいたが、その後夫とともに都市部に移転し、日系の

注6　当時（2012年5月）筆者がウリの再来日の手続きを確認した際の国際厚生事業団の返答
　　は「現在厚生労働省と法務省が協議してEPA再受験合格者のための再来日の手続きについて
　　スキームを作っている」というものであった。

クリニックで看護師として働きながら、休みには自営業の夫の手伝いをしていた。その後 2016 年 1 月に出産し、夫とも相談し、家族の将来のことも考えて現在は日本で働ける病院を探している。ベッキーを EPA 候補者として受け入れた病院では、国家試験の指導者は非常に厳しく候補者に接したため、4 人いた仲間は指導者の態度に不満を持ち、1 年後にはベッキー以外は勉強会に参加しなくなった。しかしベッキーは国家試験に合格するためには厳しい指導が必要だと考えて最後まで勉強会にも参加して、国家試験にも合格した。その後看護師としての勤務では看護記録に苦しみ毎日 3 時間以上の残業となったが、努力して克服してきた。そのような努力の末に勝ち取った日本での看護師という地位を捨てて、インドネシアへ帰国した理由について尋ねると、ベッキーは「主人が帰国を望んだから」と答えた。帰国後にインドネシアでも不便な場所にある夫の実家に住むこと、都市部への移転や日本へ戻ることについても、ベッキーはインドネシア人の妻として、夫の意向に従うことは当然だと考えているようであった。

3.2　准看護師・日本人の配偶者

EPA 第 1 陣が EPA 候補者として日本に滞在していた時は准看護師試験の受験は許されなかったが、その後短期滞在で来日し、准看護師試験に合格した者が 25 名の中にも 2 名いる。そのうちの 1 名ユユン（仮名）は、民間の再受験支援プログラムに参加して准看護師に合格した。その後プログラムを支援した病院で就労するために来日して、現在は日本のクリニックで准看護師として勤務している。ユユンは日本で働く理由については話そうとしないが、帰国後に 2 回再受験をしたことから、日本で働きたいという気持ちは非常に強く持っていると思われる。ユユンは現在日本で働いた給料が貯まると、両親に送金している。その理由は両親に NAIK HAJI（メッカ巡礼）をさせるためである。インドネシアのムスリムにとって NAIK HAJI は一生に一度は実現させたい夢であるが、そのための費用は 100 万円程度必要で、インドネシア人にとっては簡単に準備できる金額ではない。また現在 NAIK HAJI は参加希望者が多く、予約をしても実際に巡礼ができるまでには 10 年以上待たされることもあり、巡礼を早く実現するためにはさらに高額の費用が必要になるとも言われている。ユユンは両親が元気なうちに NAIK HAJI をさせたいと思っていたが、インドネシアで看護師として得られる給料では実現は難しかった。しかし日本で准看護師として働くことで、両親に NAIK HAJI をプレゼントすることも夢で

第1章　インドネシア EPA 看護師候補者第1陣の8年後　**169**

はなくなっている。

　看護師や准看護師以外の在留資格では、日本人と結婚して配偶者の資格で滞在する者もいる。アンナ（仮名）は日本人の同僚と結婚した後に、EPA 候補者としての滞在期間を終えて帰国したが、その後配偶者として再来日した。現在は日本人の妻として、看護師とは関係のないアルバイトをしながら日本に在住している。再来日してから現在までは国家試験の受験はしていないが、来年は国家試験を受験したいと考えて、現在は受験準備を始めている。

3.3　帰国者

　EPA 候補者としての滞在期間に国家試験に合格できなかった者、また看護師以外の在留資格を取得できなかった者はインドネシアへ帰国しているが、その後の進路はさまざまである。

　アディスティ（仮名）は EPA 候補者として3年の期間内に国家試験に合格できなかったため、3年の EPA 候補者期間の終了後に帰国した。その後インドネシア人と結婚し出産したが、その間にもインドネシアで公務員試験を受け、現在インドネシアの眼科病院で看護師として勤務している。EPA に参加したのは日本で看護技術を学びたかったためで、国家試験に合格できなくて技術を学べなかったのは残念だったが、インドネシアでは公務員試験に年齢制限があるため、将来のことも考えて、病院が勧めた1年の特例滞在延長はしないで帰国することを選んだ。アディスティは機会があれば、また日本へ戻って働きながら看護の技術を学びたい気持ちは持っている。また今年からは看護の学士をとるために大学で勉強を始めるため、日本の看護学校で交換留学があったら参加したいと考えている。

　リリス（仮名）はアディスティと同じ病院で EPA 候補者として看護助手をしていたが、国家試験に合格できなかったため帰国した。帰国後は日本語力を生かして日系企業で通訳の仕事をしていたが、インドネシアに進出した日本の外食産業に日本語力を買われて、現地採用一期生として就職することとなった。リリスは就職した会社で、一緒に採用されたインドネシアの大学で日本語科を卒業した同僚らと東京で3ヵ月の実地研修を受けた。実地研修では池袋の牛丼チェーンでの研修もあり、研修中に東京で筆者と会った時には「いらっしゃいませ。ご注文はお決まりですか」と流暢な日本語で研修の成果を披露してくれた。その後もその会社で幹部候補生として順調に仕事をしていたが、インドネシアに帰国後に結婚した夫との間に生まれた子供が大きくなり、子供と

一緒の時間を持ちたいと思い退職した。現在は再び日系企業で通訳のアルバイトをしており、インドネシア人の家族との時間を大切にしたいので、今は日本へ戻ることは考えてはいない。

　また、日本語力だけでなく、日本での経験や人脈を生かしてインドネシアで活躍している者もいる。イデワ（仮名）は1年の特例滞在延長をしたが、国家試験には合格できずに帰国した。国家試験合格まではあと一歩のところまで来ていたので、再来日をしてもう一度国家試験に挑戦することも考えたが、帰国後に結婚をして子供も生まれたために、再受験の道は選ばずに、日本での経験を生かしてインドネシアで起業する道を選んだ。その後イデワはジャカルタで人材紹介会社を起業し、インドネシアの人材を日本の企業に紹介している。その中には元EPA候補者もおり、現在は日本へ戻りたい元EPA候補者のための留学プログラムについても、インドネシア側の担当者としてサポートをしている。イデワは自分も日本へ戻って国家試験に挑戦したい気持ちは今も持っているが、日本で得た経験を生かして仲間のサポートをしながら、家族のためにインドネシアで頑張っていこうと思っている。

　ほかに日本語だけではなく、看護師としての経験も買われて日系企業で働いている者もいる。デワ（仮名）はイデワと同様に特例滞在延長後に国家試験に合格できずに帰国した。デワはEPAに参加する前はインドネシアの病院でプリセプターをしており、看護師としての経験と日本での就労経験を買われて、日系医療機器メーカーに就職し、現在は看護師のためのセミナーの講師を担当している。デワは日本語だけではなく英語も堪能で、持ち前の語学力も生かして講師としての評価は高く、月収は20万円を超える時もあり、現在の仕事に満足している。しかし、同僚は同じEPA第1陣で国家試験に合格して日本で看護師の仕事をした後に帰国しており、日本で看護師としての経験を積めなかったことに対して同僚に引け目を感じることもある。インドネシアへ帰国した時にはもとの病院へ戻ることを考えたが、かつての同僚が現在は看護部長になっており、一方自分は日本で看護助手として働いていたため看護師としてキャリアアップができなかったことなどから、以前の職場には戻らず、現在の職場を選んだ。現在デワは経済的に恵まれている今の仕事を続けながら、もう一度日本で看護師としての経験を積むために、国家試験の再受験を目指そうと考えている[注7]。

注7　EPA看護師候補者の看護師国家試験受験資格には期限がなく、本人が希望すれば帰国後何年経っていても国家試験の受験は可能である。

第1章　インドネシアEPA看護師候補者第1陣の8年後　**171**

デワと同様に、帰国後数年過ぎてから国家試験を目指す者もいる。ライラ（仮名）はデワと同じように特例滞在延長後に帰国した。その後同じEPA看護師候補者だった夫と結婚し、子供を産んだが、子供が大きくなり手がかからなくなってきたことで、夫とともに日本へ戻るために国家試験再受験を希望するようになった。今年8月には民間の再受験支援プログラムに応募したが、残念ながら選考試験で落選してしまった。しかし今後も日本へ行くことを諦めずに、夫とともに日本へ戻るために国家試験のための勉強を続けている。また、そのほかの者も看護師、主婦、日系企業勤務など、それぞれの道を歩んでいる。

4.　EPAの8年から分かったこと

　まず調査をした25名について国家試験合格と日本への定着という側面から見てみると、25名中合格者は5名で合格率は20％である。また日本で就労中の者は3名なので定着率は12％、定着の条件を来日時の病院に限ると1名で4％となる[注8]。この数字は看護師の人材確保を求めてEPA候補者を受け入れている病院にとっては非常に厳しいものである。EPA候補者受け入れのための初期費用や3年間の病院側の人的負担を考えると、補助金などがあったとしても、合格率と定着率の低さは病院が積極的に受け入れをできない要因となっている。EPA看護師候補者の受け入れ人数は第1陣104名、第2陣173名であったが、現在は毎年50名程度の受け入れにとどまっていることからも、看護師の人材確保という面からはEPA制度がうまく機能していないことが分かる。

　次に国際貢献という点からEPA制度を見てみると、日本へ来日した25名は全員が2年以上の実務経験を持つ看護師で、インドネシアにとっては貴重な医療人材であった。25名中17名が現在インドネシアに帰国したが、その中で現在看護師として勤務していることが確認できたのは5名である。また、5名中2名は日系のクリニック、1名はジャカルタ日本人学校の保健教諭である。筆者の聞き取り調査では、インドネシアへ帰国した者が看護師に戻らない主な原因はインドネシアにおける看護師の待遇の低さにあり、ジャカルタのクリニックであっても月給は2万5千円程度ということで、日本語を生かして月給が数倍もらえる日系企業で就労することを目指す者が多い。また日系のクリニッ

注8　インドネシア人看護師候補者第1陣全体で見ると、104名のうち国家試験合格者は24名で合格率は23％である。日本で就労中の看護師は16名で定着率は15％となる。

クでは看護師ではあるが期待されているのは日本人患者への通訳業務であり、看護師としてのキャリアアップができる環境にはない（給与は日系企業と同様の額が期待できる）。

　もう一つの要因として、国家試験に合格できなかった候補者は日本で看護師としての経験を積めなかったという点も挙げられる。日系企業で働く候補者に、なぜ看護師に戻らなかったかを聞いた時の回答は「インドネシアの病院では日本で学んだ看護技術について教えてほしいという期待があるが、私は日本では看護助手で看護師の仕事はしていないので期待には応えられない」というものであった。日本で学んだものは看護技術ではなく日本語や日本の会社組織での働き方などであることを考えると、帰国者が日本で得た経験を生かすには、看護師ではなく日系企業を目指すのが当然のように思われる。この結果から、EPA制度はインドネシアの貴重な看護人材を減らしており、国際貢献という面でもうまく機能していないと言える。

　次に参加した25名の視点からEPA制度を考えてみたい。筆者の聞き取りでは、インドネシアへ帰国したすべての者が、機会さえあればまた日本で働きたいと答えており、EPA制度によって日本で働く機会を得たことは貴重な体験であると考えている。また合格しなかった候補者は日本で看護師としての経験を積むことはできなかったが、日本語や日本の文化、日本人の考え方などを学んだことで、帰国後に日系企業で働く等のチャンスを得ており、日本でのEPAの経験は参加者の自己実現という点では有益なものになっている。一方、不満な点として多くの者が挙げたのが、病院ごとに研修等の対応が違うという点である。来日後6ヵ月までは全員が同じ研修を受けているが、病院へ赴任後の国家試験対策等は病院に一任されており、病院による差があることが大きなストレスになり、帰国の原因にもなっている。また事前のマッチングで聞いていた条件が違っている点を国際厚生事業団に訴えても改善がされなかったという声もいくつかあった。ある候補者は「EPAは参加者全員が帰国するまで3年間同じ研修を受けられると思っていたので、友達の病院と自分の病院で勉強の時間などが全然違うことに失望した」と話していた。

5.　おわりに

　厚生労働省はEPA看護師介護福祉士候補者受け入れについて「一人でも多くの外国人候補者が看護師や介護福祉士の国家試験に合格し、その後、継続して日本に滞在することが期待されている」としているが過去の合格率と定着率

からは、それが達成されているとは言い難い。

EPA看護師介護福祉士候補者の受け入れでは、初年度の海外技術者研修協会での6ヵ月にわたる日本語研修には一人あたり407万円の補助金が使われており、病院へ赴任後も国際厚生事業団によりさまざまな支援も実施されている。そのように国が多額の税金を投入したにも関わらず、看護師という国際的にも業務が共通していると考えられた専門職の外国人人材受け入れが成功していないということの意味は非常に大きい。またEPAの目的についても厚生労働省は「経済活動の連携の強化」としているが、国際厚生事業団のアンケートでは、受け入れ施設は「国際貢献、人員確保」、参加者は「看護技術を学ぶ、就労」と答えており三者間でのずれが見られる。そのずれが原因となって国の支援対策も泥縄式になり、思ったような効果が出ない結果に終わっている。今後EPAを継続していくのであれば、制度の目的について国、受け入れ施設、参加者間での意思統一を図ることが必須であろう。

EPA看護師候補者受け入れを通じて、私たちは専門職の外国人人材受け入れについて多くの示唆を得た。またEPAは人材不足のための制度ではないので、今後、看護介護の人材不足を補うためにはEPA以外の枠組み（留学生、技能実習生等）を利用することが必要となってくることも考えなければならない。筆者は8年間の調査の中で、EPA看護師候補者受け入れの問題について候補者の能力不足に原因を求める声は多く聞いてきたが、受け入れ側から日本の看護現場にも問題があり、それを変えなければならないという声は残念ながら聞いたことがない。しかし、今後日本が外国人人材の受け入れをすることが必要になった場合は、EPAでの受け入れについて問題点をしっかりと分析し、その上で外国人にだけ問題の原因を求めるのではなく、受け入れ側の問題点についても考えることが重要になるであろう。EPAの受け入れ開始から8年間で筆者が実感させられたことは、当然のことではあるがEPA候補者は一人ひとりが個別の人格を持っており、それぞれの人生において日本で働くという選択肢がどのような意味を持つのかについても十分に配慮し、一人ひとりに寄り添って対応することが必要であるということであった。大切なことは受け入れた側が外国人を共に歩んでいく仲間であると考え、共に歩んでいくためには自分たちも変わらなければならないという覚悟を持つことである。もし、そのような配慮も覚悟もなく、単なる人材不足の穴埋めとして外国人人材を受け入れるのであれば、今後も日本で外国人人材は定着せず、近い将来、日本へやってくる外国人人材はいなくなってしまうであろう。

看護 人材 編

第2章

EPA 看護師の国家試験合格後の
支援から見えてきたこと

岡田朋美

要 旨

　EPA 看護師の国家試験合格後の課題とは何か。EPA により日本で就労すること
になったインドネシア人 EPA 看護師に日本語教師として関わった経験をもとに、
日本で就労する EPA 看護師の課題を明らかにする。特に、国家試験合格後も継続
して支援をした EPA 看護師 A を中心に、2 回のインタビューを通して、彼らの置
かれている状況を把握する。国家試験に向けての日本語支援は充実してきた。しか
し、国家試験合格はゴールではない。国家試験に合格し EPA 看護師となったほう
が、実践的な日本語が必要になる場面が多い。EPA 看護師が、日本で専門性を持
つ看護のプロとして、また生活する一人として、十全的に役割参加するには、支援
者としてどのような点に注目すれば良いのか。EPA 看護師のライフステージの中
で、日本語教師はどのような役割を担えるのか。アーティキュレーションと市民リ
テラシーの観点に注目して見ていく。

キ ー ワ ー ド

支援、アーティキュレーション、市民リテラシー、共生、役割

1.　はじめに

　筆者は、2009 年から 2014 年まで、関東地方にある受け入れ病院の支援チー
ムの一人として、日本語教師という立場で支援に携わってきた。筆者が関わっ
てきた EPA 看護師 A は、インドネシアの第一陣の EPA 看護師の候補生とし
て 2008 年に来日（2011 年 3 月に国家試験に合格）しており、日本が EPA の
枠組みで受け入れた最初のグループであった。受け入れ開始当初、病院側で
日本語教育という専門分野を知る者は多くなかった。EPA 看護師の候補生は、
看護師国家試験に合格しなければ帰国を余儀なくされる。このため、一般に、
国家試験合格を目指した学習が中心となっていて、国家試験合格後まで日本語

第2章 EPA看護師の国家試験合格後の支援から見えてきたこと **175**

支援を継続するケースはまれであった。しかし、実際は、国家試験に合格したからといって、ことばの問題が解決するわけではない。国家試験に合格した後のほうが、看護のプロのとして業務に従事することになり、より一層実践的な日本語が必要になる。支援チームはこの点に注目し、候補生がEPA看護師として就労していけるよう、国家試験合格後も一貫して連携し、日本語支援を行うことを目指してきた。

2. 国家試験合格後1年目と第1回目のインタビュー

国家試験合格後は、実際の看護業務を把握し、どのような日本語能力が必要になるのかを見極める必要が生じてきた。そのためには、看護現場にいる日本人看護師からの情報やEPA看護師自身の必要性をより一層踏まえる必要があると考えた。そこで、筆者が日本語支援で関わってきたEPA看護師Aを中心に、EPA看護師の現状をインタビューにより把握することにした。

2.1 EPA看護師第1回目のインタビューの目的

国家試験合格直後の支援チームでの話し合いから、EPA看護師Aが新たに業務で求められるようになったスキルの一つに、「看護日誌への記録」があることが分かった。そこで、EPA看護師Aにとって、「看護日誌への記録」にどのような日本語の課題があるのか、また、ほかにも具体的な課題があるのかどうかを探るべく、第1回目のインタビュー調査を行うことにした。課題の共通点を探るため、Aと同様の条件として、2011年3月に合格し、4月より病院に勤務しているほかのEPA看護師にもインタビュー調査を行った。調査協力者は、筆者が日本語支援を継続したEPA看護師A、および国家試験前には関わることがなかったインドネシア人EPA看護師（B・C・D）3名の合計4名である。4名はそれぞれ異なる病院に勤務していた。調査時期については、就労後半年が経過した時期（10月～12月）とした。インタビューの質問は、(1)～(3)の項目を明らかにすることを目的とし、半構造化インタビューを用いて行った。

(1) 新人看護師としての一日の仕事の流れは主にどのようなものであるか。
(2) 「看護日誌への記録」を行っているか。それはどのような形で行われるのか。

（3）国家試験合格後に特に必要になった日本語の四技能（聞く・話す・読む・書く）は何か。

2.2　第1回目のインタビュー調査から

2.2.1　新人看護師として共通していた項目について

第1回目のインタビューを行った時期は、一般に、新人看護師と呼ばれる時期であった。まず、（1）について尋ねた。一日の仕事の流れで4名に共通する項目としては、「情報収集」・「申し送りを受ける」・「バイタルサインのチェック」・「薬の配布」・「看護日誌への記録」があった。この中で、特に、日本語のスキルが必要となる「情報収集」と「申し送りを受ける」と「看護日誌への記録」について、見ていきたい。まず朝の業務に、「情報収集」と「申し送りを受ける」がある。「情報収集」とは、患者の状態を理解するため、パソコンやノート等に記された患者情報を理解するための作業のことである。日本語能力としては、文字を「読む」ことが中心になる。また、「申し送りを受ける」とは、業務を終了する看護師が、引き継ぎとして次の看護師へ口頭で患者の状態の報告をし、それを引き継ぐことである。限られた短い時間に患者の情報を耳から獲得しなければならなくなる。日本語能力としては、「聞く」ことが中心となる。「情報収集」と「申し送りを受ける」に共通していることは、情報の要点を絞って意味を理解することであり、短時間で日本語を正確に理解することが求められる。調査時点で、「情報収集」と「申し送りを受ける」について、各自の理解度をパーセンテージ（％）で自己評価をしてもらったところ、EPA看護師Aからは「ポイントが分かるようになってきた」と、具体的な数値での評価はなかったが、Bは70％〜90％程度、Cは80％程度、Dは70％程度を理解していると答えた。このことから、ある程度は理解していると認識していることが分かった。

2.2.2　看護日誌への記録について

次に、（2）について尋ねた。看護記録の形式についてだが、これには2種類があるという。FOCUS（フォーカス／フォーカスチャーティング）と、SOAP（ソープ／問題志向型システム）というものである。記録の形式は、病院によって異なるのだという。これを踏まえ、各病院の記録形式について尋ねた。EPA看護師Cの場合、まだ正式な記録を許されてはいなかった。一方、EPA看護師Aの場合、同系列の2ヵ所の病院で新人研修を行ったため

第 2 章　EPA 看護師の国家試験合格後の支援から見えてきたこと　**177**

FOCUS と SOAP の両形式での記録の経験があった。また、EPA 看護師 B の病院では SOAP を、EPA 看護師 D の病院は FOCUS を使って記録を行っていた。そこで、これらの形式にのっとって、日本語で記録をしていく場合には、現状でどのくらいの時間を要するのかについて尋ねた。EPA 看護師 A は SOAP で約 2〜3 時間、B は SOAP で約 4 時間、D は FOCUS で約 3 時間はかかると答えた。4 名とも一人で記録を書きこなせる段階にはなく、先輩看護師たちや、新人看護師に対しての教育係となるプリセプターの助けがなければ遂行できない状態であった。正式な記録となるまでには、下書きをし、それを日本人看護師に読んでもらい、表現の訂正や指導を受け、書き直すといった過程を経る。また、記録にかかる時間は、担当患者数によっても異なる。特に、EPA 看護師 B の場合は、毎日平均 8 名の患者を担当しており、業務時間内に終わらず、帰宅時間が遅くなると話していた。当然、日本人看護師も最終的なチェックをするまで残業することになる。B は、自分のために日本人看護師の帰宅時間が遅くなることにとても心苦しさを感じているようであった。

　「看護日誌への記録」は、パソコン入力である場合と、日誌ノートへの手書きである場合と 2 つあり、日本語能力としては特に、「書く」ことが必要となる。4 名の場合、全員が日誌ノートへの手書きという形で行われた。ただし、EPA 看護師 A は 2 ヵ所の病院で勤務経験があったため、手書きに加えパソコン入力も経験していた。そこで、どちらが作業しやすいのかと尋ねたところ、意外にもパソコン入力のほうが難しいと答えた。A によると、手書きの場合は、頭にある漢字を書けばいいのだが、パソコン入力の際はそれができないとのことであった。たとえば、「褥瘡（じょくそう）」という漢字を頭の中でイメージすることはできても、「ぞくそう」だったか「じょくしょ」だったか分からず、音の記憶があいまいとなる場合、入力したい漢字にたどり着くまでにはかなりの時間を要してしまうとのことであった。パソコン入力となると、日本人の場合、分からない漢字を日本語の音から探し当てるという方法が一般的だと言える。だが、EPA 看護師 A にとっては、漢字入力を音の記憶を頼りにして行うことは難しく、むしろ、手書きの方が伝えたいことを形にできる状態だということが分かった。

2.2.3　特に必要になった日本語の四技能について

　最後に、(3) について質問をした。EPA 看護師 A・B・C は、「書く」ことを挙げ、D は「話す」ことを挙げた。「書く」ことに共通していた点は、「看

護日誌への記録」であった。「話す」ことを挙げた EPA 看護師 D の場合は、国家試験合格以降、今まで以上に日本人看護師、医師、患者とのコミュニケーションを求められる場面が増えたことを理由に挙げた。EPA 看護師 D は、「日本人に、看護師国家試験に合格したのだから日本語は大丈夫だろうと言われたが、まだ話すことに自信がない」と答えていた。国家試験で必要とされる能力は、問題文を理解するための漢字や読解の学習である。これは、主に「読む」能力であった。また、EPA 看護師となる前の候補生という立場であった研修の時期の業務は、看護補助業務であり、指示を「聞く」ことで内容を理解し、作業ができるかどうかが問題であった。研修の時期と比べると、国家試験合格後は、事実をことばにまとめ、「書く」「話す」といった、十分なアウトプットのスキルが求められるようになる。こうした要求に対し、EPA 看護師 4 名は、自分たちの日本語力は不十分であり、引き続き日本語の学習が必要であると話していた。

2.3　国家試験合格後 1 年目の課題のまとめ

　国家試験合格後 1 年目の課題をまとめる。日本で看護師となった EPA 看護師に求められる日本語能力として、「書く」「話す」といったアウトプットのスキルの向上があることが分かった。国家試験で求められたことは、日本語で書かれた専門用語を理解し、情報の要点を絞り、読み解くということであった。重要なことは、看護師として何が問われているのかを理解することであり、そこに読む力が求められていた。また、看護補助業務で必要になっていたのは、主に、指示を正確に聞くということであった。これらで必要になっていたことは、日本語教師の視点で言うと、「読む」「聞く」といった言語のインプット能力の育成であった。しかし看護師になると、インプットされたことを、どうアウトプットしていくのかということに大きくシフトされる。国家試験対策に特化した日本語支援をした場合、ここに問題が生じる。業務においては、記録に「書く」、第三者に「話す」といった作業が圧倒的に増える。したがって、EPA 看護師が新人看護師となるこの時期を見据えた日本語学習は、自分の目の前で起こった出来事や、現場で自分が知り得た情報を的確にまとめ、アウトプットする「書く」「話す」を中心としたものでなくてはならない。看護師が業務に従事する医療の現場においては、「正確さ、簡潔さ、適切さ」が求められ、看護師がアウトプットとして出した文字や発話には責任が伴う。こうした点を踏まえた日本語支援が、EPA 看護師 1 年目では必要となることを留意する必要

がある。

3. 国家試験合格後の2年目～3年目と第2回目のインタビュー

EPA看護師Aの国家試験合格後2年目～3年目の変化としては、看護師としての責任と自信が出てきたことであった。看護師の後輩ができ、現場では、支援される立場から支援する立場へと大きく変わっていった。そして、仕事が安定したことで、生活スタイルにも変化が見られるようになった。そこで、第2回目のインタビューを行うことにした。

3.1 EPA看護師第2回目のインタビューの目的

EPA看護師Aは、国家試験合格後に結婚し、自分の家族を持った。以後、ことばの問題として挙げられる内容が、業務中心のものから生活場面へと変わっていった。そこで、第2回目のインタビューを行った。第2回目の調査も、EPA看護師Aを中心に、Aと類似した環境にいるEPA看護師を加えることにした。類似した環境の条件としては、次の3点とした。一つ目に、別々の病院に勤務するインドネシア人の看護師であること。二つ目に、日本で2年以上（2年～3年間）就労していること。三つ目に、結婚して新しく家族を持つ（創設家族を持つ）者であり、子供がいて、その家族と日本で生活していること。これらの条件を満たすEPA看護師2名（E・F）の協力が得られた。

また、本調査においては、日本語の使用場面をEPA看護師の視点から分類すると、大きく二つに分けられると考えた。看護業務においての日本語と日本社会で生活者の一員として必要になる生活の日本語である。インタビューでは、看護業務の日本語を「業務面における日本語」、生活の日本語を「生活面における日本語」と分け、それぞれの課題を明らかにすることにした。インタビューでは、「業務面における日本語」として、次のことを尋ねた。(1) 日本語の四技能（聞く・話す・読む・書く）のうち、最も問題となるものは何か。(2) (1) の具体的な場面にはどのようなものが挙げられるか。また、「生活面における日本語」として、次のことを尋ねた。(3) 国家試験合格後における、日本での生活の変化はどのようなものがあるか。(4) 生活における日本語の課題、家族における日本語の課題はどのようなものがあるか。そして最後に、(5) 日本語学習を継続できているかどうかを尋ねた。

3.2　第 2 回目のインタビュー調査から

3.2.1　業務面における日本語について

　まず、「業務面における日本語」の（1）に対して、EPA 看護師 A と E は「話す」ことを挙げ、F は「書く」ことを挙げた。そこで、（2）について尋ねた。EPA 看護師 A は、電話で患者の家族に説明を求められ、うまく伝わらなかったという経験を例に挙げ、話す相手と顔を合わせることなく、口頭で説明をすることへの難しさを訴えた。同様に、「話す」を挙げた EPA 看護師 E は、患者や患者の家族に対して話し方を変えなければならず、専門用語を使わないで話すことへの難しさを挙げた。特に、患者の家族には平易な表現で説明することが求められ、対応できずにいた。一方、「書く」と答えた EPA 看護師 F は、病院内で開かれている勉強会について挙げた。F の病院では定期的に勉強会を開き、テーマに沿ってレポートを書いているが、日々追われる看護業務をこなしながら、一人で日本語のレポートを作成することは容易なことではないとのことであった。毎日行う看護日誌への記録を書くことは問題なく行えても、意見が求められるようなレポートの作成には、膨大な時間がかかるとのことであった。

3.2.2　生活面における日本語について

　次に、「生活面における日本語」の（3）について尋ねた。EPA 看護師 A は、国家試験合格後に結婚をした。独身の時の移動手段は自転車だったが、家族ができたことにより、車を運転するために日本の自動車教習所へ通っていた。EPA 看護師 E も、国家試験合格後に結婚をし、家族と日本で暮らすようになった。E は子供が生まれて間もなかった。EPA 看護師 F の場合は、すでに結婚しており、国家試験合格後にインドネシアから配偶者と子供を呼び寄せていた。

　（4）の質問では、A は、新しい生活のために自動車免許取得を目指していることを挙げたが、E と F は、漠然とした不安や戸惑いを訴えた。この 2 人の場合、自分の日本語の問題というより、配偶者の日本語の問題が強くあるように思われた。A の配偶者は日本語学習が進んでいた。しかし、E、F の配偶者の場合は、ほとんど学習ができていなかった。E によると、E の配偶者は日本に来てから、インターネットを利用して日本語学習を独学で行ってきたが、子供が生まれて間もないため、日本語学習は中断していると話した。周囲に頼れる人もおらず、E は、家族を帰国させようと考えていることを明かした。ま

た、Fの場合、配偶者は日本語学習を行えていないが、子供は公的な支援により、日本語の習得がかなり進んでいた。このため、子供の学校行事があった場合には、Fが参加をしなければならず、毎回、有休をとって参加しているのだと話した。ほかにも、予防接種や検診など、休みの日をほとんど子供のために使っており、業務以外の負担が大きいとのことであった。この状態が続くならば、Fも、家族全員での帰国を検討していきたいと話した。

3.2.3　日本語学習の継続について

最後に、(5) について聞いた。EPA 看護師 E は、生活を意識した日本語学習は必要だが、国家試験中心の日本語学習をしてきたため、どうやって勉強したらいいのか、いまだに分からないと話した。EPA 看護師 F も、現状では継続できていないが、日本語能力試験を受けてレベルアップを図ることが、生活を含めた日本語能力全体への力を高めると考えていた。この点では、EPA 看護師 A も日本語能力試験の N2 合格を目指すことで、第三者にも日本語能力を明示的に示せるようになりたいという意欲を持っていた。

3.3　国家試験合格後 2 年目〜 3 年目の課題のまとめ

第 2 回目のインタビューでは、EPA 看護師 E と F からは、日本での生活に対し、期待よりも強い不安が伝わってきた。苦労して日本の国家試験に合格し、仕事が問題なく行えるようになっても、帰国をしたいという気持ちを強く持つようになってきていることが分かった。また、それは、個人の問題ではなく、家族の問題が原因であるということが分かった。

「業務面における日本語」においては、EPA 看護師として、出来事や情報を単にまとめるだけでなく、自分で考え、自分のことばで説明する力が求められていることが、新たな課題としてある。また、電話の場合、目の前に伝達すべき相手はいないので、ノンバーバルな部分である顔の表情や雰囲気を感じ取ることはできないし、患者の家族への説明となると、さらに具体的に詳細に話す必要が出てくる。患者の家族側から見ると、日本人看護師であっても EPA 看護師であっても、同じ看護師である。通常業務は問題なく行えても、状況を把握し、適切な表現を考え、やりとりを行うスキルが必要になっていることが分かった。しかし、より深刻なのは「生活面における日本語」である。E と F の場合は、漠然と不安を抱きながらも、対処方法を見つけられずにいた。生活面となると、日本語能力や求められる日本語の知識の範囲に広がりが生まれる。

182 岡田朋美

こうした広がりが、漠然とした不安を生んでいるのではないかと考える。この広がりには、家族の問題も入る。生活面では、EPA 看護師の抱える問題が、個人という単位から家族という単位になる。自分一人では解決できない問題が増えてくる。それが原因で、帰国を考えるようになる者が出てくる。家族と日本で暮らすようになった EPA 看護師にとって、なにより、家族の問題は帰国の大きな要因になることが分かった。看護師として、決められた一定の業務が日本語で行えるようになるこの時期は、EPA 看護師の各々のライフステージの中で、日本で働くことがどのような意味を持つのかを考え直す時期にもなっていた。

4. EPA 看護師の事例から注目すべき点

では、EPA 看護師が、日本で看護のプロとして、生活者として、十全的に役割参加するには、支援者としてどのような点に注目すれば良いのか。EPA 看護師のライフステージの中で、日本語教師はどのような役割を担うことができるのか、アーティキュレーションと市民リテラシーの観点から述べていきたい。

4.1 アーティキュレーション──EPA における継続と連携

アーティキュレーションとは、連続性・整合性という意味であり、大きな節目と節目で起きる課題の一つである。節目でのやりとりがうまくいかないと、次のステップへの移行がスムーズにいかなくなる。たとえば、EPA 看護師のことばの支援の場合、日本語教師のみならず、看護・医療関係者との連携がなければ、EPA 看護師にとっての必要な学習に結び付かない。受け入れ病院の日本語教師、およびコーディネーターであった岡田・宮崎は、「アーティキュレーション型の日本語教育の実現には、研修に関わる医療関係者全員による共同連携が不可欠」(岡田・宮崎 2012: 227) だと考えている。現状を理解し、課題を把握するためには、継続して情報のやりとりを行い、互いに連携していく必要がある。

アーティキュレーションには縦型と横型の見方ができるが、縦型のアーティキュレーションの視点では、継続した支援がポイントとなる。たとえば、EPAの場合、国家試験合格前から国家試験合格後へ向けての連続した時間を無視した日本語支援は、その場しのぎの支援となる可能性がある。国家試験に合格したものの日本語に問題があると感じる要因は、この縦型のアーティキュレー

ションの不完全さに原因がある。また、横型のアーティキュレーションの視点
では、専門領域間の連携と調整が必要になる。EPA の受け入れは看護という
医療専門分野で行われることであり、専門領域内での看護師、患者、患者の家
族といった、人と人とのやりとりで起きるインターアクションに潜む課題が、
日本語教師には見えにくい。医療専門分野、日本語教育と、お互いの専門性
に線引きをするのではなく、それぞれの専門性に理解を示し、連携ができてこ
そ、お互いを「つなぐ」ことができ、課題の解決が可能になるのである。

4.2 市民リテラシー──共に生きるための支援

　市民リテラシーとは、地域社会で共に生きる市民としてのリテラシーのこと
をいう。市民リテラシーについて、宮崎は「日本社会で日本人とともに生活
していくために必要な環境の整備への気づき」などがあるとし、「市民リテラ
シーを考えることは、日本に住み、日本語を学びたい外国人に、誰がどのよう
な責任を持って答えるのかという問いへの答えにもつながる」（宮崎 2016: 48）
と述べている。今回の調査から、EPA 看護師が日本で就労していくためには、
専門分野における支援だけではなく、市民という視点でも受け入れができてい
なければならないことが見えてきた。市民ということばが指し示すように、新
たに日本社会に参入する EPA 看護師を、日本で共に生きる仲間として受け入
れるには、受け入れ側の意識改革も必要になる。受け入れを可能にするために
は、EPA 看護師個人という視点だけでなく、その家族に対しても目を向けな
ければならない。そうしなければ、EPA 看護師の帰国が増加し、日本社会で
の長期滞在は難しくなるだろう。EPA 看護師の受け入れで起きている課題は、
今後の日本社会の移民問題にも直結するものだと考える。日本語教師は、EPA
看護師を含めた外国人の受け入れに対して、さらに積極的に「媒体」として関
わっていく必要が出てくる。支援者として、日本語学習の方法論に終始するの
ではなく、広い視点で自らの役割と存在意義を考えていかなければならない。
共生社会を形成するには、相互に作用し合える関係をどのように作っていける
のかがカギとなる。事例をもとに、先を見据える力を養わなければならない。

5. おわりに

　EPA 看護師へのインタビューを通して、国家試験合格後の課題を見てきた。
看護は専門性の高い分野である。看護師に対する支援の際には、日本語教師側
にその専門性に対しての理解と情報の共有が必要になる。日本語教師は看護の

専門分野の知識を教授する立場にはない。だが、ことばは文脈に沿ってこそ意味を持つのであり、ことばと内容を完全に切り離すことはできない。ことばの支援者として、どのような役割が果たせるのか。EPA 看護師の支援では、筆者自身も自らの専門性について強く問われることになった。調査では、国家試験に合格し、日本で看護師になるという自らの目標を達成しても、課題を抱えて日本を離れたいと考える EPA 看護師がいることが分かった。EPA 看護師が抱える課題は、ことばと社会の在り方を考える上で重要である。普遍的な課題とは、常に存在しながらも形を変えていくものである。継続的に、発展的に捉えていくことが大切である。日本語教師を含め、ことばの支援者には、「つなぐ媒体」となることが求められている。誰と誰を、何と何を、そして、どのようにつないでいけば良いのか、今後も十分に検討していく必要がある。

引用文献

岡田朋美・宮崎里司 (2012)「EPA 看護師の国家試験合格後の課題——国家試験後の日本語支援者の役割とは」『2012 年度日本語教育学会春季大会予稿集』223-228.

宮崎里司 (2016)「持続可能性からとらえた言語教育政策——アウトリーチ型ならびに市民リテラシー型日本語教育支援に向けて」『早稲田大学大学院教職研究科紀要』8, 35-53.

看護人材編

第3章

当事者の視点から EPA を振り返る
──10 年目の節目にあたって

デウィ・ラッハマワティ

要旨

　本章[注1]では、EPA に基づきインドネシアから看護師候補者として来日した筆者が、来日してから現在までを振り返り、当事者の視点から実体験とともに本音を語った。2008 年に来日してから 2012 年に看護師国家試験に合格するまでの苦労話、日本の病院で就労する中で気づいた日本とインドネシアの違いや看護業務に関する日本語の難しさ、そして、最後は日本で外国人看護師が働きやすくなるための私見について述べた。

キーワード

EPA、看護助手、国際厚生事業団（JICWELS）、准看護師、ルビ

1.　はじめに

　私は EPA プログラムで、2008 年 8 月にインドネシアから日本に来ました。なぜ日本に来たのかあまり考えていませんでした。それでも日本語を一生懸命勉強しました。先生から何度も目的を聞かれました。私の友人の答えは家族のため、お金を稼ぐためとか、国のために働くとかすごい目標を語っていました。でも私が目標を持っていなかったのは、たぶん若かったからでしょう。

　2009 年 2 月に初めて病院に来て、働き始めた時どんな気持ちだったかというと、心房粗動（不整脈）というのが最初の感想でした。これはいつものリズムではなく、フラットなリズムでもありません。病院に来た時の気持ちは自分のイメージと実際はまったく違っていて、ショックでした。私の仕事は看護助手の仕事で、掃除やゴミ捨て、荷物運搬など、自分が抱いてきたことと仕事が全然違っていたからです。看護助手は皆年齢が高く、体力も十分ではありませ

注1　本章は、筆者の思いや臨場感が伝わってくるように、実際の看護師の方の語り口調のまま載せることにしました。そのため、他の論文の文体と統一していません。

ん。若い私は大変期待され、看護師からは看護師の期待が、看護助手からは看護助手の期待がありました。その分、苦しいことも経験するようになりました。また看護の方法も、私が以前勤めていたインドネシアの病院と比べて進んでいるとは言えなかったので、ショックはより大きかったです。

初めての仕事の時、私の看護助手の同僚は 60 代の女性でした。私は何も話しませんでしたが、そのおばあさんは私の気持ちが分かったそうです。そのおばあさんが、「Dewi さん、この仕事はとってもいいですよ。でも若い人はあまりこの仕事が好きではないからね。あなたが好きだったらエライよ。この仕事は患者さんを助けるから幸せになるよ。神様がちゃんと見ているから、頑張りや」と言いました。そのころ、日本語があまりできなかったので、返事ができず、「ありがとう」しか言えませんでした。毎日仕事の量が多くて辛かったのですが、そのことばを聞くと頑張る気持ちになりました。

こうして 1 年が過ぎましたが、日本語の勉強、国家試験の勉強と病院での業務、日本の文化、日本人の性格、同僚の性格、患者さんのこと、仕事の環境など分からないことがたくさんありました。毎日の生活は仕事との両立で精いっぱいでした。本当に手探り状態でした。何を勉強するか、どうやって勉強するか、勉強しなければならないことがたくさんあって、何を優先したらいいか分かりませんでした。2009 年は、「空気を読むこと」と日常会話を上達するように心がけました。日本は新しく働く場所です。同僚も友人も新しいので、どうやってどう適応するか。それは皆を理解できるように努力することでした。そうすれば、皆は私のことを信用してくれるからです。でも私は外国人なので、皆は私に皆のことを理解してほしいと思っていますが、皆は私のことを理解してくれない時もあります。「空気を読む」ことは自分の言いたいことを調節することです。これは大変難しいですが、とても重要です。

2009 年と翌 10 年は厳しい冬を経験しました。2009 年の終わりにインドネシアの祖父が亡くなりました。私は日本の患者さんのケアはできるのに、インドネシアの看護師なのに自分の祖父のケアはできません。私はおじいちゃん子なので、悔しくてたまりませんでした。2010 年 1 月の国家試験の前、病院の新年会に参加したことが原因で、病院の指導者に「あなたみたいな人は国家試験に絶対落ちます」と言われました。一生懸命勉強していたのですが、「お付き合い」が大切と聞いて参加したにも関わらず、言われたくないことばをかけられたのでショックでした。本当に悔しいことに、3 月の国家試験で落ちてしまいました。4 月は仕事の時間中、階段でこけてしまい足をけがしました。8

日間くらい歩くことができませんでした。つらいことが続き、頑張っているのに歩くことさえできず、日本で仕事をするのはもう無理だから帰国することを真剣に考えました。

そんな時、60歳のおばあさんが一生懸命働いている姿は人生のロールモデルでした。おばあさんを見ていると、"Sesuatu yang besar berawal dari semangat yang besar" というインドネシアの格言を思い出しました。「何か大きいことは大きな気持ちから始まります」という意味です。日本語では「大志を抱け」と言うようです。

また本を読んでいてこんなことばにも出会いました。"Be eagles, they need a storm to fly higher." 「鷲はいつも厳しい向かい風が吹くことを望み、高く飛ぶためにも厳しい風を望む」という意味です。いろいろ考えてみると、厳しい仕事も、けがをしたこともいろいろ学ぶことがありました。歩くことが患者にとってどれだけ大切なことか、またどれだけたくさんの人に医療が支えられているのか。いろいろな人の気持ちを考え、理解できるようになりました。

2010年度の国家試験にも合格しませんでしたが、2011年は私にとって奇跡の年となりました。仕事をしていると、あるお医者さんが私に声をかけてくれ、「あなたはこのままではもったいないので一緒に勉強しよう」と誘ってくれました。ここから私の奇跡が始まりました。私はそれまで同じインドネシアの看護師と会うのが嫌で嫌でたまりませんでした。なぜなら、私の勉強の環境に比べて、はるかに友達の環境が良かったからです。EPAは何のためのプログラムなの。国家試験合格の条件は同じなのに、なぜ労働条件や勉強時間がこんなに違うんだろうと思いました。友達に会うと、比べ合いが始まるので私がつらくなります。あるインドネシアの友人には「それがあなたの人生でしょ」と言われました。だから前の年までは研修に参加しませんでした。

しかし、そのお医者さんの支援があって研修に参加する勇気が出て、初めて堂々と研修に参加しました。研修翌日、お医者さんから研修はどうだったかと聞かれました。私は研修に参加して、「この2年間で皆の実力が伸び、同期の中で私が一番進んでいないと思います」と答えました。入国直後の6ヵ月間の日本語研修では学習環境が皆同じで、私は成績が良かったほうでしたが、すでに遅れをとりました。先生は「違う。進んでいないのではなく、遅れているだけ」と言いました。また、「誰が一番いい看護師かどうか今は分からない。大人になったら分かります。今が結果ではありません」と言いました。そのことばを聞いて、来年絶対合格しようと目標を定め、先生との時間を絶対無駄にし

ないと心に誓いました。先生は日本語のことも医学のことも厳しく指導しました。でも私にとって勉強は、単に国家試験のためではありません。いい看護をするため、患者さんのため、そして先生のためにもいい看護師になって力を発揮したいと思いました。私にとって毎年厳しい冬は、ようやく 2012 年に明け、美しい春が訪れました。私は計画の通り国家試験に合格することができました。

2.　EPA の問題点——ルビや准看護師

　現在の試験制度には、外国人に対してルビがふられています。私にとってルビはやっかいものです。まずルビがあると、ごちゃごちゃしていて集中力が途切れます。漢字に集中することができません。たとえば褥瘡という漢字がよく難しい例としてニュースに出ますが、「じょくそう」という読み方が分からなくても褥瘡が床ずれであることが認識できれば読み方は関係ありません。だから、ルビがあっても合格率にはあまり関係ないでしょう。結局、外国人をひいきしているという批判が出るのでしょう。

　EPA で来日する人たちは看護師を目指すのであり、それ以外ではないと聞いていました。ところが、EPA は変化し、准看護師の試験も受けられるようになりました。私のころにはそういった制度はありませんでした。今のところ、この制度がいいのかどうか分からないです。今の候補者たちの目標は、正看護師ではなくなっています。とりあえず准看護師の資格を取って、その後正看護師と考えている人も多いでしょう。後輩の話からはそういうことを聞きます。目標は低くなっています。こうしたやり方は日本らしくありません。日本人は約束を守ると常に思っていました。

　私は病院からあまり勉強時間をもらえませんでしたから、EPA の落ちこぼれになるところでした。今は、勉強時間があっても准看護師が目標になり、EPA のままで准看でも勉強時間をもらうことができる。そのようなことがあるので、苦労している勉強時間をもらえない人や、EPA の 1 期生で不本意ながら帰国した人たちがかわいそうに思えます。ただ、いいこともあります。外国人にとって正看護師になるのは多くの困難を伴います。まともな研修もありません。だから准看護師になって、勉強しながら業務に従事するのはいいことかもしれません。准看護師の業務は正看護師のそれと似ていますが、リーダーになるなどの責任を持つことはできません。でも、看護師であることには変わりありませんので、看護業務に従事すれば、業務そのものが看護師国家試験の

勉強になります。看護師候補者のままでは、看護助手の業務しかできず、国家試験と関係がありません。試験に合格するには無駄な仕事になってしまうのです。准看でもいいことはあります。とはいえ、准看護師から正看護師に合格する人はそれほど多くないようです。准看護師として従事すると、日々の勉強は進まないでしょう。

3. 国家試験合格は目標ではない──国境を超えるケア

　よく皆から質問されました。あなたは合格したいのか。それはいい質問ではありません。合格したいかと質問されれば「はい」としか言えません。はいと答えるので、皆明確な目標があると勘違いします。でも合格したいと思うようになったのは、苦しい経験と助けてくれた人がいたからです。

　日本に来たころ、国家試験のことについて考えたことはありませんでした。試験ということばは子供のころから嫌いなことばです。一枚の紙で、数時間だけで人のことを計る。客観的なようで他人を評価するには十分ではありません。病院に勤めている私は、同じ人間でも、病気の状態に応じて人が変化することをよく知っています。だから試験が正しいとは限りません。患者さんに合格を祈ってもらったこと、ナイチンゲールのようなすばらしい人との出会い、インドネシアの看護と比較して、生活の質とは何なのかと思い始めたこと、看護って何なのか。こうしたことを考えるようになって、合格して看護師になりたいと強く思い始めたのです。

　私たち看護師は気難しい患者さんによく出会います。何らかの問題が理由で、すべてのケアを拒否します。看護師が薬をあげようとしても、すべてを拒否します。ある日、私が気難しくて有名な患者さんの担当になりました。最初に彼は、私の顔を見て不安そうでした。私は「今日の担当看護師 Dewi です。よろしくお願いします」と自己紹介をしました。彼はまだ私のことを拒否していました。私は点滴をしようと思いましたが、最初は拒否しました。私は嫌なことがあったのだろうと思い、「怒ってもいいよ」と言いました。その後、彼は私に向かって「こっち来て」と言いました。そして、「いいよ、やっていいよ」と言いました。「私は最初はね、不安だったけど、あなたはできる顔をしてる。嫌と言ったら日本人の患者のイメージが悪くなるでしょう。だから点滴してもいいよ」と言ってくれました。こうして日本人の看護師からも難しいと言われる患者さんに点滴をしました。点滴はうまくいきました。退院する時患者さんは私の名前を覚えてくれて、いつもにこにこしてくれました。私を受け

入れてくれたのです。国境の壁を乗り越えた瞬間でした。

　ある日、私の祖父が亡くなって、その日は一晩中泣きました。翌日清拭をしていても、私の患者さんが私の祖父の顔に見えました。その時、インドネシアで働いていても、日本で働いていても、同じ患者さんをケアしているんだと思いました。そして、ありがとうと言ってくれます。ケアは私の家族につながっていると思います。患者の向こうに自分の祖父や祖母が見えてきます。経験を通じてケアは国境を超えることが分かりました。

4.　日本の看護とインドネシアの看護

　「Welcome to the jungle.（ジャングルへようこそ）」。新人のころ、バリの病院で先輩が私によく言ったことばです。この仕事は難しいよ、厳しいよという意味で使ったことばです。私が勤めていた病院は国際病院で、多くの患者も同僚も外国人でした。ですから文化の違いも多く見られました。共通しているのは、Yes は Yes, No は No です。患者から怒られたこともあります。治療された手はあなたの手ではない、私の手だ。こう言って採血を失敗すると患者さんから怒られました。チームリーダーも、ニュージーランドからの外国人でした。はっきりしている分、患者や同僚から何回もいいことばもかけられました。「You are my angel.（あなたは私の天使です）」と言われました。

　意見を言うことは、バリの病院ではいいことでした。それを受け入れてくれて、ありがとうということばをかけてくれます。私も、たとえばいろいろ忠告を受けることがあります。それを受け入れることは大切です。もちろん間違った意見もあります。意見を取り入れる、拒否するのは私が決めることです。

　日本では逆のことが多く、日本で働いて困るのは、表現があいまいなことです。日本では同僚と話をすると、「まあまあ」、「適当」と言います。「やあやあ」とか「まあまあ」と言いますが、意味がよく分かりません。もう１つは、先進国の医療の特徴かもしれませんが、看護師は医療のことを知っています。薬のことも病気のことも知っています。でも患者のベーシック・ヒューマン・ニーズを知ろうとしません。だから患者さんの満足度は、高くないと思います。看護師は、看護記録が大変多いですが、患者さんのニーズを満たすことが先決されるべきです。

　外国人の受け入れについても問題があります。私たちは障害者と同じです。私たちは日本語を十分に話すことができませんから、障害を抱えていることと同じです。福祉の考え方の一つにノーマライゼーションという考え方がありま

す。ノーマライゼーションは、少数者、マイノリティに対する教育の支援の必要性を訴えます。日本では違いが豊かさでもあるということをどう伝えたらいいのでしょうか。日本は国際化の準備はできていません。というのも、外国人と一緒に働くことの困難があります。

5. 看護業務の日本語

5.1 日本語学習の困難──カタカナは漢字より難しい

　日本人が聞くと、ひらがなの発音とカタカナの発音は同じでしょう。ところが日本語を学ぶ外国人からすると、カタカナの発音は難しいです。Sample はサンプル、fruit はフルーツ、desert はデザート、symposium はシンポジュームともシンポジウムとも言います。英語の発音で考える人にとっては、英語の発音が念頭にあるため、それが邪魔するので日本の発音になじむことができません。日常の用語もそうですが、医学用語も外来語が大変多くあります。特に薬の名前は、英語名を知っていても日本語表記と発音が一致しないので、看護師同士でも通じません。すでに特定のイメージを持った単語の発音に邪魔されて、知っている英語の日本語名がうまく発音できないのです。ひらがなの発音は一から学ぶのに対して、カタカナの外来語も、そのことばを知っていても日本風の発音と表記をマスターしなければならないという意味では、一から学ばなければなりません。

　実際の業務ではもっと大変です。「受け持ち患者さん循環状態不安定血圧高く利尿剤投与中だが尿少量のみ。祝日であるので、主治医休みのため当直医に電話で報告」。こういう日本語を使います。先生から「その患者は利尿剤使ってる」と聞かれて、私は「はい、lasix です、1 ampul、1 日 2 回です」と返事しましたが、先生は「え、何て」と笑いながら言いました。私は「あ、すみません発音が悪くて。ラーシックース　イチ　アンプールです」と笑いながら返事しました。薬名の英語は lasix で、ampul も医学語で、カタカナの発音がうまくできないため、よく同僚が笑います。冗談で皆が私の発音をまねします。カタカナ発音があくまでも正しいのです。でもこれは異文化コミュニケーションのアートのようなものです。つまり、周りから笑われても、深く考えずに冗談で話をすればいいのです。お互いに心を開いて笑いながら楽しくなるのであれば、お互いの学び合いにつながるでしょう。そんな例はいくらでもあります。Cardiac arrest は、カタカナでアレストとはっきり言わなければ、心停止の意味として通じません。私が自信を持って cardiac arrest と発音すると、先

生は「何て!!」と返事してきます。Respirator は日本語で respi と省略された上で、カタカナではレスピ（呼吸器のこと）になります。日本ではレスピが正しいのであって、respirator ではありません。Laparoscopic はカタカナで言うと「ラパ」ですが、意味は腹腔鏡摘出術になります。

　難しいのですが、カタカナはおもしろいと思うこともあります。「夜間帯良眠できないけど不穏なくウトウトしてた」との申し送り。「認知の患者さん俳回して廊下でウロウロしている」。「患者さんの食事介助時ゴックンしてください」との声掛けもあり。皮膚カサカサ、髪サラサラ、痛みチクチク。患者さんのベッドの書類はグチャグチャ、患者さんゴソゴソ、ベッドから起き上がってフラフラ、それを見て看護師ハラハラドキドキ。ドンという音で書類がパラパラ。おもしろくて本当に難しい日本語です。

　こんな会話もありました。

ナース：（夜勤の時）A さんはオペ後 2 日目の方で痛みは引いてないけど夜間
　　　帯変な音があったため巡回したところ、A さんはスッポンポンでパイプ椅
　　　子を杖にして廊下を歩いていた。
私　　：え、え、すみません、スッポンポンって何ですか。

　同僚は笑いながら説明してくれました。
　ある日、そのナースさんと会うことがありました。

ナース：ごめんね、スッピンピンであなたと会ってしまって恥ずかしい〜。
私　　：なんでスッポンポンですか??
ナース：スッポンポンではありません。すっぴんだから恥ずかしいのです。
私　　：スッポンポンとスッピンピンは違うのですね。

5.2　看護記録

　看護師には多くの記録が求められます。それだけではなく、観察力、洞察力、分析力も看護計画の作成上、必須です。これは日本人にとっても難しいのですから、外国人にとってはそれ以上のことです。

　入院の際には同意書、病院との入院契約書、説明書の解説、入院の際の入院オリエンテーション、最初の入院の際に情報収集で行われるアナムネ記録、それの取りまとめ、患者や家族に対する説明、転倒転落チェック表、それに基づ

いた抑制同意書、担当患者に関する評価、看護計画作成、看護計画修正、ケアカンファレンス、転院の際には看護サマリーの作成、自宅に帰る際には退院サマリーの作成、ケアマネージャーとの情報交換、病棟会議における議事録作成、そのほか教育委員会、業務委員会、記録委員会、感染委員会、接遇委員会など各委員会における議事録作成などいくらでもあります。また通常業務以外にもインシデントレポート、傷や転倒などのアクシデントレポート、医療安全委員会による分析、褥瘡報告書などもあります。こうした業務は病院や科にもよると思いますが、EPA 看護師はあまり経験していないでしょう。でも看護師である限り、いずれはこうした記録が必要になります。EPA の看護師のすべてが、看護記録の勉強会の機会があるとは限りません。

　急性期病院では勉強会もたくさん行われています。記録の書き方はニュアンスが独特で、医学的な表現などがあります。文章をまとめる能力も必要です。ですから、いろんなケースを勉強する必要があります。これは日本人も同じです。ある准看護師は「10 時から 3 時まで部屋もちで、記録の時間があっても書き方を知りません。また皆に迷惑をかけることになります」と私に言いましたが、日本人でさえも、記録で泣く人はたくさんいます。特に夜勤では、ほかの看護師に頼ることが難しいので自立しなければなりません。日本人でも記録は難しいのに、EPA で外国人の看護師にとっては、もっと難しいです。

　看護記録には、SOAP と呼ばれる Subjective Objective Assessment Plan（主観、客観、評価、計画）があります。どの看護師も SO、つまり主観的記録、客観的記録についての記述はできますが、AP（評価、計画）になると簡単でないことも多くあります。評価を下し、看護計画を作成しますが、これは記録というよりも分析して判断して、患者さんにとって最も望ましい看護計画を作らなければならないのです。

　EPA の看護師で、苦しんでいる例を見てみましょう。D さんはもともとEPA で来日しましたが、3 年間で合格できませんでした。でも日本人と結婚したので日本に残り、その後准看護師の資格を取得しました。子供にも恵まれ、仕事も見つかりました。しかし、仕事を始めて 3 ヵ月経っても、なかなか病院での信頼関係を築くことができません。日本語能力も十分ではないからかもしれません。病院は、今まで何もさせてくれません。できるのは血糖測定くらいでしょう。仕事の進め方について聞きたいけれど、日本人の同僚も忙しいので、聞くことができません。できることが限られているので、周りの日本人は帰れないのですが、私は 5 時に帰宅します。本当は手伝いたいけど、周りか

らの信用がないのです。日本語の記録ができるんだったら、業務に関わっていきたい。でも記録の書き方も習ったことがありません。最初は1人部屋持ちしていたが、記録の理解ができず担当を外されました。こうした点は外国人の新人教育でできそうですが、日本看護協会は、まったくそういう研修を実施してくれません。外国人は合格しても、外の人間なのです。

5.3 説明能力——医師と患者との間で

家族や患者に対する説明責任を持つのは、医師だけではありません。看護師も重要な役割があります。また、同僚・医師・看護師長への報告、それだけではなく、ケースカンファとなると、外部のケアマネージャー、患者さんの家族も参加するため外部の人たちとのコミュニケーション能力が必要になります。

急性病棟を例にとると、家族や患者に対しては、入院時の説明や手術の同意であるIC（informed consent）について説明が必要になります。それから患者さんと家族の面会の際に、患者さんの状態のことを聞かれることが多くあります。患者さんの状態に変化がある場合には、その都度説明しなければなりません。状態が悪くなった場合も、医師の説明がありますが、実際には看護師が間に入ることも多いのです。たとえば、よくあるのは延命措置において、医師の説明が難しくて十分理解できない場合には、看護師が繰り返して説明する必要があります。患者さんは多くの場合、医師に対して「よろしくお願いします」としか言うことができないことが多くあります。こういう時には看護師がフォローしなければなりません。

看護師の重要な仕事の一つに、権利擁護（アドボカシー）があります。医師の説明は十分でないことが多く、その際に注意深く説明するのが看護師の仕事なのです。たとえば90歳の高齢者がいて、心不全で呼吸状態が悪くて急変の可能性がある場合、先生は病状説明の後、延命措置をどこまでするか、同意書が必要と言います。「挿管して人工呼吸器をすれば長く生きることができる」と医師が判断した場合、家族は喜ぶことが多くあります。文化的な違いがあるからかもしれませんが、日本では家族や患者はあまり質問をせずに、ただ「よろしくお願いします」とだけ言うことが多くあります。これだけだと、すべての延命措置に同意しているかのようにも聞こえます。その際サインをもらうこともありますが、その後改めて家族と話し合いをもつこともあります。看護師としては、もう一度説明をした上で、ちゃんと分かりましたか、相談してお返事いただけますか、ということを改めて確認しなければなりません。偉そうに

しか説明しない医者もいますので、セカンド・オピニオンなども含め、患者の
権利擁護のために看護師が動くことが求められています。

　勉強の機会が限られている中で、日本人の同僚がどのように説明するかを注
意深く聞き、ノートを取ることが大切です。いつも同僚の説明の仕方を聞い
て、自分のノートに書く。同じケースの時にはそれで説明をしてみる。それ
か、ケースを取り上げて説明をしてみて、自分の説明の仕方が正しいか、適切
かを同僚に確認してみるのです。とにかく自分から積極的に周りに聞くことが
必要です。こうしたレクチャーがあれば効果的だと思います。

　最近は国際厚生事業団も、合格者のための勉強会をするようになったらしい
ですが、日本看護協会も外国人看護師支援には積極的ではありません。私が日
本看護協会に入っているのは、何かのサポートをしてくれると看護師長がおっ
しゃったからですが、外国人看護師にとって何が重要かは考えていないようで
す。私たちは日本の看護師である前に、いつまでも外国人でしかないのです。

6.　「Quality Of Life：生活の質」の考え方

　日本とインドネシアの看護の違いを考えると、看護師の意味はインドネシア
と日本では違うかもしれません。患者の生活の質、QOL（Quality Of Life）と
は何なのか。看護師として働くとはどういうことか考えなければなりません。

　国家試験の本によると、QOL は生命の質、または生活の質と訳され、その
人自身がどれだけ生活に充実感、満足感を感じているかを示すそうです。患
者中心の医療の根幹をなす概念で、特に終末期においては、残された時間の
QOL を高め、その人らしい人生を送ることができるような援助が必要になり
ます。

　インドネシアでは、日本のような立派な国民健康保険はありません。ただ
し、それは生活の質が低いという意味ではありません。日本は寿命も長いです
が、インドネシアでは家族ケアがほとんどですから、家族に看取られて死を
迎えること、そして宗教を通じて死に向かい合うことができます。私のおば
は、癌で亡くなりました。おばは本人がケモセラピー（抗癌剤治療）をしない
ので、娘さんと一緒に暮らしたり、兄弟といつもショッピングをしたり、幸せ
に暮らしていました。イスラム教では、病気になると家族と一緒にお祈りしま
す。容体がだんだん悪くなると、家族と一緒に皆でおばさんのためにお祈りを
するのです。最後のお祈りには、おじいさんが彼女の頭を触って、「私のよき
娘よ、いろいろ大変でしたが、頑張りましたね。いい方法で楽になってくださ

いね。私たちは、あなたにさようならを言う準備ができました。一緒にお祈りしましょう。早く神様のところに行ってくださいね」。こうして私たちは死に向き合い、準備をし、幸福な死を遂げることができるのです。

　日本ではいろいろな形で、人工呼吸器を使い延命治療をすることがあります。本人も、見ている私たちもしんどいです。「白衣を着ている以上は、生命を救ってあげなければなりません」と私たちは言います。家族も付き添い、「よろしくお願いします」と言います。そのことばを聞くと、看護師として助けたくなります。私たちは生命の矛盾に気づいています。医者も看護師も戦っているのです。こうして考えると、先進国日本と途上国インドネシアのどちらのQOLが高いのか、よく分からなくなってきます。QOLとは何か。これは私の今の課題です。

7.　私の夢

　2017年で日本に来て10年目になりました。分からないことはたくさんありますが、日本で看護をすることの意味が分かるようになってきました。それは国家試験合格からではなく、ナイチンゲールを探すためにです。この4年間で2人のナイチンゲールに会うことができました。1人のナイチンゲールは、60歳のおばあさん。残念ですが、この人は看護助手で看護師ではありません。もう1人は、先のすばらしいお医者さんです。

　私が経験したのはいくつかの山でしかありません。これから山も谷もあります。一つずつ越えなければなりません。何のために日本に来たのかということに気づくまで、4年間かかりました。そして、今はもう一つ知りたいことがあります。それは看護師とは何かということです。何がいい看護師なのか、インドネシアや日本の看護を知ることで、考えたいと思います。看護師は素敵です。だから私は、もっとすばらしい看護師になりたいです。

　患者のことを知り、ニーズを知って患者さんが満足いくように対応する。これが、いい看護師です。満足は薬ではなく、ケアによってしか得られません。患者さんが、自分を患者と思わないようになること、それこそが私がうれしく思うことです。

8.　日本のすばらしいところ

　私はまだまだ知識は足りないけれど、いろいろな価値観を学ぶことができました。2人のナイチンゲールから学んだ日本の美しい哲学があります。一つは

謙虚になることです。偉そうに振る舞わない、部下と話す時も偉そうにしない。感情を出さないこと。看護師でも掃除も一緒にする。そしてもう一つは、最後まで頑張り、結末を美しく飾ること。看護師は人間と一緒に働き、人間を相手にする、ケアをする職業です。こうした日本の価値観は、人間として美しく、看護に現場に大変重要なことです。

　インドネシアの温かさと日本の美しさを組み合わせることができれば、どんなにすばらしいだろうと思います。日本人は人に温かく接することが得意ではありません。でも感情のコントロールがうまいです。

　私は、大きな病院で働きたいと希望していますが、日本語が十分ではありません。外国人に対する新人教育はあまりないので、まだついていけないでしょう。外国人に対する新人教育があれば、離職する外国人も減るでしょう。この経済連携協定では、日本政府は、看護師の受け入れに反対で、目的も明確でありません。もし、日本側から私たちと一緒に働くことについて歓迎してくれるのであれば、ノーマライゼーションも当たり前になると思いますし、一緒に働くことで看護はより良いものになるでしょう。バックグラウンドは関係なく、いい看護は提供することができるのです。

介 護 人 材 編

第4章

自律学習を中心に据えた支援に関する一考察
── 介護福祉士候補者に対する学習支援と候補者の振り返り

野村愛

要 旨

　EPA に基づき来日した外国人介護福祉士候補者は、政府による公的な日本語研修修了後、約 3 年間、就労現場で仕事と学習を両立しながら、介護福祉士国家試験の合格を目指す。そのため、受け入れ施設による候補者への学習支援だけでなく、候補者自身も自律的に学習することが求められる。また、国家試験合格後も介護福祉士として専門性を高めていくために自ら学び続ける必要があることからも、自律学習は重要である。本章では、筆者がある社会福祉法人で行った学習支援の実践を取り上げ、国家試験に合格後に行った候補者 2 名による振り返りから、自律学習を中心に据えた学習支援の留意点について考察した。

キ ー ワ ー ド

自律学習、個別支援、振り返り、モチベーション、就労現場での学び

1.　はじめに

　2008 年、EPA に基づき、外国人介護福祉士候補者（以下、候補者）の受け入れが開始された。本制度では、候補者は実務経験 3 年を経て、介護福祉士国家試験を受験する義務があり、国家試験に合格した者のみ日本での就労継続が可能となる。国家試験出題基準の考えに、「介護とは、単に技術的な営みではなく人間的・社会的な営みであり、総合的・多面的に理解されるべきものであり、4 領域（人間と社会、介護、こころとからだのしくみ、医療的ケア）を横断する総合問題から出題する」とある[注1]。つまり、介護に関する幅広い知識が求められ、それに関連する専門用語や漢字の習得も必要となる。

　EPA の制度では、候補者を受け入れるにあたり、受け入れ機関や受け入れ

注1　公益財団法人社会福祉振興・試験センター「介護福祉士国家試験出題基準」<http://www.sssc.or.jp/kaigo/kijun/kijun_01.html>（2017 年 12 月 22 日閲覧）

施設[注2]は、国家試験合格を目標とする「介護研修計画」の作成、研修計画実施のための「支援体制構築」、研修を統括する研修責任者・研修支援者といった「担当者の配置」、継続した「日本語学習等の機会」の提供が義務付けられている（「平成20年厚生労働省告示第509号（以下、厚労省告示）」）。しかし、候補者が3年間で仕事と学習を両立しながら国家試験に合格するには、受け入れ施設による候補者に対する学習支援だけでなく、候補者自身による「自律学習」も重要である。

　「自律学習」の定義や見解は、研究者によって異なるが、自律学習とは「自分の学習について自分で意思決定を行えるということ」、つまり「学習の目的、目標、内容、順序、リソースとその利用法、ペース、場所、評価方法を自分で選べるということ」であり、自律学習能力とは「自分の学習に関する意思決定を自分で行うための能力」である[注3]。自律学習の重要性は、① 国家試験までの3年間、就労と学習を両立して、効率よく学習していかなければならないという点以外に、② 候補者の学習環境は受け入れ施設によって異なるため、候補者自らが学習支援を有効活用して学習を進める必要がある。また、長期的な視点に立つと、③ 国家試験合格後もEPA介護福祉士として継続して就労するのであれば、専門職として介護の専門的な学習を続ける必要があり、その点においても自律学習は重要であると言える（野村2016）。

　筆者は、フィリピン人候補者1期生が来日した2009年から現在まで、日本語教師、教材作成者、受け入れ施設巡回指導員、研究協力者など、多様な形で候補者への日本語教育に関わってきた。「自律学習」の重要性を認識しつつも、「どのような支援体制で、どのような内容の学習支援を行うか」という点が中心となり、自律学習を考慮した学習支援が課題となった（野村2014）。それでは、候補者の自律学習を中心に据えた支援をするためには、どうしたら良いのであろうか。本章では、候補者に対する学習支援の実践を取り上げ、その支援を受けて国家試験に合格した候補者に対して行った振り返りのインタビューから、自律学習を中心に据えた学習支援について考察する。

注2　国際厚生事業団の説明によると、「受け入れ機関」は候補者を受け入れている日本国内の医療法人、社会福祉法人等を指し、受け入れ機関が候補者を就労させる施設を「受け入れ施設」と呼ぶ。

注3　ここでの定義は青木・中田（2011）のことばを借りているが、青木・中田は「自律学習」という語は用いず、「学習者オートノミー」という語を用いている。

2. 就労開始 3 年目の候補者に対する学習支援の実践例[注4]

本節では、「社会福祉法人長寿会」(以下、長寿)の受け入れ施設の一つ、「特別養護老人ホーム　ひまわり園」の候補者 2 名に対して行った就労開始 3 年目の学習支援の実践について報告する[注5]。

2.1　学習支援体制の整備

長寿会では、候補者が長く働き続けることを目指し、法人の研修担当部署(以下、法人)と受け入れ施設による支援体制を構築し、毎年、複数の候補者を受け入れている。本実践を行った当時、受け入れ施設では現場の職員が介護技術の指導を行い、国家試験合格に向けては法人と受け入れ施設が連携を図って学習支援を行っていた。学習支援者は複数で、法人の介護職員と日本語教育担当職員、受け入れ施設の介護職員、外部の日本語講師であった。

国家試験合格に向け、施設着任から国家試験までの 3 年間の学習目標を定めた「学習スキーム」を作成し、それに基づいて「介護研修計画」を立てた。「学習スキーム」は、まず日本語力を向上させ、次に介護の専門知識と国家試験頻出語彙を習得し、国家試験に臨むという流れである。具体的な日本語の目標は、1 年目が日本語能力試験 N2 合格レベル相当と介護現場の日本語語彙習得、2 年目が国家試験頻出語彙「介護単語 808」(野村ほか 2011)の習得である。

2.2　就労 3 年目の学習支援の概要

就労 3 年目の学習支援は、4 月から翌年 1 月に実施される国家試験までの 10 ヵ月である。国家試験合格を目標とし、「法人研修(月 1 回 4 時間)」、および「施設勉強会(週 1 回 2 時間)」を実施した。施設勉強会は、同じ施設の候補者が全員参加する合同授業である。以下が上半期の学習支援の流れである。習熟度別に学習支援を行うため、(1) 日本語能力試験 N2 合格以上、(2) その年度実施の 2013 年国家試験の正答率 50%以上の基準を設けてグループ分けを行った。

> (1) 毎週、法人から候補者に宿題としてテスト問題を送付。候補者は、自宅でテスト問題を解答(分からない箇所に下線)する。

注 4　本節の学習支援の実践は野村(2015a)の一部分を加筆修正して書いた。

注 5　本実践は、筆者が在籍する大学院の研究倫理委員会で倫理審査を受けて行った。個人が特定されないように配慮し、来日年や出身国の記載はせず、すべて仮称を用いた。

（2）日本語の施設勉強会（週1回1時間）は、日本語講師とテスト問題の語彙の意味を確認する。

（3）介護の施設勉強会（週1回1時間）は、施設職員と宿題の答え合わせをし、分からない箇所を確認する。

（4）法人研修（月1回4時間）に参加し、個別テストを解く。個別テストは、候補者が誤って解答した問題を分析し、候補者ごとに作成した。

　以上のように、まず、上半期の学習計画を立てて実施し、候補者の成績などを踏まえて下半期以降の計画を立てた。

2.3　学習支援の実際

　本章では、国家試験に合格したデンとマルの就労開始3年目の学習および学習支援を取り上げる。日本語能力は、デンがN1、マルがN3であった。2人は6ヵ月の公的日本語研修後に施設に着任した。1年目は各自で学習し、2年目から法人の学習支援を受けた。

　本節では、3年目にデンとマルの学習支援が実際にどのように行われたか、上半期、下半期、国家試験直前（以下、国試直前）に分けて報告する（表1）。

表1　学習支援の実際

時期	月	宿題	施設勉強会	法人研修	JICWELS主催研修	備考
上半期	4月	全員（決められた範囲の問題を解く）	合同授業 週1回（月4～5回）宿題・自己学習などの質問	月1回：個別テスト（宿題の誤答から、各候補者の個別テストを作成）		
	5月				集合研修（東京2日）	
	6月					
	7月				集合研修（東京2日）	
	8月					介護技術講習会（4日）
下半期	9月	マルのみ	個別授業	月1回：模擬テスト	集合研修（東京2日）	
	10月	マルのみ	デン：月1回	なし		地域主催研修（2日）
	11月	なし	専門読解・各自で質問	月1回：個別テスト	集合研修（東京2日）	
	12月	なし	マル：月2回・自己学習・宿題の質問	国試直前法人研修（5日連続）マルのみ：自己学習＋確認テスト		
直前	1月	なし	なし	国試直前法人研修（5日連続）全員：自己学習（自分で計画）	集合研修（東京2日）	介護福祉士国家試験

上半期は、2名共に法人研修に出席していたが、個別面談では2名共「体調が良くない」「宿題が多すぎて自分の学習ができない」などの声が聞かれた。マルは施設勉強会にすべて出席したが、① 国家試験の問題文を正確に読み取れない、② 参考書の図表は理解できるが同じ内容が文になると理解できないなど、日本語に関する課題が見られた。模擬試験の結果も合格圏に届いていなかった。デンは体調不良による施設勉強会への欠席が目立ったが、模擬試験の結果は合格圏であった。上半期の模擬試験の結果と個別面談で聞かれた候補者の要望を踏まえて学習支援を見直し、下半期の計画を立てた。

下半期は、自己学習の時間を増やすように学習支援計画を立てた。施設勉強会をデンは月1回、マルは月2回と回数を減らし、毎月の宿題量も減らした。法人研修（月1回4時間）では、模擬試験の結果からウィークポイントを分析し、個別のテスト問題を作成した。デンの成績は安定していて合格圏を維持していた。マルも下半期になると徐々に成績が伸び、10月の模擬試験では合格圏に到達した。しかし、マルの成績は不安定であったため、12月に国試直前の法人研修（5日間：8時間）を行った。1日目は「生活支援技術」というように範囲を決め、自己学習を行い、理解度の確認テストを実施した。

1月の国試直前の研修は、候補者全員に対し、法人研修（5日間：8時間）を行った。研修の前半の時間は、学習支援者側で用意した試験問題を全員解いたが、残りの時間は基本的にはすべて候補者が自由に計画を立てて学習を進めた。

このように候補者への学習支援過程を記述すると、各候補者に対してどのような支援方法が適しているかを模索しながら、支援を行ったことが分かる。

3. 候補者による振り返り

今後の効果的な学習支援を検討する上で、国家試験合格後に、デンとマルに対して、学習支援に関する振り返りのインタビューを行った。インタビューは、各々30分程度行った。インタビューで得られたデータは文字化し、「あまり良くなかった支援」と「良かった支援」で分け、支援内容によるカテゴリー分類をし、表2と表3にまとめた。候補者のコメントは発言のまま載せており、カテゴリーに関連する箇所に下線を引いた。

第4章　自律学習を中心に据えた支援に関する一考察　**203**

表2　あまり良くなかった学習支援

カテゴリー	候補者のコメント
支援方法：宿題	《デン》宿題が多すぎましたね……（笑）。本当は自分の計画でやりたいし、自分のやり方でやりたいし、自分のペースでやりたいし、宿題がそれを妨げたと思っていました。でも、減らしてくれましたよね。減らしてくれたので、計画は計画通りにいきました。 《マル》宿題のことはあまりやらなかったので……（笑）（自分の勉強で）やりたいことを先に優先して、宿題が出すのは遅くなってしまいました。
支援方法：繰り返し	《デン》ただ、私は同じことを何回もやると飽きますので、私も繰り返しやっていますけど、繰り返し……なんていうか、何回も何回も繰り返しさせられるとちょっと飽きるけど、もし自分で決めてこれをするんなら楽しくやれる感じ。
施設勉強会	《マル》休みの日に行っていたので、辛かったと思います。あの、休みの日に、休みたいのに、施設に行って勉強します。前は、遅番から、その次の日は勉強の日になったことがありました。 その時は皆で勉強していたので、あまり質問しなくて、後半のところに質問とかしていました。（一人ひとりが勉強しやすい）はい。
勤務	《デン》日勤ですと手当てがでないので、基本給料プラスはなくなって、その年、たまたま円安になって、送る分も少なくなって、で、心配もあって、心配がまた勉強を妨げる……。

表3　良かった学習支援

カテゴリー	候補者のコメント
国試直前法人研修	《デン》自分で計画を立てたじゃないですか。自分のやり方で勉強できたので、結構よかったと思いますよ。私の場合は、国試ナビやJICWELSの動画を見て、繰り返し繰り返し勉強したので、結構、試験のときに役立ったと思います 《マル》法人の支援なんですけれども、12月と1月の集中講座がよかった。それは一番よかった。なんか、集中研修だと、連続的にやっていますので、いい方法かなと思います。
自分で決めた学習（計画・教材）	《デン》自分で計画を立てたじゃないですか。自分のやり方で勉強できたので、結構よかった。 《マル》（役に立ったことは）自分で本を買ったりしていますが、それで練習、問題練習と過去問題かな。なんか計画通りにトピックを読んで、その後は、問題、解いていましたので、なんか、頭に残りやすかった。 ・計画を立てるのが難しかった。何、先に勉強するか、ちょっと……わからなかった。
イベント	《デン》リフレッシュすることですね。リフレッシュは大切ですよ。毎回勉強のしすぎでストレスが溜まっていて……。（花火とか、交流会とか……）、○○（場所）にも行きましたよね。一息つけるとか。 《マル》旅行ではないけど、交流したほうがいいかなと思います。あの、○○（場所）、それが一番良かった。リフレッシュしました。
研修	《デン》本部の研修とその部分に関しては、全部よかったと思いますよ。研修も役に立ったと思いますよ。いろいろな研修とか、地域で開催した研修とか、JICWELSとか。
教材の心配	《デン》法人の研修とその教材とか、たとえば、『QB』とか、『なぜ、どうしても』とか、『チャレンジ』とか、結構役に立ったかなと思います。

第3部　外国人看護・介護人材現場の実証研究

研修方法	《マル》法人から出した、ありましたよね、出した、<u>ウィークポイントのところ</u>、そこから計画立ちました。成績を合わせて、それで<u>計画を立ちました。</u>(本部研修で、午前、自己学習をして)それで<u>確認テスト</u>もありましたよね、午後。そこで、いい方法かなと思います。
友達との学習	《マル》前は<u>デンと二人で1対1の勉強をやっていたんですよ</u>。ナビを使って、口頭で、勉強をして、すごい頭に入れました。(どれぐらい？)1日だけ。時間を決めて、というのはできなかった。忙しくて……。
勤務に関する配慮	《マル》3年目のほうは、<u>施設の支援で一時間、集中時間をもらった</u>(今の職場)にいってくれるとみんなが頼りすぎて勉強が進まないということなので、<u>(違う職場)にいって、そこから勉強の時間が取れるので</u>。そのとき、園長や○○さん、○○さんがすごい応援してくれているので、従いました。<u>そこから私も勉強したいなと思った</u>。

3.1　あまり良くなかった支援

「あまり良くなかった支援」として、2名共に、上半期の「支援方法：宿題」を挙げた。宿題量が多かったことで自分自身の学習ができなかったという理由であった。デンは、「支援方法（繰り返し）」を挙げ、間違った問題をテストの形にして繰り返し解くという方法は、「繰り返しやらされている」と感じたと述べ、あまり評価をしていなかった。

マルについては、「施設勉強会」の評価が低く、休みの日に勉強するのが辛かったこと、皆で一緒に勉強したことで質問ができなかったことを指摘した。学習支援以外では、デンが「勤務」を挙げている。受け入れ施設からの支援で勤務形態を変更してもらったが、それにより手当が減り、母国への仕送り額も減ったことにより「心配」する気持ちが生まれ、勉強を妨げる結果となったと語った。

3.2　良かった学習支援

一方、良かった支援として2名とも共通して挙げたのは、国試直前の「法人研修」である。自由に学習計画が立てられ、自分の好きな学習方法で、学習できた点を評価していた。個別に見ると、デンについては、「研修」「教材の配付」が良かったと挙げていた。デンは上述したように、自分の方法で学習ができる研修は評価していたが、決められた方法での研修は評価していなかった。

マルについては、自分で計画を立てること、好きな教材で学習することを良いとしながらも、「ウィークポイントの提示」「確認テスト」を評価していた。また、計画についても、自分で計画を立ててうまくいくこともあれば、「計画を立てることが難しい」と感じて、計画通りに学習がいかないこともあった。

第4章　自律学習を中心に据えた支援に関する一考察　**205**

　以上のことから、デンは研修する「時間」「場所」「教材」などについての支援は必要としていたが、学習の進め方などについては支援の必要性は感じていなかったと言える。一方、マルについては「評価」「計画」「確認」といった学習方法に関しても支援の必要性を感じていた。

　学習支援以外では、2名共に「イベント」を挙げ、候補者と学習支援者が一緒に出掛けたことが「リフレッシュ」になったと語った。また、マルは「勤務に関する配慮」を挙げ、国家試験の学習に集中できるように、上司が負担の少ない業務を提案し、勤務時に学習時間を与えてくれたことが良かったとしていた。「そこから勉強したいなと思った」というマルのことばにあるように、施設の判断がマルのモチベーションを上げることにつながった。このように、学習とは直接的に関わらない「イベント」や「勤務に関する配慮」なども、学習支援をする中で候補者にとって重要な意味を持っていたことが明らかとなった。

3.3　　自律学習の観点からの考察

　本実践では、国家試験合格に向けて学習支援体制を整えて研修を実施したが、自律学習を「学習の目的、目標、内容、順序、リソースとその利用法、ペース、場所、評価方法を自分で選べるということ」とすると、上半期は候補者の自律学習の支援とはなっていなかったと言える。デンが「私は本当は自分の勉強法もあるし、自分のやり方もやりたいし、自分のペースや時間でやりたいので、ちょっとその宿題の数が妨げたなと思っていました」と言っているように、学習支援が逆効果となっていた。しかし、候補者と学習支援者で毎月、学習面談を通して対話を重ね、学習支援者間で打ち合わせをしながら、どのような学習支援が良いかを考え、支援方法の見直しを行った結果、最終的には、国試直前の「法人研修」を評価していた。

　このような学習支援の実践と振り返りの結果を踏まえ、候補者の自律学習を中心に据えた学習支援において求められることについて考察した。

　まず1点目は、「柔軟な個別支援」である。デンは、自分の学習方法が確立しており、自律的に学習ができていたが、マルは、日本語や学習計画に関して支援が必要になることがあった。このように学習方法は一人ひとり異なり、また、自律学習能力にも個人差がある。候補者がどのような支援を必要としているかを検討し、候補者の自律学習能力の違いを見極めた「柔軟な個別支援」が必要となる。

2点目は、「支援の見直し」である。本実践では、候補者は「宿題」「研修方法」「施設勉強会」を評価していなかった。これらは、学習支援者側で決定した支援であり、結果として候補者の学習の「妨げ」となった。支援体制を考え、綿密な学習支援計画を立てたとしても、上述のように自律学習能力は一人ひとり異なり、また学習環境や就労環境も候補者によって異なるため、計画通りに進まない可能性が高い。候補者の自律学習につながる支援になっていない場合は、「支援の見直し」が必要となる。

3点目は、「対話の積み重ね」である。本実践では、毎月の「個別面談」「定例会議」などを行い、支援の見直しを図った。はじめは候補者の自律学習につながる支援になっていなかったが、定期的に「対話」を積み重ねた結果、最終的に自律学習につながる支援に至った。このように各候補者に適した学習支援を検討するためには、候補者と学習支援者、また学習支援者間による「対話の積み重ね」が重要である。

4点目は、「間接的な学習支援」である。候補者が学習に集中できるような「就労環境の見直し」や、学習のストレスから解放され「リフレッシュ」することができた「イベント」を候補者は評価していた。これらは、研修の提供、教材の配付などといった直接的な学習支援ではなく、「間接的な学習支援」である。「間接的な学習支援」が、候補者の学習に対するモチベーションに影響を与え、結果として自律学習へとつながっていることを考えると、「間接的な学習支援」も自律学習支援をする上で重要な意味を持つ。

4. おわりに

本章では、国家試験合格後に候補者に対して行った振り返りインタビューの結果から、自律学習を中心に据えた学習支援を行うために求められることを考察した。しかし、実際のところ、候補者は国家試験に向けた研修や勉強会だけでなく、就労現場でも自律的に学習している。マルは学習の振り返りの中で、職場で分からないことは「ほかのスタッフに聞きながら、自分でも調べています」「だいたい1年目に記録書いていたんです。（中略）パターンがあるみたいなので。で、分からないことは覚えて、それで対応しています」と語っていた。つまり、候補者の「自律学習」を中心に据えた効果的な学習支援を行うためには、「就労現場での学び」にも着目する必要がある（野村 2015b）。

本章は1施設2名の候補者のみに対する実践報告とインタビューであるため、今後はさらに学習支援の実践例を増やして議論を深め、候補者と受け入れ

施設への支援につなげていきたい。

引用文献

青木直子・中田賀之（2011）「学習者オートノミー」青木直子・中田賀之（編）『学習者
　　オートノミー──日本語教育と外国語教育の未来のために』（pp. 1-22）ひつじ書房

野村愛（2014）「就労開始 2 年目の EPA 介護福祉士候補者を対象とした学習支援の事例」
　　『専門日本語教育研究』16, 79-84.

野村愛（2015a）「就労 3 年目のフィリピン人介護福祉士候補者に対する学習支援──介
　　護福祉士国家試験合格までの過程」『東京外大東南アジア学』20, 10-27.

野村愛（2015b）「外国人介護人材受け入れの拡大と介護の日本語教育の広がり」『専門
　　日本語教育研究』17, 11-16.

野村愛（2016）「外国人介護福祉士候補者の自律学習研究の必要性──候補者に対する日
　　本語教育及び学習支援の現状報告」『地域ケアリング』2016 年 11 月号，71-73.

野村愛・川村よし子・斉木美紀・金庭久美子（2011）「単語難易度と出題頻度に配慮し
　　た介護福祉士候補生のための語彙リスト作成」『日本語教育方法研究会誌』18(2),
　　12-13.

介護人材編

第5章

介護就労現場における日本語教育の役割再考
――外国籍介護職従事者に対する「社会に関わる」授業活動から

中村知生

要旨

　本章は外国籍介護職従事者に対して行う授業活動としての日本語教育実践について論じたものである。本章ではまず現状の「介護就労現場に必要な日本語を教える」日本語教育の支援の限界を指摘した上で、その反証として「社会に関わる」ことを目指す授業活動を計画・実施し、その結果から①「介護就労現場に必要な日本語を教える」ものではない日本語教育実践に向けた視点、さらに、②「介護就労現場における日本語教師の役割」再考のための観点の提示と展望を試みた。本活動を通じて、外国籍介護職従事者は社会と自身の関わりを意識化していたことが分かり、社会変革のための発信者という役割を担う可能性も窺えた。このような授業活動の成果から、結論では外国籍介護職従事者の「ありよう」を見るという視点からの実践的アプローチを提示し、「社会への働きかけとしての授業活動」という見方を教師が意識化する必要性を示した。

キーワード

パブリックコメント、日本語教師の役割、移民受け入れ、日本語教育の社会変革性、「個」としての外国籍就労者

1.　問題意識 ―― 移民受け入れ社会における日本語教育の役割

　2008年より始まったEPAによる外国籍介護職従事者の受け入れ[注1]、さらに2016年の出入国管理・難民認定法改正による外国人の「介護」の在留資格新設と、昨今、外国籍介護職従事者の受け入れに向けた動きが盛んになっている[注2]。介護のような人々の生活にとって身近な職種での海外人材の登用は、日

注1　本章で言及されているEPAの看護・介護職従事者受け入れの枠組みは、いずれも2011年6月時点のものである。

注2　法務省（2016）「出入国管理及び難民認定法の一部を改正する法律の概要」<http://www.

本語教育の現場、また教師の役割の多様化にもつながるものである。そのような中、いわゆる「介護の日本語教育」での議論は、外国籍介護職従事者が業務を遂行するための言語知識の獲得や言語運用力の向上など、介護の就労現場で「うまくやる」ための実務的な課題から語られることが多い。それらが介護就労現場やサービス利用者にとって大きな関心ごとであることは確かであるが、労働力でなく、「人間」の受け入れという視点から見た際、「うまくやる」ためだけの支援は就業者の多様化への対応として十分であろうか。

　その問題意識のきっかけとなったのは、筆者が介護就労現場で外国籍介護従事者に日本語を教える中で目にした「交換ノート」である。これは介護福祉施設Ｙで実施されていたもので、外国籍介護職員が一日の業務や出来事を記入し、職員の林（仮名）がコメントを加えたものである。以下に外国籍介護職員の一人であるリニ（仮名）と林のやりとりの一部を抜粋する（（　）内は筆者の注釈）。

［「交換ノート」内のやりとり］
　　リニ：今まで私が介護の仕事をまだしていないことをマリさん（リニの同
　　　　　僚）に話しました。日本語が話さないからですか？　ジルバブ（イス
　　　　　ラム教徒の女性がかぶる布）をかぶっているからですか？　マリさん
　　　　　も「わからない」と答えました。
　　林　：文章中の「話さないからですか。ジルバブをかぶっているからです
　　　　　か。」は文章として意味がわかりません。ジルバブは何ですか。書き
　　　　　直してください。
［「交換ノート」に残された林のコメント］
　　・（「職員の田中さんの話がよくわかりませんでした」というリニの記述に対
　　　し）文章中の「よくわかりませんでした」は田中さんの話し方が悪くてよ
　　　くわからないふうに聞こえてしまいます。とても相手に対して失礼だと思
　　　います。わからないのは自分の勉強が足りないからですので、書き直して
　　　ください。
　　・前にも伝えたことが直っておらず、文章全体が間違えだらけです。同じ間
　　　違いはしないように前の日記も見ながら正しく書けるように頑張ってくだ
　　　さい。助詞はどうしましたか。全て書き直して提出してください。

moj.go.jp/content/001209454.pdf>（2017年1月15日閲覧）

「交換ノート」では、リニの日本語を修正しようする林の姿勢が見えるが、反面、「意味がわかりません」「文章全体が間違えだらけ」のようなことばには叱責に近い印象も受ける。また、そこにはミスコミュニケーションも読み取れる。たとえば、リニは仕事をさせてもらえないことについて説明を求めているようにも読めるが、それに対する林からの返答はない。「田中さんの言葉がよくわからなかった」というリニの記述についても、本人の努力不足の問題と片付けられ、問題の原因がリニ側のみにあるとされている。このようなやりとりには一方的な適応を前提にした両者の権力関係の構図も垣間見える。

　ただし、この個別の事例のみを取り上げて、日本社会、あるいは介護就労現場の一般的問題として解決策を探ることは本章の趣旨ではない。本事例で提起したい問題は、現場での種々の事案に関わらず、教師がその役割を「介護就労現場に必要な日本語を教える」ことと単純化させた場合、そこで日本語教師の成し得る貢献の可能性を失うのではないか、という点である。誤解を恐れずに言えば、受け入れの現状に対する批判的視座を放棄した日本語教師による「うまくやる」ための支援は、むしろ現場での問題を助長しかねない。

　このような問題意識に基づき、本章では日本語教師としての筆者が介護就労現場で得た自由な問題意識から授業活動を検討、実施する。その活動の結果から「介護就労現場に必要な日本語を教える」ものではない日本語教育実践への視点の抽出を試み、さらに「介護就労現場における日本語教師の役割」再考のための観点の提示と展望を行うことを目的とする。

2.　授業活動の検討──「社会に関わる」授業活動

　リニの事例から日本語の授業活動を検討する上では、ネイティブと非ネイティブ、受け入れる側と受け入れられる側などの立場的要因から形作られる「権力関係の構図」の問題を指摘したい。このような構図に陥らないためにも、一つに外国籍介護従事者に対し、「受動的適応が求められる存在」から「所属する社会に主体的に関わる者」という立場の捉え直しが有効であると考える。

　山田（1996: 26-27）は日本語教育に期待する役割に「（日本語学習者が）日本語を学んで自らが社会とどうかかわっていくべきかを考えていくための資質も育てていく」ことを挙げ、さらに日本語教育の「成人に対し、その所属する社会を現実に対応したよりよい社会に変革していく能力を養成する」可能性に言及する。現状、山田の示すような「社会変革」を見据えた日本語教育はいまだ主流にはなり得ていない。しかし介護業界に見られるように、学習者のバッ

クグラウンドの多様化が進む現在こそ、社会に対する学習者の影響力やその行使についての積極的な議論、それに基づく実践が検討されるべきではないだろうか（深くは論じないが、その根拠が、弱者の地位向上という観点ではなく、多様性を受け入れることの社会的価値にあることは断っておく）。

その一端として本章では、外国籍介護職従事者が主体的に「社会に関わる」授業活動を設計する。ここでいう「社会」とは、外国籍介護職従事者の立場から見て、所属する介護施設、介護業界、自身に関する政策の施政者など、自身が関係し、また関係されると認識する集まりを指す。その社会に対し「関わる」、つまり意志的に向き合い、自分たちのことばで発信することを授業活動で目指したい。これは、その延長線上に外国籍介護職従事者と受け入れ側の関係再構築、さらに社会への変革を見据えたものである。

3. 特別養護老人ホームSでの授業活動

3.1 授業活動の概要——パブリックコメントを題材とした活動

本章での授業活動は特別養護老人ホームS（以下、特養S）にて筆者が担当している「外国籍職員への日本語研修」の一環として実践したものである。活動参加者はEPAの枠組みで特養Sに介護福祉士候補者として入職したマリとカレン、同施設で外国籍職員を担当する事務員尾田（すべて仮名）である。活動では厚生労働省募集のパブリックコメント[注3]「特例インドネシア人看護師候補者の雇用管理、研修の実施等に関する指針の策定等について（概要案）に関する意見の募集について」を題材[注4]に、外国籍介護従事者が社会に対し意志的に向き合い、自身のことばで発信することを行動目標とした。このパブリックコメントはEPAの枠組みで来日した外国籍職員に対する研修に関するものであり、自身を取り巻く事象についてコメント提出を軸に意見交換を行うことで「社会に関わる」という目標達成を試みるものである。

分析の対象は本活動でのやりとりの録音を文字化したスクリプトである。本活動のテーマ「社会に関わる」という視点において重要なやりとりだと思われる場面をスクリプトから抜き出し[注5]、時間軸に沿って考察とともに示す。

注3　行政機関が命令等（政令、省令など）を制定するにあたって、事前に命令等の案を示し、その案について広く国民から意見や情報を募集するもの（総務省）。

注4　EPAによる外国籍就労者の受け入れについて、看護と介護の場合は異なる点もあるが、受け入れのスキーム、業務内容、さらに受け入れにおける課題も多く、同列で語られることも多いため、採用には問題ないとした。

注5　活動におけるやりとりの記録の中で、文意の伝わりやすさのため、発話者の意図を変え

212　中村知生

表1　授業活動の概要

実施場所	特別養護老人ホーム S
実施期間／時間	2011 年 6 月 7 日～7 月 15 日（全 6 回）　1 回 60 分
活動の流れ	1 回目　パブリックコメント募集要項の内容理解 2 回目　パブリックコメント提出のための意見交換 3 回目　公示結果についての意見交換 4 回目　他施設提出のパブリックコメントの内容理解 5 回目　他施設提出のパブリックコメントについて意見交換 6 回目　活動のフィードバック

3.2　授業活動の分析と考察

　以下は活動 2 回目での話し合いの一部で、パブリックコメント提出にあたって、そのコメント内容を検討している場面である。ここでは EPA 候補者を受け入れている病院や介護施設などの研修体制[注6] が話題に上っている。

[活動 2 回目：パブリックコメント提出のための意見交換]

マリ：私の疑問は EPA の受け入れは施設が参加したかったら、すぐ申し込む
　　　だけですよね。計画があれば参加できるようにしたほうがいいと思う。
　　　この EPA のプロジェクトに参加したい時、JICWELS[注7] から「この施設
　　　はいいかな？」「合格するようなプランはあるかな？」、それ（審査）を
　　　したほうがいいと思う。すべての施設にしっかりプランがあるわけじゃ
　　　ないから。

カレン：プランコントロール、JICWELS。

マリ：施設によってプランあるか、ないか、（そのような審査が）ないですよ
　　　ね。私、前から思っている。なんでこの施設だけプランあるね、なんで
　　　違う施設はないね。なんでなくても EPA に参加できるね？と思ってた。

　やりとりの中でマリは「なんでこの施設だけプランあるね、なんで違う施設
はないね」と、受け入れ施設ごとの研修計画の格差を指摘している[注8]。その格

　ない程度に文言を一部変えている箇所がある。例：「アクティビティ」→「活動」

注6　EPA に基づき来日した看護師・介護福祉士候補者は受け入れ施設にて就労を行いながら
　　各国家試験合格を目指す。

注7　国際厚生事業団。受け入れ希望機関と就労希望者の雇用関係成立を斡旋する調整機関。

注8　実際はすべての受け入れ施設に研修の計画は義務付けられているが、「合格するようなプ

第 5 章　介護就労現場における日本語教育の役割再考　**213**

差の解消策として「プランコントロール」〈カレン〉と研修計画の管理や、「審査をしたほうがいい」〈マリ〉のような施設の選別の必要性が示されている。

「前から思っている」ということばからも、これが以前から抱いているマリらの疑問であることが分かるが、ここでのやりとりを通じて、その問題意識の表出、さらに自身の見解を述べる機会を得ていることが分かる。

その後、本段階での話し合いをもとに活動参加者の意見をまとめ、パブリックコメントを提出した。以下はその一部である。

> 受け入れ施設によって研修の実施内容に大きな隔たりがあり、意欲の高い候補者の間に不満がつのっている。各々の施設における研修をしっかり国で管理し、また研修時間を統一するなど公平性を維持するための働きかけが必要なのではないか。

後日、結果の公示に際し「御意見への考え方」という形でコメントの募集元から上コメントに対する回答が得られた。

> …看護師候補者受入れ施設に対する研修支援の助成金の支給、国際厚生事業団（JICWELS）を通じて、教材やEラーニングシステムの提供、集合研修、模擬試験等の研修支援を行っているところです。また、研修計画の実施状況については、巡回訪問や定期報告を通じて把握する仕組みとなっております…

活動3回目ではこの回答から再び意見交換を行った。以下はその一部である。ここでは厚生労働省から得た回答と、前回話題に上った受け入れ施設の研修計画の管理に対する問題意識を突き合わせている。

［活動3回目：公示結果についての意見交換］
マリ：(回答で言及されている「研修改善計画」について) その研修はどこの？　施設からの？　JICWELSからの研修？
中村：「求めることとしています」だから、この改善研修はJICWELSから「『それを作ってください』と施設に言いますよ」っていう話ですかね。

ラン…」「しっかりプランがあるわけじゃ…」ということばから、マリは施設ごとの研修計画の格差を指摘していると考えられる。

マリ：それは計画だから。作ってもやってなかったら意味ないでしょ？

中村：巡回報告とか定期報告とか書いてあるから、「どうですか」とか施設に聞いたりとか？　定期報告というのがどういうことか分からないんですが。

尾田：書類ですね。どういうことをやっているか、とか。計画と実行が合っているかとか。

カレン：あー、JICWELS からの計画の evaluation, assessment.

マリ：……満足できない。

　本話し合いでは、「（施設の研修計画を）作ってもやってなかったら意味ないでしょ？」〈マリ〉と、問題意識の焦点が研修の計画管理から、その実行性の有無に展開していることが分かる。その後、カレンが「計画の evaluation, assessment」といった研修遂行のための取り組みについて言及するものの、マリは「満足できない」と評価を下し、自身の問題意識の所在を再確認する。

　このように本段階では個人の疑問を、厚生労働省の回答や意見交換から再検討することで問題意識を深化、明確化させる様子が見られた。

　その後の活動 5 回目では、外国籍看護職員の受け入れ施設である医院 Z の提出したパブリックコメントについて意見交換を行った。やりとりは以下の部分を論点にした話し合いである。

> 〈医院 Z が提出したパブリックコメント（抽出）〉
> 本当に看護師の国家試験合格に取り組むものと金銭就労を目的とし（国家試験）合格は口だけで勉強はしないという候補者もいます。（中略）本当に合格したい候補者のみにチャンスをあたえるべきで、そうでなければ受入れ施設が今後なくなってしまうこともありうるでしょう。

［活動 5 回目：他施設提出のパブリックコメントについて意見交換］

中村：ここに書かれている人たちは、日本に来ないほうがいいと思いますか。

マリ：来ないほうがいい、とは私たちは言えないから……。

カレン：3 年間の中でその考えも変わるかもしれない[注9]。

注9　EPA の枠組みにおいて介護福祉士候補者は 3 年の実務経験を経て 4 年目に介護福祉士国家試験を受験する。医院 Z が受け入れているのは看護師候補者で枠組みは異なるが、カレンは自分らの立場から「勤務しているうちに」という意味合いで述べているのだと推察される。

マリ：そう。たとえばその人が「あー（国家試験に）合格したくない」とか、「仕事だけすれば」とか思っていても……。

カレン：いいことがあればその考えも「合格したい」って変わるかもしれない。

中村：いいこと？

カレン：たとえば、環境とか、人間関係とか……。

マリ：応援するためのシステムがあれば……その人はお金もらうためだけに日本に来たら、合格しようと思うことはないけど、施設側が皆「頑張って」（と応援してくれたら）、その考えはたぶん変わると思います。

（中略）

中村：研修体制があったとしても全然、分からないことをずっとやってても……。

マリ：3年間で、自分のペースじゃないから、勉強にならないでしょう？

中村：うん、でも施設はサポートしましたよ、って言うけど。

マリ：でも、合わないから全然勉強できない。

カレン：うん、たぶんコミュニケーション、たぶん。

マリ：たぶん、この病院（Z医院）のアセスメントは足りない。たとえばその候補者に合わせれば、ちゃんと勉強ができるように。

　ここでは就労現場における外国籍職員受け入れのあり方が話題となっている。「いいことがあればその考えも『合格したい』って変わるかもしれない」〈カレン〉などのことばには、環境や人間関係、支援体制によって候補者の意識が変わる可能性が示されている。さらに、「この病院（Z医院）のアセスメントは足りない」〈カレン〉のように、研修体制も施設側が一方的に決めるのではなく、両者のすりあわせによって調整されるべきだと述べられている。

　前回までの議題であった研修計画・施行の管理のあり方を踏まえ、本段階では彼女らにより身近な受け入れ現場という社会において、どのように研修体制が構築されるべきか、また受け入れ側と外国籍職員との関係を作るべきかという、現場の内実に関わる発信が見られた。

　最後の段階では活動のフィードバックを行った。以下はその一部で、本授業活動を通じて得たものについての内省が見られる。

［活動6回目：活動のフィードバック］

カレン：私たちにとってこの活動でawarenessあるんだ、って。問題とかあま

り見えないところも、活動で話したら「ああ、それ問題になっているんだ」って思うようになった。

中村：自分のことでも、普段はあまり気にならない？

マリ：今は仕事が一番、二番は勉強。だからこのようなことは全然考えない。でもパブリックコメントの活動をやったから……（意識が）出てきた。（中略）

中村：伝える相手は必要ですか？

マリ：あの、伝える場があるから誰かに伝えます。それがいいと思う。（パブリック）コメントと一緒。誰に言いますか。場所がなかったら言えない。

　本授業活動を通して参加者らは自身を取り巻く社会に関するテーマを題材に発信の交流を行ってきた。フィードバックでのやりとりからは「awareness あるんだって」〈カレン〉、「（意識が）出てきた」〈マリ〉というように、活動では社会的な気づきや意識化が生まれていたことが分かる。また「場所がなかったら言えない」〈マリ〉と「伝える」場の重要性についても言及されている。さらに、フィードバックにおいては以下のようなマリの発言もあった。

マリ：日本語だけじゃなくて、生活もしているから、私たちも人間だから、パブリックコメントが必要だと思います。自分の伝えたいこと、伝えられるように。そして、人間の……何て言うかな。人間として……。嫌なこととかつらいこととか、それは伝えなかったら、変わらないで続く。もっと自分の言いたいことを伝えれば。もっといい生活、もっといい勉強ができるように。

　ここでマリは自身の状況を良くするためには「伝えたいことが伝えられる」ことが重要であることを「人間として」という印象的な表現を用いて表している。このような発言からは自身を取り巻く社会に向き合い、意志を表出することは、社会生活や学習環境の改善を通じて行為者に還ることが示唆されている。

3.3　授業活動のまとめ

　本授業活動ではパブリックコメントのテーマやその回答、他施設のコメントを媒介に活発なやりとりが行われた。その中では「日本で働く外国籍介護職従事者」という立場から、政策や受け入れ現場といった複数レベルの社会に対す

る問題意識について意見交換することで、考えを明確化、深化させていく参加者の様子が見られた。活動のフィードバックからはそのような過程を経て自身と社会の関わりが意識化されている様子、さらに自身の状況を改善するためのプロセスとして「意見を伝える」ことを捉えるような発言も聞かれた。また、活動を通して提出したパブリックコメントには、外国人側に帰属する問題の一方、受け入れる日本側の取り組むべき課題も示唆されている。このような当事者による体制への実質的な働きかけからは「よりよい社会に変革していく」という外国籍介護職従事者の役割の可能性を見出すことができるだろう。

4. 結論

ここでは本章の目的である、① 実際の授業活動を通じて得た「介護就労現場に必要な日本語を教える」ものではない日本語教育実践に向けた視点の提示、さらにその成果から、②「介護就労現場における日本語教師の役割」再考のための観点の提示と展望を行う。

4.1 介護就労現場における日本語教育実践の視点

本授業活動から抽出された「介護就労現場に必要な日本語を教える」ものではない日本語教育実践への視点については、外国籍介護職従事者自身の「ありよう」を見るアプローチを挙げたい。「今は仕事が一番、二番は勉強」〈マリ〉と語られるように、外国籍介護職従事者という立場においては労働者という側面がとりわけ強調される。しかしながら、マリの「私も人間だから」「伝えたいことが伝えられるように」という声に耳を傾けると「私のありよう」という半永続的かつ内的な側面が浮かび上がってくる。これは言い換えれば、他者との関わりの中で認証される社会的存在としての自己の意識とも言えるものである。

この「私のありよう」にいかに寄り添うかは日本語教育関係者が取り組むべき一つの課題となるが、本授業活動からはそのアプローチの一つとして、「伝える場を作る」「伝えるための視野を持たせる」という視点が見出せた。外国籍介護職従事者にとって最も身近な社会の一つである就労現場、そこでの日々の就労経験が本人らの「ありよう」を映し出す媒体であると考えると、介護を語るそのことばを「介護就労現場に必要な日本語能力」という側面で部分的に切り取るのではなく、自己の表出として全人的に捉える姿勢が教師には求められる。

4.2　「介護就労現場における日本語教師の役割」再考の意義と展望

　ここでは本授業活動を通じて得た「介護就労現場における日本語教師の役割」再考の観点として、「社会への働きかけとしての授業活動」という見方を教師が意識化する必要性を説きたい。

　本活動において、外国籍介護職従事者の声はパブリックコメントの提出と開示によって施策者側、また公に発信された。これは参加者が「社会に関わる」という目標に基づき行われたものであるが、翻って考えると、この取り組みは教師自身の社会への関わりとも言える。活動を通じて「社会に関わる」主体はマリらだけではなかった。国際社会としての日本や、介護など今後関係するであろう各業界など、日本語教育が関わる「社会」はますます増えていくことが予想される。しかしながら、「学習者」と「社会」の関係から日本語教育を捉えた論考や実践例は存在するものの、授業活動そのものを社会への実質的な働きかけと捉えるものはほとんど報告されていない。授業の設計者である教師自身が教室にこもらず、外の課題、たとえば、学習者を取り巻く制度や現場の問題、支援のあり方などに取り組んだ時、教育現場で「うまくやる」だけではない日本語教育の意義、すなわち社会変革性が見えてくる。

　最後に、本章においてキーワードとなった「社会」という響きは、ともすれば政治的な印象を与え、一教師にとっては主戦場である教室から遠く離れたものに感じるかもしれない。しかし、本章での授業活動がリニの事例での問題意識から始まり、外国籍介護職従事者の「ありよう」への着目に至ったように、教師自身の社会観は授業活動に投影され、教育現場、学習者に還る。あるいは上述したように、教師の意識、行動によっては社会への還元さえ見込まれる。

　この構図においては教師の持つ教育観と社会観は不離の関係となる。その意味では、文化や言語の狭間でその当事者との生の経験を日々蓄積し、より豊かな社会観を形成し得る存在である日本語教師、その「教室外に対する無関心」は社会的損失となると言っても言い過ぎではないだろう。

引用文献

山田泉（1996）『社会派日本語教育のすすめ——異文化適応教育と日本語教育 2』凡人社

第4部

外国人看護・介護人材とサスティナビリティ

第 4 部解説　持続可能な外国人医療福祉政策

　第 4 部は、「外国人看護・介護人材とサスティナビリティ」とし、「介護人材編」と「看護・介護人材編」とに分類した。

　「介護人材編」において、第 1 章の西郡・神村・アエプ・ジュジュは、国際間大学協働による持続可能な日本語予備教育の可能性について検討した。日本とインドネシアとの大学間協定について、特に外国人医療福祉人材育成のための公学連携事業による持続可能な日本語予備教育の試みを取り上げ、日本とインドネシアとの 2 地点間をつないだ遠隔授業およびインドネシアでの教室授業の概要とその実際について提示した。そして、これらの実践に対し行ったアンケートおよび追跡調査から、国際間大学協働における持続可能な日本語予備教育の成果と可能性を示唆している。

　第 2 章の安里は、介護に従事する外国人人材のチャネルや育成という観点から、EPA は公費負担と雇用主負担が大きく、一方、留学と技能実習制度は本人負担と雇用主負担が大きいと分析している。また、新日系人については本人負担が大きいとも指摘し、選択肢、制度コスト、人的資本などの項目から、多様化チャネルの、メリットやデメリットについて言及している。後期高齢者の増大が社会問題化する現在、介護人材の質の担保や多様な人々の協働は不可欠な状況下で、どのような解決策が講じられるかを考察した。

　外国人介護者が、日本人介護者とワークシェアすることは、日本の介護システムの持続可能性を考える上で喫緊の課題である。第 3 章の中井は、そうしたワークシェアリングを遂行する上で重要な視点として、「業務分担」、「共同作業」、そして「人間関係」に焦点を当てた。これらの 3 項目の視点を考える上で、政府の新たな介護人材確保対策では、多様な外国人介護人材を活用し、業務の機能分化を進める方向を打ち出しているが、今後、ワークシェアリングを、どのようにうまく機能させるかが問われる。

　第 4 章の天野は、外国人介護人材の定着の可能性について論じ、それがサスティナビリティと深く関係するとしている。今後、介護人材の需要がますます高まる中で、介護人材の質的・量的確保が深刻化し、EPA 介護福祉士や、介護分野で働く外国人技能実習生への関心が高まってくる。本論では、ベトナムの看護学生を対象にしたアンケートおよび聞き取り調査の結果をもとに、介護現場で働くことを希望する候補者の実態や、日本側が期待する役割を述べている。

最後に「看護・介護人材編」において、第5章の二文字屋は、「暮らしやすい社会」という理想に向けて異文化協働の愉しさ構築について述べている。1989年の出入国管理及び難民認定法の改正によって、看護師に交付する在留資格が整備され、介護の在留資格も、2017年に、ようやく資格化されることになったものの、その方向に対して、厚労省の不易性はどのように交差するかについて、外国人の就労という観点から論じている。

介護人材編

第1章

国際間大学協働による持続可能な
日本語予備教育の可能性

西郡仁朗／神村初美／アエプ・サエフル・バッフリ／
ジュジュ・ジュアンシー

要旨

　本章では、日本とインドネシアとの大学間協定に基づく、外国人医療福祉人材育成のための公学連携事業による持続可能な日本語予備教育の試みを取り上げる。まず、日本とインドネシアにおける日本語予備教育の経緯と背景を示し、次に、日本とインドネシアとの2地点間をつないだ遠隔授業およびインドネシアでの教室授業の概要とその実際について提示する。そして、これらの実践に対し行ったアンケートおよび追跡調査から、そこにある課題を明示した上で、国際間大学協働における持続可能な日本語予備教育の成果と可能性を示す。

キーワード

インドネシア、公学連携事業、日本語予備教育、遠隔授業、国際間大学協働

1. 公学連携による EPA 医療人材育成の支援

　著者のうち2名（西郡・神村）が所属していた首都大学東京（以下 TMU）は、東京都が設置者となっており、さまざまな公学連携事業を推進している。その一つとして、「アジアと日本の将来を担う看護・介護人材の育成」事業がある。これは EPA（経済連携協定）で来日した看護師・介護福祉士候補者の育成を支援するもので、専門日本語教育を含む、国家試験対策講座の提供が行われている。本章では、この事業の一環として行われた日本語予備教育に焦点を当てる。

　TMU とインドネシア教育大学（以下 UPI）とは、交流協定が締結されており、以前から日本語教育学などの分野での協力があった。また、インドネシアの看護系大学や大学の看護学科では、日本を含め海外の医療・福祉分野での活躍を希望する者も数多く、学部からの日本語教育を望む声（ディアンニ 2010）が

高まっていた。UPI においてもこのような声があり、その気運を受け、著者らの1人（アエプ）が、2010年、海外への高度専門人材の派遣を視野に入れた看護学科の設立に携わることとなった。看護学科設立当初から日本語の授業が正規科目として設けられたが、教員確保や学科運営上困難な点もあった。こうした状況の中で、TMU と UPI の2大学の間で、医療人材養成の初期段階からの日本語教育を国際間大学協働によって充実させていくことが企図された。これが、EPA 制度を援用した医療人材育成のための事前日本語予備教育である（以下「pre 看護」）。

その方法としては、インドネシアでの教室授業（インドネシア人講師による）と、日本とインドネシアとの2地点間をテレビ会議システムによりつないだ遠隔教育、そして TMU の日本語教師が UPI に赴き行う短期日本語集中授業との組み合わせが用いられた。TMU では、遠隔日本語教育に関して実績を積み上げており（西郡・清水・藤本 2007）、そこで得られた知見を参考に授業を行うこととした。この試みは、2012年から2014年まで UPI 看護学科における必修科目として実施され、現在も選択科目の一部が継続されている。

2.　チルボン看護学校での「日本語・介護集中コース」の開設

「pre 看護」について記述する前に、アエプが深く関わった EPA についてのインドネシアでの最初の事例を紹介する[注1]。EPA に関する情報がインドネシア国内の報道により伝わったのは 2006 年夏のことである。当時チルボン看護学校[注2]だけが EPA への対応を始めている[注3]。

同校は、医療福祉と教育関係の財団のリセ財団によって運営され、海外への医療人材の派遣にも力を入れていた。また、同財団の系列にはチルボン外国語学校があり、そこには日本語のコースも置かれていた。チルボン看護学校では、EPA の情報が伝わると同外国語学校と協力し、日本に介護福祉の人材を派遣するコースの設立を模索した。当時のインドネシアでは介護福祉はなじみの薄い分野だったが、日本の厚生労働省の Web ページなどを参照して準備を始めた。看護学との関連性や日本語による高度なコミュニケーション能力が求められること、さらに、介護福祉士国家試験の日本語の難解さや専門性の高さが分析され、その結果、EPA に対応した6ヵ月にわたる予備日本語集中教育

注1　アエプ（2010）も参照されたい。

注2　インドネシア名は、STIKesCIREBON.

注3　チルボンはジャワ島西部の港町。

コースを開設することとした。2006 年秋には、日本での介護施設の実態を把握すべく、先述のリセ財団理事長と予備日本語教育コース責任者（アエブ）が来日し、公益社団法人「全国老人福祉施設協議会」（以下、全国老施協）の執行部と面談した。また、全国のさまざまな施設を視察し、介護現場の状況も取材している。

　2006 年 12 月には、早くも 1 期目の予備日本語集中教育コースがチルボン看護学校内に開設された。コースの対象者は、看護学校の 3 年生（選択科目として受講）のほか、すでにチルボン看護学校を卒業していた者も対象となり 15 名が参加した。シラバスの中には全国老施協の助言をもとに、一般的な介護福祉論や、長寿社会日本の介護事情や介護の仕方、その際生じる「介護の日本語」も含まれている。さらに 2007 年 4 月には、日本語ネイティブ・スピーカーの講師を迎え、実際のコミュニケーション能力育成の充実を図っている。

　2007 年 7 月時点、EPA はいまだ締結されないままであったが、1 期目のコースが終了し、2 期目のコースも始まっていた。そのため、教員も受講者もやきもきしていたが、2007 年 8 月に日本インドネシア両国間でついに EPA が調印された。しかし、EPA 署名後から、第一陣出発までにはさらに 1 年を要した。

　EPA 第一陣出発は 2008 年 8 月であったが、介護福祉士候補者全体 104 名のうちの 44 名を、このコースから送り出すこととなった。このうち 7 割は、その後、介護福祉士国家試験に合格した。合格率の高さには、看護学校での予備教育での成果が寄与しているのではないかと思われる。合格後に帰国した者もいるが、家族をインドネシアから呼び寄せて、日本の介護分野で活躍している者も多い。

　チルボン看護学校では現在も選択科目として日本語は受講できるが、上記のコースは 2 期で終了してしまった。これは、看護学校で通常の過程以外に、集中コースを実施していくには、教員の手配や処遇、学生の募集など困難な問題が非常に多かったことが理由として挙げられる。

　著者の 1 人（西郡）は、2012 年 9 月に、西ジャワにある看護学校 5 校を訪問する機会を得た。どの学校でも、看護師の海外派遣を推進したいという希望があり、実際に海外への派遣実績のある学校もあった。しかし、EPA に関しては、情報としては聞いたことはあるが強い興味までは持っていないというのが実情であった。海外派遣については英語を媒介語とできるところと、大学間交流協定（MoU: Memorandum of Understanding）を通じ、看護学の国際標準に合わせた人材育成を行いたいという声が強く、EPA については、日本語

習得が困難である点などから、交換留学などの手段はとれないだろうかという意見が多く聞かれた。日本の大学とのコンソーシアムの提案もあったが、実現には至っていない。

3. EPA 派遣・受け入れ時点での日本語能力の要件について

　介護福祉の現場で業務を行い、国家試験の準備をしていくためには、高度の日本語能力が必要だが、当時は、募集段階で日本語能力は求められていなかった。第一陣では事前に 6 ヵ月間の集中日本語講習が行われたのみであった。第二陣含め、EPA 初期は日本語習得への教育施策が明らかに不足していた。

　その後、事前の研修期間は 1 年に延長されたが、介護施設に配属された候補者の様子を見ると、派遣決定前の日本語等の予備教育は不十分であったと言える。日本語・異文化適応などについての各人の適性を確認した上で選考が行われるべきだと筆者らは考える。日本で施設に配属された後のことも含め、一貫性のある教育と支援の態勢が必要であろう。

　EPA 医療人材派遣のインドネシア政府側の窓口機関、海外労働者派遣・保護庁（以下、BNP2TKI）では、EPA 締結当初から、インドネシア内の教育機関や医療機関などの人員を集めて説明会を行っているが、BNP2TKI 側には、日本語の難しさに対する深刻な感覚が感じられず、「日本側が示した要件に日本語能力は含まれていない」という説明が行われるのみであった。

　派遣・受け入れの段階である程度の日本語能力を求める声が、日本の関連各省庁からも強く出ていなかった。日本語教育に携わる者としては強い疑問を抱く。第二言語で仕事をするのがいかに大変なことかという感覚が、受け入れる日本側に希薄であったと思える。

4. 国際間大学協働としての日本語教育の概要とインドネシア側から見た考察
4.1　国際間大学協働の経緯

　先述の通り UPI では 2010 年に看護学科が新設されたが、これは EPA 開始と日本を含めた海外の医療分野への人材派遣を設立動機の一つとしている。

　2010 年看護学科設立当初から学部生に対する日本語の授業は行われていた。しかし、看護学科に日本語教員がいたわけではなく、日本語教育学科教員のいわゆる「持ち出し」による授業であった。また、教員が海外研究で不足するなど、UPI としても看護学科での日本語教育の方法について苦慮していた。

　そんな折に、2012 年度から、TMU が東京都とともに EPA に関わる「アジ

アと日本の将来を担う看護・介護人材の育成」事業を開始し、その一環として、UPIとTMUの国際間大学協働事業として日本語予備教育を行うこととなった。

　以下にその概要を記すが、これは学科カリキュラムの中に、日本語授業を配置し単位認定科目とするなど、国際間協働の連携を積極的に図ったものである。

4.2　「pre看護」の実施概要

期間：2012年9月～2014年9月の2年間を本章の対象とする。

対象：UPI看護学科学部生の2012年9月入学者22名（以下、1年生）、2011年入学者9名（以下、2年生）、2010年入学者25名（以下、3年生）、合計56名[注4]

目的：看護学科入学直後から日本語教育を行い、日本からの支援により日本に対する興味・関心に繋げる。間接的にEPAなどに基づき来日する看護師・介護士候補者より多く育成する。

到達目標：3年次にN3レベルに達し、日本語科目に続く看護学などの遠隔授業にある程度対応できる日本語力を身につける。

方法：インドネシア人講師による対面授業と、テレビ会議システムを使用した遠隔日本語授業（バンドン－東京間、Polycom社製機器使用）を組み合わせた方法をとった。これに加え、夏季・春季の長期休暇時に1週間程度の日本人講師による集中講義を4回実施し、さらにTMU学生（看護学科の学部生および日本語教育学院生）の短期研修としてのUPIでの交流授業を行った。

使用教材：TMUが開発している初級教材mic-J N5、同N4などが用いられた。

4.3　実際の運営

・第1期（2012年9月～2013年6月）

　2012年9月に日本人講師による対面集中授業とTMU看護学科学生との交流授業が行われた。これは教師・学生間のラポール形成、UPI学生のモチベーション向上に効果があったと思われる。第1期ではUPIの日本語教師による対面授業とTMUとの遠隔授業が継続的に行われた。遠隔授業での新項目の定

注4　主対象は1年生で、2・3年生の参加を拒むものではなかったため、縦断的調査においては2・3年生も含めその対象とした。

着・応用・展開とこれに合わせた UPI での対面授業が行われた。なお 2013 年
5 月から 6 月の間、看護実習により日本語授業時間数が削減されている。

・第 2 期（2013 年 9 月〜2014 年 6 月）

　2013 年 9 月に日本人講師による対面集中授業と、TMU で日本語教育学を
専攻する大学院生による授業サポートが行われた。これは、UPI 学生の学習
動機の回復と向上の効果があったと思われる。2013 年 9 月に行われた N5 レ
ベルに相当する到達度テストでは 74％の学生が同レベルに到達している。

　第 2 期期間中も UPI の日本語教師よる対面授業と TMU との遠隔授業が継
続的に行われたが、2013 年 12 月から 2014 年 2 月まで看護実習による日本語
授業時間数が大幅に削減されている。これを補う目的もあって、2014 年 3 月、
日本人講師による対面集中授業が行われた。2014 年 3 月に行われた N4 の入
り口レベル（N5 を越えるレベル）到達度テストでは 59％が同レベルに到達し
ている。

・第 3 期（2014 年 9 月）

　2014 年 9 月には、日本人講師による対面集中授業と TMU 日本語教育学院
生によるサポートが行われた。2014 年 9 月に行われた N4 レベルの到達度テ
ストでは 78％が同レベルに到達している。

　2014 年 10 月からは看護学の教員（日本人とインドネシア人）による看護学
の遠隔授業に移行した。

4.4　看護学科での日本語授業実施上の問題と遠隔教育の可能性

　看護学科では、看護の実習が必須科目であり、学外での実習の期間、日本語
の授業（対面型、遠隔教育ともに）が実施できなくなる。また、特に実習前後
の期間、実習のためのいろいろな調整や連絡で、平常授業の時間が変更されて
しまうことがしばしばあった。

　病院での実習の期間は、比較的頻繁で長期にわたる。日本語教育を担当する
教員は、学科もキャンパスも異なっていたため、実習などの開始時期や時間変
更の連絡調整が十分にできないことが多かった。そのため、対面・遠隔授業と
も急にキャンセルされてしまうことがあった。また、年度始めに実習に関する
スケジュールと日本語の授業のスケジュールの調整が十分でなかったこともあ
り、授業時間数が当初の計画よりも大幅に削減されてしまう結果となった。

また、看護実習は大学ではなく病院で行われるため、すべての授業が行われない期間が3回ある。この間、覚えた日本語を忘れてしまう学生が多かった。実習の終了時に合わせて、日本人講師が現地に赴き集中授業を行うなどの措置を取ったが、ほかの方法も考えておく必要があったように思われる。

しかし、日本人講師による遠隔教育の導入には大きな効果があったと思われる。UPIでの対面授業ではインドネシア人講師が会話の練習をしていたが、学生はうまく言い表せないとインドネシア語で話してしまう。一方、日本人講師による遠隔授業では、たとえうまく話せないと思っても日本語で話さざるを得ない。また、日本人講師が一人ひとりに質問するように配慮したので、学習者の「日本語で話さなければならない」という発話のチャンスも増えた。これらの発話の機会を学習者はそれぞれ学びの楽しみへと変えていたことが窺われた。ここから、遠隔授業という手法に日本人講師が加わることは、継続的な学習に対する学びの楽しさや、その動機づけを促すという大きな可能性を秘めていると思われた。

5. 国際間大学協働としての日本語教育の可能性とその展望

本節においては、東京とインドネシアの2地点間をつなぎ行った遠隔授業、および集中授業に対するアンケート（以下、「遠隔・集中授業アンケート」）の結果、そして、UPIを卒業後に、EPA候補者、留学生として来日した、遠隔・集中授業の対象者であったUPIの卒業生（以下、UPI卒生）に対する追跡調査（以下、「UPI卒生追跡調査」）という客観的な効果の測定から、その成果と課題を明示した上で、外国人医療人材育成に対する国際間大学協働としての日本語教育の可能性とその展望について考察する。

5.1　遠隔および集中授業のアンケートについて

「遠隔・集中授業アンケート」は、UPIでの主な対象者である2012年度9月新入生全員18名（4名退学）とUPI看護学科担当教員5名に対し行った。また、これに併せて、遠隔および集中授業の実施期間中、インドネシア内で日本語授業を担当したUPIでのインドネシア人日本語教師（以下、UPIインドネシア人日本語教師）3名に対し、「聞き取り調査」を行った。「遠隔・集中授業アンケート」は、2014年度の集中授業最終日に、UPIにおいて行われた。回収率は100％である。UPIインドネシア人日本語教師によるインドネシア語翻訳版を用い行い、記述回答はインドネシア語使用とし、UPIインドネシア

人日本語教師が日本語に翻訳し、その後 TMU 日本人日本語教師が分析を担当した。

「遠隔・集中授業アンケート」内で、まず UPI 学生による声を、次いで UPI 看護学科教員による声を取り上げる。UPI 学生への質問項目の「日本語の授業を始めたころと現在のあなたの気持ちの変化」内での、「将来、日本で看護師になりたいと思いますか」との選択回答に対しては、「とても思う」が 3 名、「少し思う」が 15 名であった。その理由としての記述には、日本で看護師として就労することに対する期待と不安が窺われた。具体的な記述例を以下に示す（UPI インドネシア人日本語教師による翻訳のまま。以下の自由記述例も同様）。

・日本の看護婦の仕事を知りたいです。また知識も広げたい。
・日本で看護師の仕事をしたら知識も経済的にも良くなると思います。
・日本で看護師になりたいが、日本語に自信がない。

一方、UPI 看護学科教員においては、遠隔・集中授業に対し総じて肯定的な意見が見られた。しかしその一方で、看護学科の通常授業との併用で行われたプログラムであったところから、ハードスケジュールに対する学生への負担感を案じ、効果について危惧する声も見られた。

まず「2 年間における学生の変化はありましたか」という問いに対し、「あった」と 5 名中 4 名が回答し、その理由として「日本に対する興味が深まった」等としている。一方、「日本で看護師になりたいと思っているようか」との問いには「とても思う」が 5 名中 4 名であるのに対し、「日本で介護福祉士になりたいと思っているようか」は、「少し思う」は 5 名中 4 名であり、「できれば、介護福祉士よりも看護師になってほしい」との理由記述も見られた。これらの結果から、インドネシアにおいては「介護」に相当する業種がなく、「看護」と「介護」が混同される傾向にあると示唆されるも、UPI 看護学科教員は、「看護」と「介護」の違いを認識し、「介護」に対し何らかの負のイメージを持っていることが窺われた。以下に、UPI 看護学科教員による自由記述から抜粋し示す。

【遠隔授業の感想】
・半分の学生は日本語が好きだから大丈夫です。日本語学習へのモチベー

ションが上がると思うからです。

・しなければいけないと思う。古い考え方にとらわれていてはいけないと思うから。

【集中授業の感想】

・良かったと思いますが、看護の授業もあったのであまり効果が期待できないのではと思っています。

・TMU の院生がこちらに来てくれたのは大変役に立ちました。UPI の学生と仲が良くなってよかったです。

【変化はありましたか】

・日本語はまだ下手ですが、頑張って上手になりたいと思っているようです。

・日本語を勉強したことで、日本に対する興味が深まって、日本に行きたくなったと思います。

【将来、日本で看護師になりたいと思っているようですか？】

・［少し思う］経済的な理由や学生の自己の可能性を広げるチャンスだと思うからです。

・［とても思う］日本語ができるようになっているので、実際に仕事で日本語を使いたいと思うようになってきているからです。

　また、UPI インドネシア人日本語教師に対する「聞き取り調査」からは、日本語の伸張を図りたいが、① 日本語授業を看護学科のカリキュラム内で確保する難しさ、② 看護学科ゆえに長期実習があり、この期間に日本語を忘れてしまうといった、専門的分野での海外への人材派遣における日本語教師の期待とジレンマが窺われた。

　先述した「遠隔・集中授業アンケート」および「聞き取り調査」の結果から、2 年間にわたる遠隔・集中授業を終えた時点においてもなお、主な対象となった学習者に「日本で看護師になりたい」との意向が変わらずに見られた点、および、インドネシア看護学科教員から寄せられたおおむね肯定的な意見から、遠隔・対面授業という方法は、日本で看護師になりたいという外国人医療人材の育成に対し、有効な動機づけとして機能すると言えよう。

5.2　UPI 卒生に対し行った追跡調査

　上述の遠隔・集中授業は、2012 年 9 月から 2014 年 9 月までの 2 年間にわ

たり行われたが、その後、UPI 卒業後の 2014 年 10 月より、EPA 候補者、または留学生として、合計 8 名の UPI 卒生が来日している。そこで、2 年間にわたる遠隔・集中授業がその後の UPI 卒生に対し、どのように作用したのか、また、外国人医療人材育成に対し、どのような課題があるのかについて検証するために、追跡調査を行った。追跡対象者は、合計 13 名で、EPA 介護福祉士候補者が 7 名（徳島 2 名、和歌山 2 名、兵庫 1 名、岐阜 1 名、神奈川 1 名）で、留学生が 6 名（広島 4 名、大阪 2 名）である。

　調査は、2015 年 8 月〜2016 年 2 月にかけて、遠隔・集中授業を担当したTMU 日本人日本語教師が、各来日先に赴き、UPI 卒生とその教育担当者に対し、半構造化形式でのインタビューを行った。結果、異口同音に、国際間大学協働による一連の試みから来日を志したとの声が聞かれた。具体的に寄せられた声を以下に示す。

【EPA 介護福祉士候補者としての来日者 7 名】
　「なぜ、看護ではなく介護での来日を決めたのですか」との質問に対しては以下のような回答が得られた。
- ・なかなかこういった機会はないと思った。日本のことを TMU との授業で知っていたので絶対に日本に行きたかった。
- ・給料が高いから。大学の時に日本 TMU に行けなかったが、EPA として日本に行けると思った。

【留学生としての来日者 6 名】
　「なぜ、留学生としての来日を決めたのですか」との質問に対しては以下のような回答が得られた。
- ・遠隔や集中授業が楽しかった。いろいろと教えてもらいとても勉強になった。TMU の看護学科の学生や先生とも仲良くなれてよかったから、来たかった。
- ・日本で看護師になりたかったからです。

6.　国際間大学協働を通した外国人医療福祉人材育成のための持続可能な日本語予備教育の可能性

　先述の 4.4 で述べた通り、また「遠隔・集中授業アンケート」「UPI 卒生追跡調査」の結果から、遠隔授業からではなく、インドネシアでの集中授業を開始したことによって、① 日本、インドネシア両国教師間におけるラポールの

形成、②学生のモチベーションの向上につながり、その後のコース運営に大きく寄与していたことが分かった。また、大学間協定を積極的に生かした日本の大学院生のサポートは、UPI学生およびUPI側の教員のどちらからも「日本語の学習をより楽しくさせてくれて、とてもよかった」と評価された。また、「UPI卒生追跡調査」からは、UPIとTMUの当時の学生同士による自主的な交流が続いていることが確認された。これらの検証から、大学院生によるサポートは、教育的効果だけにとどまらず、両国学生同士の異文化交流を促す核となっていたことが窺われた。「UPI卒生追跡調査」においては、異口同音に、国際間大学協働による一連の試みから来日を志したとの声が聞かれ（神村ほか2016）、ここに大学間協定併用による波及的効用が期待された。一方、課題としては、①長期的な動機づけを維持していくための工夫として、看護の専門分野との関連性をもたせた初期日本語教育の探求、②看護系大学での日本語授業時間の確実な確保が挙げられた。

7. おわりに

　現在のEPAによる医療福祉人材受け入れの枠組みでは、申し込み時に、海外の大学の看護学科卒業（またはそれに準じた資格）が基本条件になっている。しかし、日本語については一律の明確な要件はない。先に述べた通りインドネシアの看護大学・学校では、海外への赴任を目指した教育カリキュラムをとっているところも多いが、ほとんどが英語圏向けである。また、EPAという枠組みがありながら、日本派遣について具体的対応を考えている教育機関はほとんどない。本章で取り上げたUPIの看護学科での日本語予備教育はきわめてまれな例であり、それも、TMUとの国際大学間協働という仕組みを取り入れたことで初めて可能、かつ持続可能なものとなった。また、追跡調査を見ても分かるように、学部生のころに日本語と日本に接したことが、その後の学習動機の向上や進路選択に大きな影響を与えている。インドネシアの看護大学・学校には日本派遣に興味を抱いているところもあるが、日本語習得という高いハードルや、日本とのネットワークが薄い状況では、何の手段も講じることができない。

　日本社会は多数の医療福祉人材を求めている。また、インドネシアの看護大学・学校も日本との協力と人材派遣を希望している。つまり、相容れる双方の思いをうまくつなぐ方略の確立が急がれているとも言える。今回のような国際間大学協働や、国際間大学コンソーシアム等の形成を通じて、学部段階からの

日本語などの予備教育を行うことで、優秀な医療福祉人材を確保する方法の一つが確立できるのではないだろうか。

引用文献

アエプ・サエフル・バッフリ（2010）「看護と介護の日本語教育ワーキンググループ：外国人介護福祉士の受け入れ——ポスト EPA の展望と日本語教育」2010 年度日本語教育学会秋季大会特別企画パネルセッション，神戸大学

神村初美／西郡仁朗／アエプ・サエフル・バッフリ／ジュジュ・ジュアンシー（2016）「国際間大学協働における日本語教育の可能性——外国人医療・福祉人材育成のための公学連携事業を通して」『世界日本語教育大会論文集予稿集』世界日本語教育大会（ICJLE 2016）

ディアンニ・リスダ（2010）「EPA による介護士・看護師候補者の派遣前日本語研修、現在の制度のインドネシア側から見た問題点」『世界日語教育大会論文集予稿集』1407-0-1407-6. 世界日本語教育大会（ICJLE 2010）

西郡仁朗・清水政明・藤本かおる（2007）「テレビ会議システムと mLearning の併用によるブレンド型日本語研修」『人文学報』382, 1-14.

介護人材編

第2章

介護に従事する多様な海外人材のチャネルと人材育成

安里和晃

要旨

　本章は多様化する海外人材リクルートのチャネル（経路）について取り上げ、人材育成制度について比較し、以下の諸点を明らかにする。EPA は公費負担と雇用主負担が大きく、留学と技能実習制度は本人負担と雇用主負担が大きい。多様化チャネルは選択肢を増やす一方、制度コストを上昇させ、人的資本が消極的になる可能性がある。後期高齢者の増大を考えると、介護人材の質の担保は必須であり、また労働力人口減少の時代における多様な人々の社会統合も避けられない。

キーワード

EPA、介護留学、技能実習制度、介護福祉士、人材育成

1. はじめに

　本章は、多様化する海外人材リクルートのチャネルについて取り上げることで、人材育成制度についての比較・検討を目的としている。EPA に基づく看護師・介護福祉士の導入から、10 年が経とうとしている。交渉が始まったのが 2002 年だから、すでに 10 年以上、医療・介護人材の受け入れについて議論し続けてきたことになる。政府内部での議論はさらに早くから行われており、遡ること 1990 年代には法務省の検討会において、人口学的知見から少子高齢化を受けた海外人材の受け入れの検討がされていた。

　ところが 2008 年に始まった EPA による受け入れでは、人材不足の指摘にも関わらず、受け入れ人数は受け入れ枠の上限を満たしておらず、慎重に実施されてきた。厚生労働省は、協定の面目を保つため、国家試験合格に向けた教育費用を各省庁負担で実施した。EPA は労働需給ギャップを満たすためのものではないため、本格的な海外人材リクルートとは言えない。そこで、民間では新たな枠組みが模索されるようになった。そして 2015 年、「技能実習」や「留

学」を通じた資格取得と就労など、介護人材受け入れの新たな枠組みが国会で提案された。本章では取り扱わないが、フィリピン系母子や外国人家事労働者の就労チャネルも存在するため、介護を取り巻く外国人のチャネルは一気に多様化している。とはいえ、2015年には約2000名のEPA候補者が就労しているが、全職員数に占める割合は0.1％程度でしかない。

　これにはいくつかの理由がある。第1は、資質に関する問題点である。職能団体や専門家は、日本語能力や文化の違いがケアの質に悪影響を及ぼすという懸念を表明している。日本介護福祉士会、日本看護協会、厚生労働省、上野千鶴子（2005）などがこうした指摘をしているが、逆の論考も存在する。筆者は、台湾の事例をもとに、スキルや離職率、指示指揮命令系統の遵守などの点において、外国人介護労働者に対する評価は、国内労働者に比べて低いとは言えないことを明らかにした（安里2007）。また、平野裕子らの調査でも、受け入れ施設は国際貢献という観点から外国人介護労働者を評価していることが分かっている。さらに国際厚生事業団[注1]は、職員、利用者、家族によるEPA候補者に対する評価は高いと例年指摘している。つまり、言語・文化差が無前提にケアの質に悪影響を及ぼしているとは言えない。

　第2の点は、EPAにおける受け入れコストが高いというものである。受け入れに際して、施設側は60万円程度を負担しなければならないが、日本語教育費用などの公費負担も大きいため、財務省も追加的受け入れに慎重である。こうした負担は、「社会コストがかかる」という認識の根拠となっている。

　このように論争が繰り広げられる中、EPAでは質の向上のため、渡航前後の教育に力を入れてきた。ところが、受け入れ人数やコスト面からほかのチャネルへの圧力を強め、技能実習制度や、留学と就労という多極化へと進んだのである。移動のチャネルが1つであれば、そこにリクルート・教育・労働の資源を集中させることでコストの低減を図れる[注2]。制度とコストは規模の経済が働くため、少人数の受け入れではコストが高くつく。EPAに加え、現在の技能実

注1　国際厚生事業団（2014）「受入支援等の取り組み・受入れ状況等について」<https://www.jicwels.or.jp/files/E38090E7A2BAE5AE9AE78988E38091H27E585A5E59BBDE59BB.pdf>，国際厚生事業団（2016）「受入支援等の取り組み・受入れ状況等について」<https://jicwels.or.jp/files/H29EPA_setsumeikai-2.pdf>（2017年1月10日閲覧）

注2　後藤純一（2014）「EPAと人の移動──少子高齢化と看護師・介護福祉士候補者受け入れプログラム」公益財団法人日本国際フォーラム『平成25年度外務省委託事業「経済連携協定（EPA）を検証する」についての調査研究　報告書』79-95. <http://www.jfir.or.jp/j/activities/reseach/pdf/62.pdf>（2017年1月10日閲覧）

習や介護留学などは制度維持管理上の行政コストを増加させる懸念がある。

　そこで本章では、多様なチャネルを整理し、それぞれの制度における正統性と、人材育成制度やコスト負担について比較する。そして「外国人労働者は安い」という言説は、実際のところは移動コスト負担の分担のあり方による。EPA は公的負担と使用者負担が高く、技能実習と留学は使用者負担と本人負担が大きい。本人負担は個人にリスクを背負わせるため、人身売買などの問題が生じやすい点にも留意する必要がある。特に、技能実習制度に対する過度な期待、法令を無視した送り出し国における日本語教育の見切り発車、さらには介護業界の移住労働に関する浅い理解が、さまざまな問題を引き起こす懸念がある。

2.　チャネル 1 ── EPA

　2008 年に始まった EPA に基づく看護師・介護福祉士の受け入れは、多くの矛盾を抱えながら進められた。看護師需給の報告書や介護人材の将来予測では人材不足が伝えられる一方で、厚生労働省は「潜在看護師・介護福祉士」という概念を用いて人材不足を否定した。そのため、政府・外務省・経済産業省が受け入れに賛成し、所管の厚生労働省や日本看護協会・日本介護福祉士会といった職能団体は反対する中で、受け入れが始まったのである。外務省・経済産業省による巧みなお膳立てにより、まずはフィリピンから交渉を進めることで労働力の受け入れが協定枠組みに組み込まれ、特区制度で国内の人材不足の認知を高めるといった布石が打たれた（安里 2007）。

　こうして 2015 年末までに 3000 人を超える受け入れが実施されたが、介護での国家試験合格者は 352 名で、就労者の割合は、インドネシア人が 64%、フィリピン人が就労コース 81%、就学コース 81% となっている。フィリピン人の定着率が高いのは、フィリピンでは国内の看護師の供給過剰状態が続き、帰国しても再就労の保証がないからである。介護福祉士の就学コースは、准介護福祉士の創設についてフィリピン政府が協定違反と強く反対したため、2009 年・2010 年の 2 年間のみだが、卒業割合は 86.5%、2016 年の時点でその 81% が 7〜8 年間勤続している。定着率の高い制度と言えるだろう。

　2014 年から EPA による受け入れが開始されたベトナムは、渡航前の研修が 1 年間、入国要件が日本語能力試験の N3 取得となっており、要件が厳しい。とはいえ、こうした要件を前提とした日本語教育が組まれ、入国前に N3 を取得する割合は常に 75% 以上となっており、高い期待が寄せられている。こう

した EPA 候補者の研修には税金が投入されている。2006 年度から 2011 年度までの訪日前後の研修や学習支援などの事業執行費用の総額は、43.6 億円に達する。これは、候補者一人当たり約 250 万円に相当する。財務省は予算の執行に慎重だが、合格者数や合格率は二国間協定の成否を示すバロメーターとなっている。こうした教育費用を「社会コスト」と見なす論もある。とはいえ、介護福祉士候補者の約 8 割は出身国の看護師である。看護師育成の教育費用は日本で 1,000 万円ともいわれるが、これは送り出し国負担であり、日本は費用を外部化している。また、候補者 1 人が納付する社会保険料や直接税の合計は、年間 50 万円程度に上る。年金の還付も 3 年分までである。社会コスト論は社会への貢献を無視している。

　EPA が十分に浸透しない原因として、受け入れ施設側の負担が指摘されている（表 1）。日本語研修や斡旋料などを合計すると 1 名あたり約 60 万円だが、2 名以上の雇用が原則であるため、合計すると 100 万円程度になる。また同等報酬要件が課されており、外国人に対して日本人より給料を低くすることは許されていない。財務省もこれ以上の補助金の捻出には積極的ではない。

表 1　EPA による雇用の初期費用

申込み手数料	30,000
斡旋手数料	131,400
滞在管理費（人／年）合格前	20,000
POEA 支払い	51,500
健康診断料	7,200
日本語研修	360,000
合計	600,100

※円、対フィリピン、平成 29 年度、1 人あたりの場合
出典：国際厚生事業団（2016）

　最後に、前述のように、EPA 介護福祉士候補者に対する施設・職員・利用者およびその家族からの評価は高い。国際厚生事業団によると、職員評価では肯定的意見が 75%、普通 22%、否定的意見が 3% であった。また利用者やその家族からの評価では、肯定的評価が 76%、普通が 23% で、否定的評価は 1% に過ぎない。つまり「質の高い介護の提供」という意味においても、EPA 候補者たちは一定以上の貢献をしている。EPA 候補者への教育費用は、一見すると高いが、以上を考慮するとその評価はおのずと変わってくる。

3. チャネル2——介護留学

　EPA を通じて介護福祉士候補者の導入が始まったが、新たな矛盾が指摘された。それは留学生である。これまで留学生は、資格を取得しても卒業後に日本で就労することは認められてこなかった。EPA では介護福祉士は技術的・専門的人材であるとされているにも関わらず、留学の場合には就労できないからである。大学や専門学校などの介護福祉士養成施設を代表する介護福祉士養成施設協会は EPA に反対してきた経緯があるが、他方で 2000 年代後半からは養成施設は軒並み大きな定員不足に陥った。同協会によると、2015 年の時点で学生の定員に占める充足率は 50% であり、3 万人の定員に対し 1.5 万人しか在籍者がいない。離職訓練の受け入れ者を除くと、その割合は 40% に低下する。少子化、給料が安いというイメージ、事故による社会的評価の低下のためである。多くの学校が募集停止に追い込まれ、教員は解雇された。日本の介護の教育的知見は、後世に伝えられず滅びる寸前である。

　こうした状況を打破できると考えられたのが、留学生の受け入れである。2013 年ごろまでは養成施設に全国でも 20 名以下しかいなかった留学生が、2015 年に介護ビザの創設が検討され始めてから増加しつつある。いくつかの養成施設は日本語学校や介護施設と提携して、ベトナムなどに飛び、留学する学生を青田刈りした。その結果、留学生数は 2017 年には 591 名となった。

　しかし、これも制度的欠陥があった。就労して介護福祉士になろうとする場合、資格取得にあたっては 3 年以上の実務経験と国家試験合格が要件である。他方で、介護福祉士養成施設を卒業した場合は、卒業と同時に国家試験なしで資格を取得できる。一方では試験での合格が必須であり、他方は試験不要だ。これは整合性がなく、専門性に疑問を突き付け、「養成施設は試験免除のため資格をお金で買う」との揶揄もあった。背景には、合格率を突き付けられる介護福祉士養成施設協会からの反対や、人員確保が困難になるという全国老人福祉施設協議会の反発があった。十数年の歳月を要したが、ついに 2017 年から養成施設卒業者にも介護福祉士国家試験が導入されることになった。ただし時限措置として、合格しなくても卒業から 5 年間就労していれば資格が付与される。

　では、外国人留学生の介護福祉士資格取得者に対して与えられるビザの枠組みについて検討しよう。このビザは養成施設が日本語学校や介護施設と協力して、すでに 200 名以上を入学させている。入学者は、「資格外活動」で週に 28 時間、介護施設で働き、月に約 10 万円の収入を得ることができる。これで

日本での生活が可能だ。ところが、授業料の工面が問題となる。通常は、アルバイトをしている施設と養成施設には合意があって、施設が授業料を一時的に工面する代わりに、留学生は卒業後にその施設で就労して授業料を返済する。その額は年間約100万円近くと高額だが、留学生は資格取得後に返還するか、「お礼奉公」をしなければならない。仕送りや貯蓄はこの範囲ではなく、奨学金や大幅な授業料免除がなければ、このビジネスモデルは成立しない。

　本来であれば、介護福祉士資格を取得して介護ビザが付与されれば、在留期間内、本人は就労先を自由に選択できるようになる。ところが、この枠組みでは、授業料返済、生活費捻出や仕送りのために移動の自由が与えられなかったり、途中帰国の賠償、長時間労働や低賃金、強制労働などが懸念される。特に、日本語学校の「債務奴隷的」な斡旋方法については西日本新聞などで報道されているが、筆者も授業料を支払うことができず、超過滞在する事例、一部屋に8名以上を押し込めた不適切事例の聞き取りをしており、個々の機関だけでなく、日本語学校など業界団体全体の姿勢が問われている。教育や福祉が人身売買によって支えられるという指摘にならないような制度に修正しなければならない。

4.　チャネル3——技能実習制度

　技能実習制度は、最も議論の余地が大きく、アメリカの「人身売買報告書」でも毎年と言っていいほど糾弾されている制度である。この報告書は、アメリカ国務省が毎年各国を人身売買の状況に照らし合わせて格付けするもので、社会的影響力も大きい。かつての日本では多くのフィリピン人女性がパブで就労していたが、2004年にこの報告書で指摘を受けたのを機に省令が改正され、入国が厳格化された。同報告書は、ここのところ毎年、技能実習制度について言及してきた。にも関わらず、在留期間が延長されるなど同制度は裾野を拡大する傾向にあり、固定化した利権が根深く存在している。それでも技能実習への介護職種の追加に対する期待は大きい。これは、低額だと認識されていることや、病院やグループホームの職員としても雇用が可能だからである。

　技能実習制度の問題点を集約すると、以下の通りである。1つ目は、乖離した実態と理念だと考えられる。技能実習制度では技術移転が目的とされているが、実際には非熟練労働の労働力不足解消のために利用されている。そしてこの乖離は、人材育成費用に大きな影響を及ぼす。技能実習制度は技能移転を前提としており、受け入れ施設はその「役割」を演じなければならない。技能移

転計画に従って定められた作業内容の遵守、毎年の技能検定、技能移転後の帰国後の動向調査、在職証明書の金銭取引などは、「労働者が必要だから雇用する」という理屈とは無縁である。そのため技能実習を制度通り履行すれば、雇用コストは上昇するであろう。フィリピンやベトナムの派遣業者に聞いても、技能実習は技能移転には役立たないと言い、働き方を学ぶには技能実習でなくてもいいと言う。

2つ目は、労働基準法違反が常態化している点である。日弁連[注3]、厚生労働省[注4]、総務省[注5]をはじめ、さまざまな機関がその問題点を指摘してきた。たとえば、2010年から2014年の間、指導対象約2300〜3900の事業者のうち、法令違反が指摘された割合は、常に7割以上で推移している。監督指導の結果がまったく出ておらず、違反が偶発的なものではなくて制度に起因していることが分かる。

介護への職種追加に関する留意点として、第1に日本語要件がある。現時点ではN4レベル程度とされ、6ヵ月から1年の学習期間が必要であり、渡航前の訓練期間を規定する重要な要素となる。そのため、この期間の日本語学習費用をどこが持つのかといった課題が出てくる。また、入国後就労2年目（技能実習2号）には、N3が要件となる。つまり、就労1年目（技能実習1号）の間に、N4からN3レベルの継続学習が必須となる。

第2は、監理団体の担い手である。現状では全国に約8000もの監理団体が存在しているが、あまりに多岐にわたって分散しているため責任の主体が明確ではない。これは、EPAにおいては国際厚生事業団が一元管理をしているのとは対照的である。したがって、厚生労働省が所管する老施協などの公益法人に監理を集約化するなどの案が出されている。こうした責任の集約化は重要だが、介護の専門家がそこまで担うのは容易ではないだろう。

第3は、技能習得プロセスである。技能移転に向けて、技能実習指導員だけではなく、生活支援員の設置が必要となり、教育コストは逆に高くなるであ

注3　日本弁護士連合会（2013）「外国人技能実習制度の早急な廃止を求める意見書」<https://www.nichibenren.or.jp/activity/document/opinion/year/2013/130620_4.html>（2017年1月10日閲覧）

注4　厚生労働省（2017）「外国人技能実習生の実習実施機関に対する監督指導、送検等の状況（平成28年）」<http://www.mhlw.go.jp/file/04-Houdouhappyou-11202000-Roudoukijunkyoku-Kantokuka/0000174260.pdf>（2018年1月29日閲覧）

注5　総務省（2013）「外国人の受入れ対策に関する行政評価・監視――技能実習制度等を中心として」<http://www.soumu.go.jp/menu_news/s-news/73055.html>（2017年1月10日閲覧）

ろう。なお、技能習得の範囲については、3大介助の習得のみにはとどまらない。業務は、3大介助を含む必須業務や、掃除・洗濯・調理・記録・申し送りを含む関連業務、掲示物の管理などを含む周辺業務に分類され、この中から技能移転に適切な業務に従事させることになる。そのため、たとえば掃除のみに従事させることはできない。このことは、日本人が敬遠する特定の業務に実習生を特化させないという点においては良いが、単に労働者として雇用したい施設にとっては管理上のリスクが大きい。適性のない者に対する配置換えも原案では難しい。すでに多額の斡旋料が両国で支払われた後では帰国もできない。

第4は、費用分担である。技能実習制度における費用負担では、労働者負担分が大きく公的負担が少ない。ベトナム人の実習生の場合、実習生本人が負担する費用はベトナムの法令で定められており40万円程度だが、違法な保証金を入れると100万円程度の支払いもあり得る。この額はベトナムの一般の人々にとって、大きな担保や借金だ。今後、人口減少などにより、売り手市場になれば労働者の斡旋料は低下するが、人件費が高騰するだろう。実際に、中国やASEAN各国での労働需要も高まり、経済成長も合わせて人件費が高騰している。

なお使用者の負担分には、面接費用や実習生渡航費用、現地での日本語教育費用、来日後の法定講習、講習手当、両国での管理費などが考えられ、合計で50万円程度となる。N4レベルであれば6ヵ月の日本語研修が必要であり、その費用はおよそ月に2万円で、トータルでは日本語教育費用に少なくとも12万円を要する。EPAでは、こうした渡航前研修は一元管理されてきたが、これは教育の質を担保するためであった。50万円程度という使用者負担の合計は、EPAと比べるとそれほど安いわけでもない（表2）。

介護の場合には、日本語要件が従来とは大きく異なるため費用負担は増大するだろう。介護に関わる3事業所の試算を比べると、入国後2ヵ月間の法定講習、手当、コンサルタント料からなる使用者負担の合計は35万円から55万円となっている。管理費を含めると44万円から66万円に上る。

EPAも技能実習も複数雇用になることから、1人あたりはこれよりも若干安くなるかもしれないが、劇的に変わるわけではないだろう。つまり、EPAは使用者負担分が高いと言われているが、これは正確な表現ではない。EPAは、候補者負担分が軽く、使用者負担と公費負担が大きいのだ。技能実習制度は、公費負担が軽く、使用者負担と実習生負担が大きい。外国人雇用の受益者は使用者であり、一定程度の使用者負担は当然である。EPAにおいても、公費負

担（社会負担）として人材育成をしているのであって、使用者の負担が大きいわけではないのである。

表2　技能実習生受け入れにかかる通常の初期費用（使用者分のみ）

渡航費用	100,000	本人渡航費用。ビザ取得までのコンサル費用など
渡航面接費用	80,000	面接なしの場合もありうる
現地日本語教育費	120,000	N4に必要な最低限日本語教育6ヵ月の場合
法定講習	60,000	
講習手当	65,000	JITCO調査による平均値
管理費	50,000	両国での月々の費用
合計	475,000	

※組合創設、出資金、技能検定費用、入管申請費用、帰国費用などは除いている。

　最後に、制度外の問題点を挙げておこう。留学にせよ技能実習にせよ、人の国際移動の経験が浅い事業者が多く身を乗り出しているのは危険である。特に、相手国カウンターパートとの業務提携に至るまでに一定程度の投資を要するため、その回収を急げば、必須のはずの教育投資がおろそかになり、実習生を商品として過酷労働に従事させる結果となる。興行ビザは人身売買報告書による外圧で厳格化されたが、同報告書の指摘にも関わらず、技能実習制度が存続しているのは、根深い利権によって支えられているからだ。制度そのものの廃止や労働許可制などの新制度制定が困難である以上、これ以上のスキャンダルを受け入れる余地はない。

5.　おわりに

　途上国人材が安価であるというのは、大きな間違いである。国内外の労働需要増大により、人件費は大きく高騰し始めた。賃金の内外価格差が縮まり、海外就労の必要もなくなりつつある。今後も、長期的には海外人材の人件費は上昇するだろう。また労働力が豊富とはいえ、質に転化するのであれば人材育成が必要だが、これを誰がどう負担するかが制度設計のカギとなる。

　EPAは大卒・有資格者の高学歴者専用の斡旋制度である。大学卒業・資格取得までの人材育成費用は、送り出し国の教育制度の中で支払われ、日本にとっては外部化された費用だ。日本渡航前後の1年間のみ、公的負担と雇用主負担で日本語研修費用などがまかなわれてきた（表3）。

表3　受け入れチャネル別の斡旋コスト負担状況

	資格要件	労働者負担	使用者負担	日本政府負担	リスク、問題点	その他
EPA	看護学校卒、4大卒ケアギバー資格保持者	健康診断などわずか	60万円程度、日本語教育	渡航前後の日本語研修、試験対策	公的負担多く限定的な受け入れ枠	本人負担少ない人材育成制度
技能実習	高卒など学歴、職種など要件	40万円から100万円程度	50万円弱	基本的になし	斡旋料高騰、労使紛争、逃亡の悪循環	本人負担多い人材育成制度
留学	日本語能力試験N2程度	語学、留学費用	授業料立替えなど	基本的になし	斡旋料、授業料負担、長時間アルバイト、お礼奉公、拘束	学業と就労の過度な負担

　高まるニーズを背景に、EPA 批判を受けて成立した技能実習制度の介護枠の拡大は、人材の教育費用を実習生と使用者で負担して、技能移転を実現する制度である。教育は市場経済の中にビルトインされている。また、同制度が技能移転を前提としているため、受け入れ施設はその「役割」を演じる追加費用が必要となる。作業内容の遵守や、技能移転のための試験用の実習計画、技能移転後の帰国後の動向調査などはその一例だ。技能実習を制度通り履行すれば、雇用コストはかなり上昇するであろう。

　留学制度では、人材育成費用を留学生が負担し、雇用主はその費用を肩代わりする。結局のところ、EPA からこうしたほかの制度への移行において共通するのは、人材育成費用の本人負担が増し、公的負担割合が減るだけである。つまり、社会コスト論どころか、教育費用の外部化が進展するだけだ。

　多様化する海外人材の受け入れチャネルだが、その成否のカギは、受け入れ側の多様性に関する人材育成にかかっている。日本型の雇用形態は男性中心型で女性は補助労働力であり、新卒主義と年功序列が支配してきた。この雇用慣行で日本の経済成長が果たされたため、いまだにその成功体験が尾を引いている。こうした役割分業はある種の排除型であって、多様な人々の協働を阻害しており、人口減少時代にはそぐわない。より多くの人々が活躍できる制度や雇用形態に変えていく必要があるが、日本の女性の労働力率は OECD 諸国の中では韓国と並び最低である。女性の労働市場における包摂さえ困難なのに、ナショナリズムの台頭もあり、外国人との協働はさらに難しいかもしれない。し

かし、繰り返すが、労働力人口減少の時代における多様な人々の協働は必須である[注6]。

　そもそも日本では、外国人の導入には常に大きな批判が付随してきた。第一は治安問題である。しかし、治安状態は、基本的には権利付与のあり方や社会統合政策により大きく異なる。言語・教育・職業・住宅などへのアクセスをどう保証するかがカギである。社会から疎外される人々が増えれば、国籍を問わず犯罪につながるであろう。第二は労働供給の増大による価格の低下、第三は社会コストの増大である。一般的に労働供給の増大が賃金水準を下げることについては、間違っていない。しかし、人口減少社会にこの原理が当てはまるのかは、検討の余地がある。2025年までに37万人の介護人材不足が予測されている中で、数千〜数万人の外国人の導入が賃金水準に悪影響を及ぼすとは考えにくい。しかも介護保険制度は市場賃金ではなく制度賃金だ。量もさることながら、いかに質の担保を確保するかが重要であろう。これからの介護では、認知症やがん、麻痺、そのほか慢性疾患などを複数抱える人も増え、より高度なケアが求められる。外国人労働者が社会コストを増大させるという考え方に対しては、今後は国籍に関わらず、質を満たす惜しみない教育が必要であり、人材の定着率向上が教育投資の回収につながる、と反論しておく。人種差別やジェンダーに基づく差別禁止が規範化された今日だが、シチズンシップや権利のあり方は国家の専権事項である。人口減少社会において、どうシチズンシップと向き合うかが今後を大きく左右する。

付記

　本章の脱稿後に技能実習制度の詳細が詰められ、制度が開始されるなど大きな変化があった。ただし、本章ではこうした点に言及するのではなく、執筆時点の検討にとどめている。今後の展開については別稿で論じたい。

引用文献

安里和晃（2007）「日比経済連携協定と外国人看護師・介護労働者の受け入れ」久場嬉子（編）『介護・家事労働者の国際移動——エスニシティ・ジェンダー・ケア労働の交差』（pp. 27-50.）日本評論社

安里和晃（編）（2018）『国際移動と親密圏——ケア・結婚・セックス』京都大学学術出版会

上野千鶴子（2005）「生き延びるための思想」『アット』創刊号，19-37.

注6　人口減少時代のケアの国際移動については安里編（2018）を参照。

介護 人 材 編

第3章

外国人介護者とのワークシェアリング

中井久子

要 旨

　介護現場における日本人介護者と外国人介護者のワークシェアリングは、人材不足が深刻化する日本の介護システムの持続可能性を考える上で重要な課題である。ワークシェアリングを遂行する上で重要な視点は、「業務分担」、「共同作業」、そして「人間関係」である。「業務分担」では、外国人介護者が段階的に知識を習得し役割分担できることと、それに伴う評価の明確化が求められる。「共同作業」では、外国人介護者は記録以外の直接介護や生活環境整備等は、日本人と同等に業務ができることが実証されている。「人間関係」では、文化が異なる者同士が共同作業を行う職場では両者の摩擦は避けて通れないが、摩擦を解決するプロセスの中で新たな関係性を築くことは可能である。国の新たな介護人材確保対策は、多様な人材を活用し、業務の機能分化を進める方向を打ち出しており、外国人介護者とのワークシェアリングを進める追い風となっている。

キ ー ワ ー ド

介護現場の業務分担、日本人と外国人の共同作業、職場の人間関係、介護人材の国際需要、介護システムの持続可能性

1.　はじめに

　本章の目的は、外国人介護者が就労する介護現場における、日本人介護者と外国人介護者とのワークシェアリングの在り方について検討することである。

　現在日本の介護現場には、多くの外国人介護者が就労している。EPA 候補者を受け入れる直前に、全国の特養・老健を対象に行われた外国系介護職員の雇用に関する調査（約 8000 施設）では、回答があった約 2800 施設のうち、約 16.6% ですでに外国人を雇用したことがあると回答している（稲葉 2011）。また、2008 年から始まった EPA 制度で受け入れたインドネシア、フィリピン、

ベトナムからの外国人介護者は 2015 年度末で累計 2100 人を超えている。一方、2003 年ごろから、日本人男性の配偶者（特にフィリピン人）や日系人を対象にホームヘルパー 2 級養成講座（現介護職員初任者研修）が開催されており[注1]、2008 年 10 月時点においてホームヘルパー 2 級を取得した在日フィリピン人は、約 2000 人余りと推計されている（高畑 2007）。また、これらの外国人以外にも、2008 年の国籍法改正によりフィリピンから新日系人[注2]と言われる女性たちが介護職として来日しており、その数は 2014 年 7 月現在で 590 人と推計されている[注3]。現在わが国の介護職者数は約 167 ～ 171 万人と推計されるが、そのうち外国人介護者の占める割合はごく小さいものの、現場にゆっくりと広がりを示している。2017 年から政府は、EPA 制度に加えて「介護福祉士資格を取得した留学生への在留資格付与」「技能実習制度への介護職種の追加」と新たな制度を始める見通しであり、ますます外国人介護者の受け入れが拡大する方向にある。介護現場において、日本人介護者と外国人介護者とがいかに良好なワークシェアリングを行っていけるかは、これからの日本の介護システムの持続性を考える上で大きな意味を持つ重要な課題であると考える。

2. 日本、アジアの高齢化と介護人材の国際需要

　日本は急速な高齢化に伴う要介護高齢者の増加、今まで介護を担っていた女性の社会・経済活動への進出、世帯の規模や構成における社会的変化、そして介護保険制度導入による介護サービスの飛躍的拡大等により、介護人材の需要に対して供給が追い付かず、介護現場の人材不足が深刻化している。厚生労働省の 2025 年に向けた介護人材の需給推計では、約 38 万人が不足すると言われている。これは、生産年齢人口の減少による全体的な人材の供給量の減少も影響している。高齢化のカーブは 2050 年をピークに今後右肩上がりで続いていく。介護人材の充足は、日本国内だけの供給では到底難しい状況である。

注1　社会福祉法人成光苑（2009）「在日フィリピン人の介護現場における就労の支援」『地域に向けた公益的取り組み事例集（第 28 回全国社会福祉施設経営者大会）』80-81.

注2　第 2 次世界大戦後にフィリピン人女性と日本人男性の間に生まれた日系混血二世の総称。2008 年の国籍法改正により来日する新日系人、またはその保護者である母親の日本での就労先が、人材斡旋業者が仲介する介護施設になっている。来日前に、フィリピンで日本向けの介護・日本語研修を受けている。

注3　外国人看護師・介護福祉士支援協議会「介護職で来日 2000 人超　累計　EPA 以外の支援課題（2014/7/27 共同通信）」<http://www.bimaconc.jp/beritaperawatan1408.html#news02>（2018 年 1 月 29 日閲覧）

しかし、少子化と高齢化は日本だけの問題ではない。アジアの人口構造も大きく変わってきており、韓国、シンガポール、台湾、香港、タイなどは、2010～2030年に老年人口割合が14％以上という高齢社会に突入する。韓国、香港、台湾は、少子高齢化という点では日本と同じような道を歩んでおり、介護人材の不足は日本だけの問題ではなくなってきている（小峰・日本経済研究センター編 2007: 95-122）。すでに香港、シンガポール、台湾、韓国では、ほかのアジア諸国（フィリピン、ベトナム、ミャンマー、インドネシア、タイ等）から多くの家事・介護労働者を受け入れている。香港では31万人、シンガポールでは21万人、台湾では20万人の外国人家事・介護労働者が働いている。また、一人っ子政策の影響で日本を凌ぐ高齢化社会に突入している中国では、2020年時点で日本の総人口を上回る高齢者の介護問題が控えており、介護人材の不足が懸念されている[注4]。このように、アジアの国々では多くの介護人材がすでに国を越えて就労し、その国際需要は今後ますます増大するものと考えられる。日本はほかのアジア先進国に遅れて外国人介護者の受け入れに参入する後発国である。介護現場における日本人介護者と外国人介護者とのワークシェアリングを整備することは、アジアの受け入れ先行国に勝る"日本で働くことのインセンティブ"を外国人介護者に提供することになる（中井 2012）。それは、介護職からの離職が進んでいる日本人介護者にとっても、持続可能な就労を保証していくことにつながると考える。

3. 外国人介護者とのワークシェアリングの視点

ワークシェアリングとは、「労働者同士で雇用を分け合うこと」であり、厚生労働省は4つのタイプ[注5]に整理している。人材不足が深刻化している介護現場における外国人とのワークシェアリングは、脇坂（2002）が日本型ワークシェアリングとして強調する「多就業促進型」（「多様就業対応型」）に分類するのが適切であろう。脇坂は、「多就業促進型」は労働力不足時代に対応し、「性別や年齢に関係なく能力を発揮できる社会を構築する長期的、戦略的ワークシェアリング」だと述べている。日本の介護現場でのワークシェアリングは、「性別」や「年齢」に関係なく、多様な人間が能力を発揮できる職場であ

注4 「中国「大介護時代」の壮絶──アジアの福祉人材「総取り」の勢い」『選択』2015年6月号，32-33.

注5 2001年、厚生労働省は『ワーク・シェアリングに関する調査報告書』で「緊急避難型」「中高年対策型」「雇用創出型」「多様就業対応型」の4つのタイプに分けている。

ることが必要である。人材のグローバル化が進んでいく介護現場は、この多様
性の中に「国籍」も入れて考えることが求められている。

　ワークシェアリングを考える場合、「能力・特性に合った業務分担をする」
と「同じ仕事を共同で作業する」という2つの考え方がある。前者は、労働
者のそれぞれの能力やキャリアに応じた役割や機能を提供することが職場に求
められる。後者は、複数の担い手に同レベルの業務能力が求められる。また、
ワークシェアリングの実現において最も大切なことは、それに関わる職員同士
のコミュニケーションがうまくいっていることである。お互いの協力が得られ
ないと、ワークシェアリングは成立しない。

　以下では、介護現場における外国人介護者とのワークシェアリングの在り方
を、「業務分担」と「共同作業」という2つの視点と、職場の「人間関係」と
いう視点から考察したいと考える。

4.　介護現場における「業務分担」について

　これまでの介護現場は、人材や業務内容を一律に捉え、能力や意欲、キャリ
アの異なる人材層の違いを問うことはなく、一様に同じ業務に配置してきた。
また昇進や昇給の基準も不明確であった。このことは、日本語能力の差が業務
能力の差に影響すると言われる外国人介護者にとっては大きなストレスであ
り、外国人が職場に定着しない理由の一つであった。外国人介護者にとって現
状の雇用のあり方は決して満足するものではない。彼らは、日本語を上達させ
て介護記録を書きたいという思いや、介護研修に参加して業務能力を向上させ
たいという思いを持っている。また、現状では、頑張っても給料が上がらない
という不安も感じている[注6,注7]。

　中（2015）は「日本語が流暢でない段階における外国人介護職の分業を提
案」し、さらに「即戦力を求めるのではなく段階的に知識を習得しながら、業
務範囲を分担する必要性が検討されるべき」と指摘している。現場に業務分担
の考え方を導入することは、浮上しているこれらの問題解決につながるのでは
ないかと考えられる。業務分担では、分担された業務が固定化されるのではな

注6　在日フィリピン人介護者研究会（2010）『2008 在日フィリピン人介護者調査報告書』
　　　<http://www.ahp-net.org/data/Philippineskaigohoukoku001.pdf>（2018 年 1 月 29 日閲覧）

注7　国際学園・かながわ国際交流財団（2012）『介護現場における外国人の就業の現状等に関
　　　する調査報告書』<http://kifjp.org/wp/wp-content/uploads/2014/02/kaigogenba-ruby.pdf>
　　　（2018 年 1 月 29 日閲覧）

く、スキルアップやキャリアアップの道筋が「見える化」されることが必要であり、業務マニュアルの整備や介護者の業務能力を段階的に評価する仕組みを取り入れることが必要である。特に、適切な評価基準に基づいた報酬基準の明確化は重要である。外国人介護者が介護現場に浸透しつつある現在、外国人介護者とのワークシェアリングは、外国人を日本の介護現場の労働環境[注8]に同化させることではなく、日本の介護現場を外国人にもフェアな職場にするという再構築が求められている。

5. 日本人介護者と外国人介護者の「共同作業」について

日本人介護者と外国人介護者とが共同で同じ業務に携わるには、介護者の業務能力に均衡が取れていることが求められる。

介護施設で介護者が行う介護業務は多岐にわたるが、大きく分けると、(1)身体介護、(2)生活環境整備（居室の整備、洗濯、ベッドメイキング等）、(3)コミュニケーション、(4)レクリエーション、(5)記録、(6)本人・家族への説明・助言になる。これらの介護業務を外国人介護者は日本人と同程度に実施できているのだろうか。外国人介護者を EPA 候補者と、就労に制限のない定住外国人介護者に分けて考察を行う。

5.1 EPA 候補者の業務能力

日本側の唯一の受け入れ調整機関である国際厚生事業団は、EPA 候補者の受け入れ状況の確認や就労・研修に関する助言を行うため巡回訪問を実施している。その訪問結果（2015 年度）[注9]によると、EPA 候補者の 9 割以上は日本の風俗習慣・雇用慣行等に順応し、従業員や職場に協調している。また、EPA 候補者の行うサービスについては、8 割以上の利用者が満足していると認識している。EPA 候補者の介護業務については入国年度（2011 年～2014 年）や国別（インドネシア、フィリピン、ベトナム）により若干の差はあるものの、入国 1 年から 1 年半を経過した者は、生活環境整備はもとより身体介護

注8 （財）社会福祉振興・試験センター「平成 24 年度社会福祉士・介護福祉士就労状況調査」によると、介護福祉士の離職理由として、「職場の人間関係の問題」「収入が少ない」「労働時間・休日、勤務体制が合わない」「将来の見込みが立たない」等の労働環境の不満に関するものが多い。

注9 国際厚生事業団「平成 27 年度　外国人介護福祉士候補者受入れ施設巡回訪問実施結果について」<http://jicwels.or.jp/files/junkai-report_C-H27.pdf>（2018 年 1 月 29 日閲覧）

も平均95％以上の出来であり、入国2年から2年半を経過した者は、身体介護はほぼ100％実施できていると回答している。「日本人職員からの指示（口頭）の理解度と指示の実施状況」については、入国1年から1年半においては68.3％が「日本人職員が平易な言葉でゆっくり話をすれば、何とか概ね実施できる」程度である。国際厚生事業団の調査結果からは、EPA候補者の介護技術は来日1年以上経てば相当レベルに向上し、また現場での職員とのコミュニケーションも約7割近くが概ね理解していることが示されている。EPA候補者の介護業務に関する先行研究（石岡2011；中井2011；蓮実2011）においても同様の結果が報告されている。

人材不足が深刻化する中で、EPA候補者は施設責任者が戦力の一員と十分見なせる能力を1年余りで身に着けていると言える。そこには、本人の努力とともに受け入れ施設の研修体制の充実や熱心な指導職員の存在があることはもちろんである。しかし記録や申し送り、家族への対応に関しては、やはり日本人介護者に負うところが多く、介護業務全体を担うことは難しいという結果が出ている。

5.2 定住外国人介護者の業務能力

定住外国人の中でも、日本人男性と結婚したフィリピン人女性は日本語の日常会話ができ、地域での日本の生活様式に溶け込み、また子育てや夫の老親の介護まで経験している人も多く、日本人女性に代わる介護者として介護現場で重宝されている。仲介業者が初任者研修を行い、介護の専門用語も教育して就労先を紹介する例が多い。筆者らが行った調査結果[注10]から在日フィリピン人介護者の就労状況を概観してみよう。初任者研修修了者の介護現場への就職率は、日本人の場合は平均12.3％である。しかし在日フィリピン人女性の場合は約50％が就労し、約20％が介護職を目指して求職中という数字が示すように、介護職への就労意欲は非常に高い。在日フィリピン人女性がヘルパー資格を取得する動機は、経済的なものよりも「人の役に立ちたい」「社会的評価を上げたい」「チャレンジ精神」等の、やりがいや社会的な評価を求めての参入である。雇用後は日本人と同様の扱いであり、EPA候補者のように雇用後に介護研修や日本語研修等の特別な配慮を行っているという施設は少ない。しかし日本での生活経験があっても、彼女たちの日本語能力は「聞く・話す」が中

注10 注7参照。

心で、大半が「読み・書き」が「だいたいわかる」程度である。業務内容は、身体介護、生活環境整備や利用者とのコミュニケーションであり、高い日本語能力が必要な記録の記入や本人・家族への説明・助言以外のほぼすべての介護業務を担当している。また、レクリエーションの場面では、外国人介護者が明るく陽気なパフォーマンスで現場を任されていることが多い。中（2015）によると、身体介護や生活環境整備等の介護業務は、「日本人と外国人の協働の第1歩となる可能性が示唆される」と指摘している。

　新日系人の場合は、介護人材として入国するために、入国前にフィリピンで斡旋業者による日本語と日本向け介護の簡単な研修を受け、入国後は即介護現場に就労することが多い。彼女たちはEPA候補者や在日フィリピン人介護者に比べ日本語能力は低いが、就労後に体系だった日本語研修の場は用意されていない。しかし彼らと同様に、介護施設では、身体介護、生活環境整備や利用者とのコミュニケーションを行っている。記録の記入や申し送りの業務は担当していない。新日系人介護者を受け入れて日本の介護施設に派遣している業者によると、「介護技術について施設から苦情は出ていない。むしろ、日本人介護者よりもよくやっていると評価されている。しかし申し送りをすることは、例え10年かかっても彼女たちにとっては難しいのではないかと感じている」と話している（後藤ほか2012）。

6.　日本人介護者と外国人介護者との「人間関係」

　中（2015）の調査によると、日本人介護者は外国人の同僚と協働することを、ほぼ中立からやや好意的に受け止めている（5段階のリッカート尺度で測定）。しかし筆者らの調査[注11]では、外国人介護者は介護業務そのものよりも、日本人介護者との人間関係を難しいと感じている。外国人介護者の離職理由の4位に、「職場の人間関係」が入っている。日本人介護者との関係で難しいこととして、1位に「連絡・報告・情報の共有」、2位に「国民性の違い」、3位に「チームワーク」、4位に「職場の人間関係」を挙げている（図1）。1位から3位も共に人間関係が関わっていることである。介護現場では、複数の介護者、他専門職がチームを組んで対応にあたるチームケアの業務形態をとっており、業務をする上で日本人介護者との人間関係の重要性は彼らもよく理解はしている（図2）。自由回答の中でも日本人介護者との人間関係の難しさは一

注11 注7参照。

番多く見られ、その原因を「文化や国民性の違い」、自分たちの「低い日本語能力による意思疎通の困難」に置いている。外国人介護者と日本人介護者との人間関係の難しさは、EPA候補者の受け入れ施設も同様に感じている（畠中・田中 2012）。

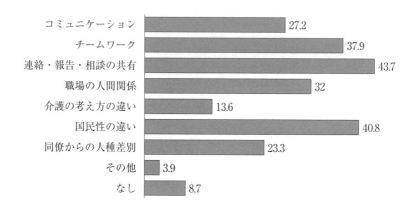

図1　仕事をする上で難しいと感じていること――同僚との関係に対して

（3つ選択）　N=103　（％）

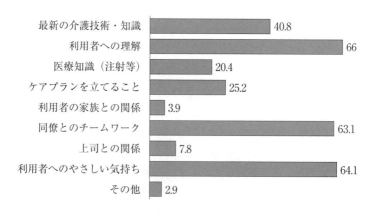

図2　日本の介護施設で仕事をする上で、大切だと思うこと

（3つ選択）　N=103　（％）

＊図1、図2の出典：『2008在日フィリピン人介護者調査報告書』

第3章　外国人介護者とのワークシェアリング　**253**

そもそも文化が異なる者同士が共同作業を行う職場では、最も根本的な問題として人間関係の摩擦は当然起こり得る。しかし摩擦を経験し通り抜けないと新しい関係づくりが生まれないのも事実である。高須（2011）は、「摩擦から創造へと昇華していくためのコミットメントが不可欠」だと指摘している。摩擦があるからこそ異なる文化に向き合い、新しい関係が生まれる可能性があるとも言える。外国人介護者と良好な関係を構築するには、職場の労働環境が両者に公平であることが土台であり、その上で職場の異文化理解に対する対策と、日本人介護者と外国人介護者にお互いの文化の理解を深め、向き合うための努力が求められる。

7.　ワークシェアリングを志向する国の新たな人材確保対策

外国人介護者とのワークシェアリングを考えると、「業務分担」は、従来の雇用制度を再構築することで実現が可能である。「共同作業」は、利用者への直接介護や洗濯・掃除等の生活環境整備を日本人介護者とシェアすることは可能である。だが、記録の記入や申し送りは難しい。しかし、記録の記入や申し送りを含めて日本人介護者と同等に仕事をしたいという意欲を持っている外国人介護者に応えるために、日本語学習の機会や研修体制の整備が必要である。日本人介護者と外国人介護者との「人間関係」は、職場における文化や国民性の違いによる摩擦は避けられない。しかし摩擦の内容を丁寧に分析し、摩擦を解決していこうとするプロセスの中で、新たな関係性を築くことは可能である。

このように見ると、日本人介護者と外国人介護者とのワークシェアリングの遂行には、介護者双方の努力とともに、日本の介護現場の労働環境や雇用の在り方そのものを大きく変える必要があることが分かる。

おりしも政府は2015年に、介護人材の需給が逼迫する中で限られた人材の有効活用を図るため、多様な人材を類型化した上で機能分化を進める方向を打ち出した。すなわち、それぞれの人材層の意欲・能力に応じた役割・機能、必要な能力、教育、キャリアパスの在り方を具体的に「見える化」していくことである。職業能力の評価も、従来のように施設や事業ごとにバラバラに行うのではなく、「キャリア段位制度」という全国共通のものさしを導入する。公平な評価を受ける中で自分の業務能力の見直しと先の見通しを知ることができる。これらの介護分野における雇用制度の改革は、わが国の介護人材確保の持続可能性を高めることが目的であるが、外国人介護者とのワークシェアリング

を推進する追い風になると考える。また、政府が導入予定の介護職種への技能実習制度の追加を見込んで、処遇への対応も「日本人が従事する場合の報酬と同等額以上であること」が方策を講じて徹底されることになる。これらの改革は、介護現場が介護人材のグローバル化に対応し得る職場に転換しつつあることを示している。

8. おわりに

　日本は介護者養成の教育体制が整い、現場で質の高い介護を提供している。医療ではなく福祉を基盤とした介護教育は、世界の中でも日本独自のものである。介護の概念が異なっていたり、まだ介護の概念がないアジアの国から来た外国人介護者は、現場での対応に不安や戸惑いを感じたことと思う。しかし、彼らの大半が1年も経つと、日本人と同等の直接介護の能力を持ち、現場の戦力として日本人と業務をシェアすることが十分可能であることが実証されている。外国人介護者の実践から日本もまた学ぶことが多くあり、外国人とのワークシェアリングは日本の介護を外の視点から見直す機会でもある。国の新たな介護人材確保のための対策は、現場における外国人介護者とのワークシェアリングを後押しする内容となっている。また、日本社会の長時間労働が介護現場においても大きな問題となっている。人材のグローバル化に対応するには、わが国のワークライフバランスの在り方の再構築も求められる。

　外国人とのワークシェアリングは、人材不足である介護現場の雇用の調整弁ではない。少子高齢化が急速に進むアジアの中で先頭を走っている日本は、どのようにグローバルな人材と協働関係を作り、新しい戦力として社会の持続可能性に寄与していくのかが問われている。外国人とのワークシェアリングが、「人間の幸せと共生」を理念とする福祉・介護分野で志向される意味は大きい。

引用文献

石岡晃（2011）「外国人介護福祉士・看護師候補者の受入れネットワーク──ふじのくに
　　EPA ネットワークの取り組み」『月刊福祉』94(12), 20-23.
稲葉宏（2011）「景気悪化後の首都圏における在日フィリピン人介護職員の就労実態と
　　課題（在日外国人介護士および日本人介護未経験者を対象とした教育・研修システ
　　ムの開発）」『社会事業研究』50, 133-135.
後藤由美子／中井久子／マリア・レイナルース・カルロス（2012）『「定住フィリピン人
　　介護士の現状と課題に関する調査」報告書』科学研究費報告書（研究代表者：後藤
　　由美子）

小峰隆夫・日本経済研究センター（編）(2007)『超長期予測　老いるアジア──変貌する世界人口・経済地図』日本経済新聞出版社

高須久美子（2011）「インドネシア人看護師候補者受け入れの実際」平野裕子・大野俊・小川玲子（編）『公開講座「アジアの看護を理解しよう──2国間経済連携協定に基づき来日中のインドネシア人・フィリピン人看護師を受入れて」報告書』(pp. 14-22.) 長崎大学

高畑幸（2007）「在日フィリピン人の介護人材育成に関する予備的考察」『現代社会学』8, 21-38.

中友美（2015）「日本人介護職の外国人との協働に関する意識──東南アジア人に対する意識の分析」『日本大学大学院総合社会情報研究科紀要』16, 303-309.

中井久子（2011）「フィリピン人介護福祉士候補者と受け入れ施設の意識から見た EPA制度の課題」『Human Sciences: 大阪人間科学大学紀要』10, 1-10.

中井久子（2012）「シンガポールの家事・介護労働者──人材斡旋業者の対応を中心に」『Human Sciences: 大阪人間科学大学紀要』11, 37-45.

蓮実篤祐（2011）『介護福祉士候補者の受け入れから施設が学んだこと」『月刊福祉』11月号, 28-31.

畠中香織・田中共子（2012）「在日外国人看護師・介護士候補生の異文化適応問題の背景に関する研究ノート──EPA 制度とその運用」『岡山大学大学院社会文化科学研究科紀要』34, 79-88.

脇坂明（2002）『日本型ワークシェアリング』PHP 研究所

介護人材 編

第4章

外国人介護人材の定着の可能性と求められる役割
―ベトナム人看護学生に対するアンケート結果を踏まえて

天野ゆかり

要 旨

　団塊世代が後期高齢者になる 2025 年には、介護人材が 37.7 万人不足すると言われている。このような社会背景の中、介護人材の質的・量的確保において、外国人介護人材の活躍が期待されるようになってきた。EPA による、インドネシア・フィリピン・ベトナムからの介護福祉士（候補者）の受け入れは、質的な面で一定の評価は得られているものの、量的には期待できない。2016 年 11 月、法改正により外国人技能実習制度に新たに介護分野が追加されることとなり、EPA とは逆に量的確保が期待できる人材として注目を集めている。

　ベトナムでは、看護学校を卒業しても公立病院などの正規採用は難しく、看護学生のキャリアアップの一つの手段として日本を中心とする海外での就労に関心が寄せられている。本章では、ベトナム人看護学生を対象にしたアンケートおよび面接調査の結果を踏まえ、どのような人材がどのような目的で日本の介護現場で働こうとしているのか、その期待される役割とともに考察する。

キ ー ワ ー ド

外国人介護人材、定着、EPA、外国人技能実習制度、ベトナム人看護学生

1.　はじめに

　厚生労働省は、第一次ベビーブーム（1947 年～ 1949 年生まれ）に出生した団塊世代が 75 歳以上の後期高齢者となる 2025 年には、37.7 万人の介護人材が不足すると指摘している[注1]。今後は、圧倒的に不足する介護人材の量的確保と、介護ニーズの高度化・多様化に対応し得る質的確保を同時に達成できるよ

注 1　厚生労働省（2015）「2025 年に向けた介護人材にかかる需給推計（確定値）について」
　　　<http://www.mhlw.go.jp/file/04-Houdouhappyou-12004000-Shakaiengokyoku-Shakai-Fukushikibanka/270624houdou.pdf_2.pdf>（2018 年 1 月 29 日閲覧）

うな総合的方策が求められる。『「日本再興戦略」改定 2014 ── 未来への挑戦』では、介護分野における外国人の活用について明記されたこともあり、外国人技能実習制度の見直しについて閣議決定（平成 26 年 6 月 24 日）された。これを受け、「外国人介護人材受入れの在り方に関する検討会」（以下、在り方検討会）では、外国人技能実習制度に介護分野を追加すること、介護福祉士資格を取得した留学生の在留資格の拡充、EPA 介護福祉士のさらなる活躍を促進するための方策について検討してきた。同会の「中間まとめ」では、技能実習生に一定の日本語要件を課すことや、適正な技能評価をすること、技能実習制度本体の見直しがされ、さまざまな懸念に対し適切に対応できることが確認されれば、介護を追加することが適当であるとの見解が示された。この結果を踏まえ、2016 年 11 月に「外国人の技能実習の適正な実施及び技能実習生の保護に関する法律」（技能実習法）が成立した。

　では、慢性的に人材不足が続いている介護業界において、外国人介護人材は量と質の確保において貢献してくれる存在となり得るのだろうか。EPA に基づき来日した介護福祉士候補者（以下、候補者）は、現地の看護学校等を卒業していることや、日本の国家試験を日本語で受験することから、「専門職」や「高度人材」として期待されるようになった。また受け入れ施設や利用者からの評価も高く[注2]、できるだけ長く就労を続けてほしいとの声が聞かれている。つまり EPA においては、質的確保については一定の評価を得ていると言える。ただし、国家間の協定により年間の受け入れ枠が決められており、日本全体で見た場合、人材不足を解消するような量的確保は期待できない。量的確保という点で期待されているのは技能実習生である。業界団体からは、1 万人単位での受け入れでも足りないとの声も出ているが、介護人材としての質の担保につながるとされる日本語能力や看護師等の資格、学歴等については EPA のような厳しい要件が課されていないため、受け入れにあたっては慎重な議論が求められている。

　そこで、本章では、まず EPA および技能実習における介護人材受け入れの動向を概観する。次に、ベトナム人看護学生の海外就労に関する意識調査の結果を踏まえ、どのような人材がどのような目的で日本の介護現場で働こうとしているのかについて言及する。そして最後に、外国人介護人材定着の可能性と期待される役割について考察する。

注2　国際厚生事業団（2017）「平成 28 年度　外国人介護福祉士候補者受入れ施設巡回訪問実施結果について」<https://jicwels.or.jp/?page_id=208>（2017 年 12 月 20 日閲覧）

2. EPA における外国人介護福祉士（候補者）の受け入れ支援と負担

　EPA では、インドネシア、フィリピン、ベトナムから候補者を受け入れている。この制度の目的は、介護の労働力不足への対応ではなく、相手国の要望を踏まえ経済活動の連携強化の観点から実施するものとされている。また、受け入れ施設において国家資格取得に向けた適切な研修を実施することが重要であるとされ、合格後は介護福祉士として引き続き日本に滞在することが期待されている。

　受け入れ開始から 2017 年までの 10 年間で、累計 3529 人（就労コース3492 人、就学コース 37 人）の候補者が介護福祉士資格取得を目指して入国している[注3]。このうち 355 人の介護福祉士資格取得者に対し、約 3 割の 105 人が帰国している（表1）。この結果を「7 割の EPA 介護福祉士が、日本で就労を続けている」と解釈するか、「せっかく合格しても 3 割は帰国してしまう」と捉えるかによってその評価も変わってくる。安里（2016: 38）は、EPA は多様な人材が活躍できるような社会を考える上で重要な試金石であり、こうした努力を積み重ねていかなければ、将来の日本は立ち行かないのは明らかである、と述べている。そして、多様な人々をマネジメントすることのできる事業体は、超高齢化社会における持続性を担保することになるであろうと、外国人受け入れの経験知を人材マネジメントに反映させることの重要性を指摘している。

表1　EPA による入国者数等（平成 28 年 1 月 1 日現在）

	入国者数 (※ 1)	候補者		資格取得者 (※ 2)		
		就労中	雇用契約終了・帰国者数	合計	就労中	雇用契約終了・帰国者数
インドネシア	966	528	224	214	135	79
フィリピン	885	502	242	141	115	26
ベトナム	255	253	2	−	−	−
合計	2,106	1,283	468	355	250	105

国際厚生事業団（JICWELS）調べ
※ 1　入国者数は、平成 27 年度までの受け入れ実績数
※ 2　資格取得者数は、平成 26 年度までの累積

注3　厚生労働省（2017）「経済連携協定（EPA）に基づく外国人看護師・介護福祉士候補者の受入れ概要」<http://www.mhlw.go.jp/file/06-Seisakujouhou-11650000-Shokugyouanteikyoku
hakenyukiroudoutaisakubu/epa_base_2909.pdf>（2017 年 12 月 20 日閲覧）

2.1 介護福祉士資格取得に向けた学習支援

　候補者を受け入れた施設にとって、介護福祉士資格取得に向けた研修体制を整えることは容易なことではない。日本の生活、文化、職場への適応支援に加え、日本語教育や、国家試験対策、実技試験免除のための介護技術講習会受講手配などの支援は、現場の大きな負担となっている。

　国際厚生事業団の調査によれば、候補者の日本語能力試験認定取得レベル別の介護福祉士国家試験合格率は、N1 が 25％、N2 が 78.8％、N3 が 52.7％となっている[注4]。また、総務省が実施した調査では、候補者受け入れ時点の日本語能力が施設での研修・就労に必要となるレベルに達していないとする施設の割合が 55％ を占めた[注5]。このことから、候補者の日本語能力不足が、受け入れ施設の負担増大や国家試験合格率に影響するとして、外務省、厚生労働省、経済産業省に対し、「ベトナムからの受入れの枠組みを参考にし、候補者の選定及び日本語研修について検討し、必要な措置を講じること」と勧告した。上記の調査結果は、近年は EPA 受け入れ当初に比べ、就労開始時点での候補者の日本語能力が向上してきているものの、候補者に対して引き続き日本語の学習支援が必要となることを示唆している。

2.2 受け入れ施設における費用負担

　候補者を受け入れる施設は、日本側の唯一の受け入れ調整機関である国際厚生事業団や送り出し国側の調整機関へ諸費用を支払わなければならない。仮にフィリピンから 2 名の候補者を初めて受け入れる場合、申込み手数料や斡旋手数料、日本語研修費用など、受け入れ前に合わせて 120 万円程度の支払いが必要になる。

　費用負担はこれだけにとどまらない。近年、候補者獲得に向けて現地の面接・合同説明会に参加する施設が増加している。厚生労働省によると、平成23 年度は受け入れ希望 140 人に対し、119 人の受け入れ実績となっているのに対し、平成 27 年度は 825 人の受け入れ希望に対し、実際の受け入れは 568

注4　国際厚生事業団（2013）「第 25 回介護福祉士国家試験 EPA 介護福祉士候補者受験者アンケート」<http://jicwels.or.jp/?p=109>（2016 年 10 月 13 日閲覧）

注5　総務省（2013）「外国人の受入れ対策に関する行政評価・監視──技能実習制度を中心として：結果報告書」（p. 125, 161-162.）<http://www.soumu.go.jp/menu_news/s-news/73055.html>（2017 年 12 月 5 日閲覧）

人となっている[注6]。施設担当者は、候補者にアピールするため、現地の言語に翻訳した施設紹介等のパンフレットを持参したり、先輩候補者を同行させて説明会に参加したりしており、これだけでもかなりの経費が発生する。

国の教育支援策として、候補者1人あたり23万5千円／年の学習支援費や、1施設あたり8万円／年の指導者経費の支援はあるものの、それでも不足する教育費や指導、管理にかかる人件費などは施設の持ち出しとなる。優秀な候補者を獲得するには、報酬の高さ、立地の良さ、教育体制の充実、住居や生活必需品の用意など、魅力的な条件を整えなければならない。EPA候補者の獲得は決して容易なものではなく、もはや高嶺の花となっている。

2.3 政府における費用負担

EPAにおける公的費用の負担については批判的な意見も多い。総務省の報告書（2013）によると、平成18年度〜23年度におけるEPA看護師・介護福祉士候補者の受け入れに要した費用は、外務省、厚生労働省、経済産業省の3省合わせて43億5,836万円に上る。

安里（2014）は、候補者1人あたり250万円もの公的資金が投入されていることの批判について、候補者が直接税や社会保険料で支払う額は年間50万円程度であり、日本に5年定着してもらえればその教育費用は回収できること、加えて、地域の高齢者を支えて地域経済にも貢献することから、外国人は社会コストが高い、という言説の誤解は取り払う必要があると述べている。

候補者にかかる公的資金や、受け入れ施設の費用負担は決して無視できない課題である。しかし、これらの経験の蓄積は、外国人を含む多様な人材の活用、エンパワメントについてのノウハウを得る貴重な機会と考えることもできる。

3. EPA介護福祉士の定着は可能か

このように、候補者の受け入れには多額の費用や人的支援が必要となるため、施設としては「できるだけ長く働いてもらい」「かかった費用を回収したい」と考えるのは当然のことと思える。ある法人では、日本人介護福祉士（大卒新規採用）を5年間採用する経費と、候補者が合格後介護福祉士として5

注6　厚生労働省（2016）「第10回外国人介護人材受入れの在り方に関する検討会（平成28年2月26日）基礎資料2」<http://www.mhlw.go.jp/file/05-Shingikai-12201000-Shakaiengokyokushougaihokenfukushibu-Kikakuka/0000113911.pdf>（2016年10月3日閲覧）

年就労した場合の経費がほぼ同額になると試算している。費用対効果として考えるならば、最低でも合格後 5 年間は就労してほしいとの要望がある。

一方、別の法人では、就労研修期間の上限 4 年で帰国しても採算は取れるので、次の人材が確保できれば必ずしも国家試験に合格しなくても構わない、という話も聞かれる。このように、国家試験合格やその支援を目的とせず、ローテーション（まるで使い捨てのような）人材として扱うことは、候補者を失望させ、優秀な人材の喪失につながる可能性がある。

3.1　EPA 介護福祉士定着に向けた支援策

国家試験に合格することと、日本で引き続き就労すること（定着すること）とは、必ずしも一致するわけではない。それは、前述した通り、合格しても 3 割の EPA 介護福祉士が帰国していることからも分かる。帰国の理由は、親の介護、妊娠・出産、家庭の事情（親から帰国を要請されたなど）となっている[注7]が、本当の理由は定かではない。現状では、国家試験合格後に日本に残って働き続けるメリットが少ないという問題点もある。一つは、給料等の待遇である。正式に介護福祉士となって就労する場合、多くの施設では「資格手当」がついたり、夜勤の回数が増えたりすることで給料は高くなるが、「日本人と同等の待遇」という条件のもと、候補者の期間に特別に補助されていた住宅手当が支給されなくなるケースもある。せっかく難関を乗り越えて国家試験に合格しても、手取りの給料はそれほど変わらないと不満を漏らす者もいる。もう一つは、家族の呼び寄せの条件である。介護福祉士となって家族を呼び寄せた場合、家族の「資格外活動」における就労は週 28 時間以内となる。たとえば女性候補者が介護福祉士となり、現地から夫を日本に呼び寄せても、日本語ができなければ、就職先は制限される。中には、せっかく夫を呼び寄せても、妻が働く地域では仕事が見つからず、仕方なく他県で職を得た者もいた。また、日本では生活経費が高く、自分の給料だけでは妻や幼い子を養うことは難しいと、呼び寄せの決断ができない男性もいる。せっかく専門人材を育成しても、外国人が安心して日本で働き続けるための環境が整っていない現状がある。

3.2　EPA 介護福祉士のさらなる活躍を促進するために

候補者の国家試験の合格率（23 年度：37.9％、28 年度：49.8％）は上昇傾向

注 7　厚生労働省（2016）「第 8 回外国人介護人材受入れの在り方に関する検討会　議事録」
　　　<http://www.mhlw.go.jp/stf/shingi2/0000126125.html>（2016 年 10 月 3 日閲覧）

にある。これは教育支援策の充実に加え、受け入れ施設での教育体制が整ってきたことが要因と考えられる。多くの外国人に介護現場でさらなる活躍を求める声があがる中、「在り方検討会」では、訪問系サービスにおける就労機会の拡大について審議された。その結果、外国人の人権擁護に配慮しつつ、業務に必要な日本語学習の支援や適切な労務管理を行うことなどを要件として、それを認める見解が示された。東南アジアの国々では、一般的に介護は家族が担うものであって、家族を施設に入所させることには強い抵抗感を伴う。また、日本のような大型の入所施設は少なく、在宅で介護を受けることが多い。日本固有の介護保険制度の中で、施設介護について学ぶだけでなく、居宅をベースにした地域のサービスを経験することは、外国人にとって大きな意義があると考える。

4. 介護分野における技能実習の動向

技能実習法が成立し、2018 年度より初めて対人サービス分野となる介護人材を受け入れることになる。その期待は、日本国内だけでなく、送り出し国であるアジア各国にも広がっている。ベトナムの人材派遣機関や教育機関等には、日本から連日多くの視察団が訪れている。人材派遣機関も日本のニーズに適う人材を確保するため、国内の看護学校との提携準備を進めている。

そもそも技能実習制度の目的は人材育成を通じた国際貢献であり、日本で獲得した技能を開発途上地域等へ移転させることにある。つまり、介護人材不足を解消するための制度ではない。しかし、受け入れを希望する施設・事業所は慢性的な人材不足という問題を抱えており、労働力としての期待があるのは明白な事実である。今後外国人を介護現場に受け入れるのであれば、どのような人材をどのように受け入れるのか明確にする必要がある。

5. ベトナム人看護学生に対する海外就労に関する意識調査

筆者らは、今後介護人材として期待されるベトナム各地の看護大学等の学生を対象に、海外就労に関するアンケート調査を実施した（天野・比留間 2016）。北部（国立ナムディン看護大学 4 年課程 306 人、ニンビン医療技術短期大学 2・3 年課程 61 人）、中部（ズイタン大学 2・3 年課程 61 人）、南部（グエン・タット・タイン大学 2・3 年課程 59 人）に対し、質問紙を配布し回答を得た。

アンケート結果を総括すると以下の通りとなる。

（1）ベトナム人看護学生のほとんどは（最終的に）大病院や公立病院での就職を希望している

（2）ベトナム人看護学生の6割以上は海外就労を希望している

（3）海外就労希望者のうち8割は日本の老人施設での就労を希望している

（4）就労先を選ぶ上で最も重要な条件は「より高度な知識、技能を習得できること」で、次に「良い給料が得られること」

（5）就労希望期間は3年〜5年が多い

（6）帰国後の進路の希望は公立病院の看護師（4割）、日系の老人ホーム（2割）

（7）日本の就労で得た資金は、次の就職準備や進学（大学院等）に活用したい

　以上のことから、日本での介護労働は、経済的な理由以上に学生自身のキャリアアップとしての期待があることが分かった。

6.　ベトナム人看護学生のキャリアビジョン

　ナムディン看護大学において、前述のアンケート対象者の中から、日本での就労を希望する学生20名に対し、半構造化面接を実施した。ベトナム人看護学生は、親日感情を背景に、先進国としての日本の労働作法を身に着けたい、ベトナムでは得られない知識や技術を身に着け帰国後にはベトナムの医療や福祉、教育に貢献する人材になりたいとのビジョンを展望していた。ほぼ全員が、EPA（このプログラムについてはほとんど知られていない）でなく、技能実習生としてでも、機会があったら日本で介護の仕事をしてみたいと回答した。

　ベトナム人看護学生がそのような海外での就労を看護師としてのキャリアの通過点として捉える背景には、最終的には公立病院や大病院の正規の看護職員として働きたいという目的があるからである。もしくは、大学院に進学して看護教員になりたい、専門看護師として働きたい、さらに薬剤師などほかの専門資格を取得して、地域の医療に貢献したいと考えている学生もいる。日本で働くことは、こういった要件を満たすために必要な手段であるとも言える。

　同様のアンケートおよび面接調査をズイタン大学看護学部の4年生5名に実施したところ、ナムディン看護大学の学生とほぼ同様の結果となった。つま

り、日本での就労を希望するベトナムの看護学生の多くは、日本で継続的に就労することよりも、一定期間（3～5年ほど）経験を積んで資金を蓄えたのちに帰国して、看護師としてキャリアアップすることを志向しているということである。

今回調査したナムディン看護大学は、ベトナム最大規模を誇る国立看護大学であり、最も難易度の高い大学の一つである。そのほかの3校もそれぞれの地域において優秀な学生を受け入れている伝統ある大学・短期大学である。我々は海外からそのような人材を日本の介護現場で受け入れることの責任や意義について十分認識する必要がある。自国の介護人材不足の課題だけでなく、今後アジア共通の課題となる高齢化について、どのように専門知識、技術、人材、システムを共有していくのか、俯瞰して検討する必要がある。

7. おわりに──外国人介護人材に求められる役割

2017年現在で500人以上のEPA介護福祉士が日本に誕生し、介護現場で活躍し続けることが期待されるようになってきた。その一方、アジアの高齢化が急速に進展する中、それぞれの国に帰国したのち、その経験を生かしアジアの介護をともに発展させるリーダーとして力を発揮することも期待されている。

EPAにおいては、候補者やその家族、そして受け入れ側も中長期的なビジョンを持たなければならない。現地での公募から、国家試験合格までは5年から5年半の歳月を要する。候補者が20代前半で来日した場合、介護福祉士に合格した時点で、すでに20代後半になっている。特に女性の場合は、結婚や出産について意識する年齢となる。国や施設が、長期の定着を望むのであれば、そのライフコースを踏まえて、本人だけでなく家族の支援も検討しなければならない。呼び寄せた家族の日本語教育、就労、学校、宗教など、課題は多い。現時点では外国人が地域社会で不安なく暮らせるためのサポート体制が整っているとは言えない。

そのほかに重要なのは、介護福祉士合格後のキャリアビジョンをしっかり示すことである。一つの「高い壁」を乗り越えた後には、新たな課題が待ち受ける。合格した喜びも束の間、「日本人と同等の待遇」が業務の増加や収入の伸び悩みにつながる。候補者の時のように、日本語や専門教育を受ける機会も著しく減少する。多くの候補者は、母国で看護教育を受けているため、介護福祉士の次は看護師の資格を取得したい、ケアマネジャーの試験にもチャレンジしたいとの声もよく聞かれる。しかし、EPA介護福祉士の場合は、ケアマネ

ジャーを主たる業務として就労することはできないし、看護師を目指すなら
ば、EPA 看護師候補者より厳しい要件で看護師国家試験を受けなくてはなら
ない。

それでも EPA 介護福祉士の中には、すでにケアマネジャーの資格を取得し
た者もいれば、主任などの役職を与えられてリーダーシップを発揮している者
もいる。介護福祉士となり、日本での生活や仕事にうまく適応し、さらなる挑
戦を続ける外国人もいる一方、帰国して再就職する者もいる。しかし、帰国後
日本での介護経験を十分に発揮できるような職場はほとんどない。現地に有料
老人ホームなどがあったとしても、報酬やケアの内容等で折り合いがつかない
可能性も高い。中には高い日本語能力や、日本で獲得した社会作法を生かし
日系企業の通訳や観光ガイドなど報酬の高い仕事に就く者も出てくるであろ
う。帰国者の経験を生かし、開発途上地域の医療、福祉の発展に貢献するため
には、今後日本の介護サービスをアジアに紹介するとともに、現地の生活や文
化、価値観、保健医療制度等と融合するような新たな介護概念やサービスの在
り方を模索していく必要がある。

最後に、外国人介護人材の定着に関して一つの見解を示したい。外国人留学
生の就職と定着に関するデータ[注8]によると、留学生出身の外国人社員の平均
勤続年数は「3 年以内」(32.4%)、「5 年程度」(39.1%) が多数となっている。
このデータと今までの議論とを合わせて、筆者としては、EPA の場合、「介護
福祉士合格後、3〜5 年の就労」を、定着について評価する一つのめやすとし
て提案したい。もちろんこの時期を過ぎたら帰国を促すものではなく、長期の
定着を否定するものでもない。ただそれ以上の定着を過剰に期待せず、帰国を
希望した者には今までの貢献に感謝しつつ、帰国後、できれば同分野での就労
支援をしてほしい。それは前述した通り、そのころには 30 歳前後となり、結
婚、妊娠、出産、両親の介護などに直面する年齢に差し掛かるからである。も
う一つの理由は、送り出し国側にも母国の医療、福祉の発展に寄与する人材と
して活躍してほしいという要請があるからである。送り出し国側からすれば、
自国の社会資源で養成した看護師が、他国で介護人材となることは本来の目的
ではないはずである。高齢化や介護の問題は日本だけでなく、アジア共通の課
題である。日本で学んだ知識や経験を、個人の幸福だけでなく、自国の医療や

注8　経済産業省(2015)「平成 26 年度産業経済研究委託事業(外国人留学生の就職及び定着
　　状況に関する調査)報告書」<http://www.meti.go.jp/policy/economy/jinzai/global/pdf/H26_
　　ryugakusei_report.pdf#search>(2016 年 10 月 10 日閲覧)

福祉の発展に寄与させなければ、互恵的な関係とは言えない。

　今後多くの外国人が日本の介護現場で就労することが予測される。彼・彼女らの持つ能力、思いを受け止め、それぞれのキャリアビジョンに応じてサポートすることが、新たな人材の獲得、受け入れの持続可能性につながるであろう。より良い人材を確保するためには、外国人、日本人の関係なく、介護が魅力ある仕事となるよう研鑽し、発信し続けることが求められる。

引用文献

安里和晃（2014）「外国人介護人材の地域への受入れ方策について ── 人口減少社会における介護人材育成の課題：海外人材に着目して」『平成 26 年度公益社団法人日本介護福祉士養成施設協会全国教職員研修会報告書』（p. 35.）

安里和晃（2016）「経済連携協定を通じた海外人材の受け入れの可能性」『日本政策金融公庫論集』30, 35-62.

天野ゆかり・比留間洋一（2016）「技能実習制度によるベトナム人介護人材の戦略的受入に関する基礎研究」『老施協総研平成 27 年度調査研究助成報告書』（pp. 5-48.）

看護・介護人材編

第5章

「暮らしやすい社会」という理想に向けて
――異文化協働の愉しさ構築

二文字屋修

要旨

1989年の出入国管理及び難民認定法（以下、入管法）の改正により、看護師に交付する在留資格が整備された。その後の基準省令改正の変遷を厚生労働省（以下、厚労省）の通達から追ってみると、受け入れが拡大する一方で、「外国人看護師」という存在に対する変わらない姿勢が見えてくる。

またこれまで在留資格がなかった介護は、2017年内に資格化されることが決まり、介護技能実習生導入なども含めて受け入れ機運は一段と高まっている。

医療・福祉分野での外国人労働という古くて新しい問題を整理しながら、現場の視点で論じてみたい。

キーワード

改正入管法、外国人看護師、技能移転、地域包括ケア、相応しい日本語

1. はじめに

医療・福祉分野の外国人労働者は対人就労という点で日本語力への要求度が高くなる。雇用側としては当然だが、それが受け入れ障壁として作用する側面もある。外国人労働者を語る際に伏流水のようにある日本語の問題を、一律に線引きすると横暴になりかねず、しかし個々人に合わせるわけにもいかない。このジレンマをどう解消すればいいのだろうか。

1.1 外国人が日本で看護師になるには

外国人が日本で看護師を目指す時、そこには「留学」、「看護師国家試験受験資格認定」、そして「二国間経済連携協定」という3つのルートがある。

まず、留学だが、1989年の入管法改正により、在留資格「医療」ができ、「医師・歯科医師その他法律上資格を有する者」を専門的・技術的分野の人材

として受け入れられるようになった。ここには看護師も含まれるが、「日本の看護婦等学校養成所の出身者に限る」（厚生省 1990）ため、看護学校に留学・卒業することが前提であった。また「入学の選考、進級試験等に特別の扱いを行わないこと」（厚生省 1994）との事項も設けられ、日本語能力の証明以外に英語、数学、化学、国語、面接など日本人受験者と同等に競い合って合格しなければならず、外国人にとって狭き門である（詳細は **1.2**）。そのため 2000 年時点での在留者は医療職全体でわずか 95 名であった。

その後、2005 年から始まった看護師国家試験受験資格認定制度により外国人看護師が増加し、2009 年の「医療」在留者が 200 名を超えてから 2016 年 6 月末には 1,340 名に達した[注1]。これは外国の看護師免許を持つ外国人がいくつかの条件をクリアすれば、看護学校留学を経ずして日本の国家試験が受験できるという点で、看護師になるハードルが低くなったためである。

そして最後に、二国間経済連携協定（EPA）による看護師（候補者）受け入れがある。しかし EPA 看護師の在留資格は「医療」ではなく「特定活動」とされたため、これ以後外国人看護師の法的在留身分は 2 つに区分されることとなった。厚生労働省（以下、厚労省）は EPA 看護師について「看護・介護分野の労働力不足への対応として行うものではなく、相手国からの強い要望に基づき交渉した結果、経済活動の連携の強化の観点から実施する」との見解を示し、看護師確保対策とは別次元の受け入れとしている。しかし 2008 年から 2016 年まで 1000 名を超える看護師候補者を受け入れてきたのは、医療機関における看護人材への需要が大きな要因であることは間違いない。

以下、これらの成り立ちについて概観しながら問題点を探ってみたい。

1.2　看護学校などに留学するコース

1989 年の改正入管法が規定する外国人看護師就労は、法務省令の基準によって看護師養成所（看護専門学校）を「卒業又は修了後四年以内の期間中に研修として業務を行う」とされていた。専門的・技術的分野の人材に、在留制限と就労制限を課すのが外国人医療者に対する特徴と言える。筆者が関わっていた民間団体が 1993 年 11 月に厚生省医政局（当時）の事業認可を得て、ベトナム人を対象に看護師養成プロジェクトを始めたころ、翌年 2 月には同局の通達（厚生省 1994）により「外国人の看護婦等養成所への受入れは、わが国の

注 1　法務省（2016.9.27）『国籍・地域別在留外国人数の推移』<http://www.moj.go.jp/content/001233954.pdf>（2018 年 2 月 4 日閲覧）

労働力確保という観点からではなく、留学生の本国の看護水準を高めるという国際協力の観点から行うものである」と、現在の EPA 看護師候補者受け入れに通じる見解が示された。また既述した入試規定のほかにも「帰国後は日本で学んだ技術を本国で生かし、本国で看護に関する業務に従事する予定が明確であること」とあり、これは資格の相互認証はしないが、日本の看護師免許の有効性を出身国は認めよというもので、個人レベルでの留学はほとんど不可能に近いことを意味している。資格外活動についても「語学力の問題があり、日本の国内法令や病院内での業務の慣行、生活習慣について知識がない外国人の場合には、保健婦助産婦看護婦法違反を生じやすい」（厚生省 1990）として、医療機関でのアルバイトは禁止とされた。

　それから時を経た 2015 年 3 月に「看護師等養成所の指定・監督権限が厚生労働大臣から都道府県知事に移譲されること」[注2] に伴い、厚労省医政局が『看護師等養成所の運営に関する指導ガイドラインについて』を発出した。これが現時点で最新の枠組みとなっているが、本文中の「外国人の留学生の受入れ」を見ると、そこには出願時に「本国で看護に関する業務に従事する予定が明確であること」の規定を始めとして、入学試験やアルバイト等に関して 21 年前の通達とほぼ変わらない内容となっており、厚労省の強い姿勢が表れている。

　ちなみに看護系短期大学や 4 年制大学は文部科学省管轄のため、これら厚労省通達の影響はない。厚労省管轄の看護専門学校に留学するか、文科省管轄の看護短大・大学に進むかで、出願時から帰国後までも見えない太い溝が引かれているのである。

　ところで入管法改正時の看護師の「在留期限四年間」については、2006 年 3 月に入管法の省令の一部が改正されたことにより、「看護師の免許を受けた後七年以内の期間中に研修として業務を行う事」と一歩前進した。この改正には前年から始まった看護師国家試験受験資格認定（詳細は 1.3）の影響もあると思われる。その後 2010 年 3 月に EPA 看護師が初めて誕生した時、EPA は「特定活動」での在留期間更新が可能だが、7 年間という滞在制限が付いている「医療」と不具合が生じたため、同年 11 月に在留期限が撤廃されて同時に「研修」の二文字も消えた。改正入管法施行から 20 年、「医療」の看護師が専門的・技術的分野の人材としてやっと認められたのである[注3]。この問題にはマ

注2　厚生労働省（2015.3.31）「看護師等養成所の運営に関する指導ガイドラインについて」
　　　<http://nishakyo.or.jp/siryo/20150331-21.pdf>（2018 年 2 月 4 日閲覧）
注3　入管当局の『第 3 次出入国管理基本計画』（2005.3）が、看護師の「就労期間制限を緩和」

スコミも関心を持ち、読売新聞（2009年10月7日）が留学コースで資格を得たベトナム人看護師たちの現状を「外国人看護師『7年』の壁」と題して報道した。この記事で「日本語を必死で学び、国家資格を取り、看護師として一人前の仕事ができるようになった。助産師の資格も取りたいし、患者さんとの人間関係も築いた今、『帰れ』と言われるのは悔しい」と紙面で訴え、読者から多くの共感が寄せられた。

1.3　看護師国家試験受験資格認定を受けるコース

　2004年3月に閣議決定された「規制緩和・民間開放推進3か年計画」を受けて、翌年、厚労省医政局長名で『医師国家試験等の受験資格認定の取扱いについて』（2005年3月24日）の通達が出され、看護師国家試験受験資格認定の枠組みができた（以下、受験資格認定）。これは、外国で取得した看護師免許のほか、日本語能力N1認定や看護教育カリキュラムが日本のそれと合致していること等の条件がある。それらを以て受験希望者本人が厚労省看護課に直接申請して、認定されれば受験資格が得られる。留学コースに比べて時間も経費も省力化できるため、N1取得に有利な中国人看護師が増えており、日本語学校等に留学しながら受験準備をしているようだ。厚労省看護課が開催した2016年度の説明会に参加した時、会場には100名近い関係者が来ており、熱心な質疑応答が交わされていた。受験資格認定から合格までサポートする団体が増えており、今やビジネス化傾向にある。このルートには、**1.2**で述べた帰国後の看護就労予定の証明やアルバイトに関する規制はない。

1.4　二国間経済連携協定（EPA）で看護師になるコース

　2004年11月「小泉・アロヨ、ビエンチャンにて大筋合意」のニュースで本格化した日本・フィリピンEPA看護師・介護福祉士候補者受け入れ論議は、「白船来航」とも騒がれた。受け入れの制度設計は外務省が担当し（外務省経済局EPA交渉チーム編 2007: 409）、インドネシアとのEPAもそれを踏襲して同様のスキームになったが、ベトナムは後発の有利性を生かし、先行するEPAで問題になっていた日本語能力について、N3合格を候補者条件にするな

と初めて言及し、5年後の『第4次出入国管理基本計画』（2010.3）では「専門的な国家資格を有するこれらの者についてこのような就労年数の制限をする必要性は乏しいのではないか」と一歩踏み込んだ。またこの『第4次出入国管理基本計画』が初めて介護分野の受け入れについて提言した。

第 5 章　「暮らしやすい社会」という理想に向けて　**271**

どのスキームを日本側に提案した。またインドネシアとフィリピンは「協定」
で、ベトナムは「交換公文」で実行されているのも特徴の一つである。この
コースの看護師には、訪問看護の業務規制が付いている。

2.　外国人看護師をめぐる諸問題

　業務独占資格の看護はキャリアパスが明確で、仕事の目標が分かりやすい。
つまるところ看護師免許取得がスタートラインである。これら 3 ルートの中
でどれが合理的に国家試験に合格できるか、そこに至るまでの経費やストレス
が少ないほど受け入れ病院は就労サポートに取り組める。しかし上述のように
免許取得方法の違いが在留資格から就労制限にまで及ぶのは、唯一の国家資格
を持つ彼・彼女らにとって平等的ではない。

　フィリピンとの EPA が署名された 2006 年当時、医療機関では高度医療と
集中看護の 7 対 1 看護体制の導入で看護師確保に拍車がかかっており、看護
師不足が深刻化していた。それだけに受け入れ側の EPA 期待値が高く、イン
ドネシア第一陣は 104 名（2008 年）、フィリピン第一陣は 93 名（2009 年）が
来日したものの、2010 年にはそれぞれ 39 名と 46 名に減少していった（国際
厚生事業団 2016）。その主な原因は、日本語力と国試合格率の低迷にある。そ
こで厚労省は 2011 年から受験時間の延長や用語の英語併記など対応を始めた
が、今でも合格率は 10％ラインを行き来している。ベトナム EPA 候補者は日
本語能力 N3 以上で来日するためか、入国 2 年目での合格率が高い。2016 年
の国試では第一陣の合格率が 55％（20 名中 11 名合格）、2017 年では第二陣
が 72.7％（11 名中 8 名合格）であった。しかし候補者があまりにも少ないの
が難点である。現地に行くと「看護師を辞めて EPA に参加しても、N3 に合格
できるかどうか」といった不安の声がよく聞かれる。ベトナムでは新卒看護師
の就職率が 60％と言われており、EPA 参加のために病院を辞めるのは相当に
決断が要ることなのである。

　一方、受け入れ医療機関側の事情に目を向けてみると、先ほど述べた 7 対 1
看護体制を実現した医療機関が予想以上に多く、国の医療費負担が増加した。
そこで厚労省は 2016 年の診療報酬改定でこれを 25％減らし、自宅復帰率の高
い地域包括ケアを評価する方向に誘導している。介護は「施設から在宅へ」の
方向にあるが、医療機関も療養型医療施設の縮小と 13 対 1 の地域包括ケア病
棟への転換が進んでおり、これからは"時々入院ほとんど在宅"に変化してい
くものと思われる。ケア病棟はチーム医療のため情報の共有や連携に手間がか

第 4 部　外国人看護・介護人材とサスティナビリティ

かる上に、在院日数短縮で業務はより煩雑になってくる。これらの業務を短時間でミスなくこなす現場では、一緒に働く外国人看護師にこれまで以上に日本語コミュニケーション能力という "暗黙の圧力" がのしかかってくるだろう。国際厚生事業団が行った『EPA 看護師に関する調査事業』（2013 年 3 月）によると、「看護師は「話す」場面や「書く」場面において困難をより感じており、国家試験合格後も課題として残っている」と指摘している。しかし候補者の日本語能力は当初から指摘されていた問題で、これは両国の交渉過程で日本語を軽視しすぎたのが原因ではないかと思われる（外務省経済局 EPA 交渉チーム編 2007: 287-312）。当初は日本語の研修が現地で 6 ヵ月間だけだったのが、今では来日後にも 6 ヵ月間追加されるようになった。それでも到達レベルが規定されていないのは、学習者の日本語能力が保障されてないと見ることもできるのではないだろうか。

　看護師の日常は、カンファレンスや引き継ぎ時の患者一人ひとりに対する病状の理解と共有化に加え、院内独特の略語が飛び交う中で瞬時に正確に理解する語学力、さらには的確な記録や患者と家族へのしっかりした対応と接遇、電話応答など、日本語能力試験では測れないレベルの言語活動で働いている。看護は「専門性＋自己研鑽＋気働き」が要求される仕事で、"その場に相応しい日本語" がリアルタイムで飛び交っている現場なのである[注4]。

　1.2 で紹介したベトナム人看護師養成プロジェクトの参加者の一人がこのような発言をしている。「（私たちベトナム人看護師を）特別扱いすることなく、あくまでも言いたいことが言い合える関係であることが大切ではないでしょうか。それによって文化の違う者同士が理解し合い、より良いケアを創造していくことができると思います」（小堤ほか 2005）。また彼女の上司である看護部長は「ベトナム人看護師の受け入れによって、日本人スタッフ一人ひとりがその考え方、仕事に対する臨み方の面で刺激を受け、組織としても大きな刺激と学びを受けています」（小堤ほか 2005）と語っている。院内に多数いる看護師の中で、異なる文化背景を持つ看護師の異質さが、良い「刺激」として皆に理解されるように、この看護部長はベトナムの新人看護師にも早い時期から責任ある仕事を任せ、甘やかさず、信頼を持っていた。そのマネージメントの基本は、「任せて頼ることです」と私に語ってくれたことがある。このベトナム人看護師は 3 年間の留学を経ており、場面に沿った言語活動ができることが両

注4　日本語教育政策マスタープラン研究会（2010）はこの問題に取り組んだ最初の論集。

者の関係作りを滑らかにしていたようだ。この事例から、EPA看護師候補者の受け入れでも、日本語教育修了後に半年程度の看護専門教育を追加し、日本の看護文化を学んでから病院に入職するなど、スキームの見直しが必要ではないだろうか。

　また職能団体としての日本看護協会には、彼・彼女らに対して積極的に歓迎の意を示してもらいたいと願うと同時に、外国人看護師たちにはぜひ協会に加入し、特に地元の看護協会のメンバーとして活動に参画して、将来的には外国籍看護部会を立ち上げるような活動をしてもらいたいと思う。自分たちの社会的立ち位置を自ら作っていくことは、異文化社会にあって生活者としての大きな自信につながるだろう。

3. 外国人介護（福祉）士をめぐる諸問題
3.1 古くて新しい外国人介護人材

　介護福祉士養成施設を卒業して国家資格を有する外国人を対象に、2017年9月から介護の在留資格が交付されることになった（特例措置として2017年4月から「特定活動」が交付されている）。実現の背景には2008年から特例的に始まったEPA介護福祉士候補者受け入れがある。すでに2000名以上が来日した実績がある。さらにドアを押し開けるかのように技能実習の介護も含め、外国人介護士への視線は熱い。

　1989年の入管法改正に直接関わった元法務官僚の坂中英徳氏によると、「法案作成の時『医療・社会福祉』としたが福祉は採用されなかった」と証言している（筆者の聞き取りによる）。それは介護が専門的・技術的職業ではないことを意味しており、改正の前年に認定された国家資格の介護福祉士は、まだその本領を発揮する段階ではなかったのだと思われる。その後入国管理局は1997年に制定された介護保険法と歩調を合わせるかのように、『老人介護に従事する外国人の受入れについて』（1997年2月）という研究会報告をまとめている。残念ながら公表された資料ではないが、その内容を見ると「潜在化している介護従事者全体のマンパワー不足に係る問題が、今後、国民世論を大きく動かすほどに議論の的となることが予想される」と、現在の状況を予見した研究会である。具体的には、総合的受け入れ機関の設置、介護従事者の質・量の確保、介護従事者の処遇の在り方、受け入れに際しての公共性確保、出入国管理法制の見直しなどで、中でも国内外に1年課程の外国人介護士養成の教育施設を作り人材を育成するという、きわめて画期的な試案もある。介護で働いて

もらうにしても、その概念も教育制度もないアジア圏の現状を理解した上で、育成型の受け入れを志向している。これは 2013 年にドイツが始めた東南アジアからの介護士導入の考えに通じるもので、受け入れ国が質と量を確保するとともに当該国が育成した人材がむやみに流出しないよう配慮するものである。

3.2　介護人材確保と外国人介護士

介護人材確保は超高齢化を迎えた日本の喫緊の課題である。そこで厚労省社会保障審議会福祉部会福祉人材確保専門委員会は『2025 年に向けた介護人材の確保—量と質の好循環の確立に向けて』(2015 年 2 月 25 日) を発表した。38 万人に上る介護士不足に、質を担保しながら量を増やすため「介護人材の構造転換」を図り、人材の裾野を広くした「富士山型」を目指すことが提言されている。「介護人材確保の持続可能性を高めるには (中略) 若者、障害者等、さらに他業界からの参入を進めていくことが重要である」と「多様な人材層」からのアプローチを勧めているが、まるで語らない態度を強調したいかのように、外国人材活用については一言も触れていない。

今日本には約 230 万人の外国人が働き、学び、生活している[注5]。この中には介護サービス提供者となる人もいれば、受給者になる人もいる。当然ながら隣り近所の住民として納税者でもあり消費者でもある。老後の人生に関わる重要な政策提言に、定住外国人も取り込む方向性を打ち出してこそ福祉のノーマライゼーションであろう。

全国の自治体には国際交流協会が設置され、地域の多文化共生を目指して日本語教室のほか、介護士育成を行っているところもあり、地域との懸け橋になっている。介護の仕事は裾野が広いだけに垣根が低く、定住外国人には入りやすい職業である。また丁寧な日本の介護に深い興味を持つ方も多い。このような強みを富士山型の形成に包摂してはいかがだろうか。

3.3　新たな受け入れが「幸せ」を呼び込む仕組みとなるために

2016 年 11 月 28 日に新しい技能実習法が公布された。この法律により管理監督体制を強化するために、外国人技能実習機構を設置し、監理団体は許可制となった。また同日に、介護福祉士養成施設を卒業して介護福祉士資格を取得した外国人に「介護」の在留資格を設ける改正入管法も公布となり、厚労省の

注5　注 1 参照。

通知が出た注6。全国に378校ある介護福祉士養成施設の在籍率は50%といわれているが（石野ほか 2014）、地元にあるさまざまなリソースを活用しながら、留学生受け入れのエネルギーを期待したいところである。

　この通知では「介護ニーズの高度化、多様化に対応している日本の介護技術を海外から取り入れようとする動きも出てきている。（中略）日本の介護技術を他国に移転することは、国際的に意義のあるものであり、技能実習制度の趣旨にも適うものである」と謳っているが、実習生の送り出しとして想定される国は家族介護が中心であり、同時にコミュニティ維持の役割も果たしている。たとえばベトナム高齢者法（2010年施行）は、親の介護は家族が担うこととされている。今ある家族介護を壊すことなく、日本の介護技術が富む前に老いるアジア諸国に貢献できるものは何か。それを探ることが大切だろう。

　ちなみに介護の「技能等の移転」なら短期研修でも可能である。しかし技能実習生入国条件の日本語能力を N4 か N3 かと議論しているのは注7、労働力の活用を見越しているからであろう。技能実習生は21万人を超え注8、さらに拡大していこうという。批判の絶えない制度だが、今や全国の8割の自治体で実習生が働いているほどに浸透しており（共同通信 2016年7月23日）、地域産業の活性化に貢献している人材だが、理念と実際の乖離現象に挟まれ、矛盾を感じているのは実習生自身である。

　21万人とはいえ、実習生は全国に散在しており、同郷の者が気軽に会える環境はそう多くはないだろう。そこで彼／彼女らが孤立しないように EPA が一つのアイディアを提供してくれる。それはスマートフォンである。SNS を活用し、いつでもどこでも誰とでも自由にアクセスするのに最適なツールになっている。EPA 参加者たちは SNS の活用が盛んで、家族、仲間、支援者らと自由につながっており、日本語学習や国家試験対策学習にも役立てている。

　今後、介護技能実習生が来日してその数が増加するようになれば、24時間アクセスできる多言語相談センターのような中間組織の設置が不可欠だろう。たとえば台湾には海外から多くの家事労働者や介護施設就労者がいる。問題も

注6　厚生労働省社会・援護局（2016.11.28）『外国人技能実習制度への介護職種の追加等について（通知）』<http://www.mhlw.go.jp/file/06-Seisakujouhou-12000000-Shakaiengokyoku-Shakai/0000151591.pdf>（2018年2月4日閲覧）

注7　厚生労働省（2015.1.26）『外国人介護人材受入れの在り方に関する検討会中間まとめ（案）』<http://www.mhlw.go.jp/file/05-Shingikai-12201000-Shakaiengokyokushougaihokenfukushibu-Kikakuka/0000072244.pdf>（2018年2月4日閲覧）

注8　注1参照。

発生しているが、その対応にあたる NGO 団体に、政府が資金を提供して外国人労働者の保護活動を支援している。あるカトリック教会に付設された支援センターを訪れた時、4ヵ国からソーシャルワーカーを雇い、電話対応の充実やシェルターでの職業訓練を行うなど、独立性の強い保護と支援活動を行っていたのが印象的だった。

4. おわりに──介護と移民政策

　2015 年秋に河野太郎氏や石破茂氏ら大臣が相次いで、移民受け入れを進めるべきだと発言して話題を呼んだ。海外ではイギリスの *The Economist* 誌（2016 年 8 月 20 日）が「日本への移民──狭き門が開き始めた」と題した記事を掲載し、新大久保のエスニックタウンの活力を紹介しながら石破茂氏や坂中英徳氏らの移民論に言及している。それから間もなく、政府が「働き方改革実現会議」で介護や建設など分野ごとに人数を決め、二国間協定での受け入れを検討すると日本経済新聞が報道した（2016 年 9 月 27 日）。2016 年 11 月 8 日には日本語教育議員連盟が発足し、「日本語教育振興基本法」の制定を目指すという。これら活発な動きは、定住外国人の増加と多分野での人材不足、中でも 38 万人ともいわれる介護士不足の衝撃が大きな渦になっているようだ。

　介護は対人就労として日本語力が不可欠だが、同時に非言語活動のような、いわば本人の資質も重要な要素である。また日本の介護には日本人らしい丁寧さが要求される。つまるところ、介護はこれまでに前例のない育成型外国人労働力を求めているのである。

　増加する外国人人材受け入れを非定住労働者として受け入れるか、生活者として顔の見える移民受け入れにするか、私たちは今、決断を迫られている。前者はこれまでの道を踏襲するだけだが、後者は新しい国づくりの始まりとなる。どちらを選択するかは私たち次第としても、いずれも相当な覚悟が必要だ。

　欧米に吹いている反移民の風をかわしながら、私たちの間尺に合った選択をしたいと思う。

引用文献

石野育子／二文字屋修／天野ゆかり／牧田弘子／カラリムラリマン・ジョイ・ティラドー
　／カフィーノ・セレステ・トリビオ／ゲレーロ・カレン・メ・セビレーノ（2014）
　「第 4 分科会『外国人介護人材』と介護福祉士養成校の役割」『平成 26 年度全国教

職員研修会（全国大会）報告集』103-112.

外務省経済局 EPA 交渉チーム（編）（2007）『解説 FTA・EPA 交渉』（渡邊頼純監修）日本経済評論社

厚生省（1990）『出入国管理及び難民認定法の一部を改正する法律の施行に伴う医療分野における外国人労働者等の受入れにおける留意事項等について』9 月 25 日

厚生省（1994）『外国人の看護婦等養成所への留学、就学に係る留意事項について』2 月 23 日

国際厚生事業団（2016）『平成 29 年度 EPA 受入れ説明会資料』国際厚生事業団

小堤徳司・荻野絹子・La Thi Thu Thuy（2005）「ベトナム人看護師受け入れの経験と日本の臨床現場に望むこと」『インターナショナルナーシング・レビュー』28(4), 45-48.

日本語教育政策マスタープラン研究会（2010）『日本語教育でつくる社会──わたしたちの見取り図』ココ出版

おわりに
持続可能な社会の実現のために

　本書で見てきたように、外国人看護・介護人材の受け入れは、日本だけでなくアジア各国との関わりの中でさまざまな問題を抱えながら大きく動いている現在進行中のものである。

　日本国内では2008年のEPAによる外国人看護師・介護福祉士候補者の受け入れが始まったころからマスメディアなどで取り上げられることが多くなったが、介護の現場ではそれ以前から日系人の方々や外国出身の日本人配偶者も数多く就労している。留学生が資格外活動として介護の仕事に携わっている例も多い。また、日本人の子を持つ外国籍の母親が子供とともに来日し、介護業に従事している例も増大している。

　2016年の第162回臨時国会において、介護職への外国人受け入れについて二つの大きな法制度改革が行われた。一つは「出入国管理及び難民認定法の一部を改正する法律案」が成立し、新たな在留資格として「介護」が創設されたことである。もう一つは「外国人の技能実習の適正な実施及び技能実習生の保護に関する法律」が成立し、技能実習生に介護職が加わることになったことである。介護職に関しては、海外からの人材に大きく門戸が開放されたように見える。しかし、介護分野に技能実習生を受け入れる基本的な政府方針として「対象職種への介護の追加は、国内の人材不足を補うために実施するものではなく、あくまで送出国側のニーズに応じた国際貢献であること」であり、移民や海外からの労働者受け入れに向かう措置ではなく、国際貢献・技術移転としての施策であることが示されている（同法「付帯決議」より）。

　また、同法の成立までの過程で「外国人介護人材受入れの在り方に関する検討会中間まとめ」で日本語能力について方針が示された。受け入れ1年目には日本語能力試験「N4」程度を要件として課し、「N3」程度が望ましい水準としている。また、実習2年目については、「N3」程度を2号（技能実習制度での2年目以降の技能実習継続資格）移行時の要件としている。

　日本語教育から見て、この内容はきわめて大きな問題を含んでいる。「N3」レベルに達するための日本語研修で参考になるのは、EPAによる介護福祉士候補者の受け入れである。EPAによる受け入れでは、候補者が介護施設に配属される以前に、政府が経費を支弁して、日本語教育の専門家による組織的な

計1年間の集中研修が行われている。その結果、何とか到達できるのが「N3」レベルである。しかし、介護福祉の現場では、このレベルの日本語でも不十分であり、多くの候補者が困難を強いられている。そのため施設配属後にもさまざまな形で、現場能力に関わる日本語についても継続的な学習を行うところが多くなっている。

　日本語能力の一応の基準になっている日本語能力試験にしても、一般的な日本語能力を測るものであるし、「読む」「聞く」能力は含まれるが、「話す」「書く」能力は含まれていない。介護福祉の現場では、現場に即した用語や表現、コミュニケーション能力も求められる。たとえば、介護現場で使われる語彙の3割程度は、日本語能力試験の最高レベルである「N1」でも取り上げられていないという分析結果もある。また、「ずきずき痛い」「ひりひりする」「しっかり、もぐもぐして」などのオノマトペ（擬音語・擬態語）表現が多用されており、特に認知症を患っている利用者との意思疎通において重要な役割を担うという報告も見られる。さらに、徘徊する利用者の方に介護者が接する際には、部屋に戻ることを無理強いするのではなく、共感的な理解を示して、ともに行動するなど、口頭のコミュニケーションにおいても特徴的な内容が含まれる。介護の実際の状況をもとにした日本語教育の内容整備や、介護の日本語能力試験などを制度として確立していくことが急務であろう。

　現行の介護分野の技能実習生の受け入れでは、日本語研修の実施が事業者や研修生本人の努力に委ねられており、公的保障はない。経費的な面や教育にあたる者の資質、具体的な教育課程という意味でもいまだ不明確・不十分な面も多いのが実情である。

　2016年7月、内閣官房（健康・医療戦略本部）は「アジア健康構想に向けた基本方針」を発表し、「アジアにおいて急速に進む（中略）高齢化社会において健康長寿社会を実現し、持続的な経済成長が可能な新たなアジアをつくるため、アジア地域への地域包括ケアシステムの構築や日本の民間事業者等の進出促進等の相互互恵的なアプローチによる取り組みを進める」としている。海外の介護人材の人材の受け入れは、この基本方針の重要な構成要素であり、政府ベースでの包括的な議論も進められているようだ。

　本書全体でも示されているように、看護と介護人材の受け入れに関しては、さまざまな研究や教育実践が積み上げられてきている。こうした知見を生かし、日本語教育や看護・介護福祉の分野の教育について活発な議論を行い、公的な枠組みで担保する必要があると思われる。

受け入れた人々に労働力としての確固たる地位と権利を与え、日本が必要とする地域や職域への定着で社会全体の理解を得ていく。それとともに、家族の受け入れ、日本語教育・母語保持教育を行うなどの施策も必要となる。

険しい道のりではあるが、本書の提供する論考や情報によって、こうした取り組みについての理解が広がり、一歩でも前進できれば幸甚である。

2017 年 12 月
西郡仁朗

索 引

A

AHP ネットワークス　70

B

Band Scale　144

C

CBT (computer-based testing)　66

E

EPA（経済連携協定）　4, 70, 97, 101, 106, 140, 185, 208, 234-236, 241, 242, 256

EPA 介護福祉士候補者　119

EPA 外国人介護福祉士候補者への支援態勢が国家資格取得に及ぼす影響に関する研究　118

EPA 看護師候補者　97, 99

I

IELTS（アイエルツ）　66

N

nursing aide　66

P

PBT (paper-based testing)　66

push 要因・pull 要因　17

Q

Quality Of Life（生活の質）　195

W

Waseda Band Scales (WBS)　139, 144

あ

アーティキュレーション　139, 174, 182, 183

秋田県　26

アジアの高齢化　246

い

移民受け入れ　208

移民・労働者政策　76

医療福祉人材　70

インドネシア　58, 60, 65, 97, 99, 222

インドネシア EPA 看護師候補者　164

う

受け入れ　174, 182, 183

受け入れ施設　118

え

遠隔教育　26

遠隔授業　222

お

音読　122

か

海外労働者派遣・保護庁　225

介護業界　42

介護記録　150

外国籍介護職従事者の受け入れ　208

外国籍介護職従事者の役割　217

外国人介護従事者　139

外国人介護人材　118

外国人介護人材受入れの在り方に関する検討会　118, 257

外国人家事・介護労働者　60

外国人看護師　5, 86

外国人看護師の教育プログラム　22

外国人技能実習制度　256
外国人散住地域　26
外国人従事者　120
外国人受験者への対応　115
外国人人材　165
外国人人材へのキャリア教育　76
介護現場における日本語能力測定基準　144
介護システムの持続性　246
介護従事者　120
介護職員初任者研修　28, 150
介護人材　46
介護政策　47, 54
介護専門家　119
「介護の漢字サポーター」　128
「かいごのご！」　128
介護のことばサーチ　128
介護ビジネス　76
介護福祉士　237, 238, 258, 273
介護福祉士候補者　140, 257
介護福祉士国家試験　109, 122
介護用語　120, 128, 132
学習ウェブサイト　128
学習管理　136
学習シート　32
学習支援　128
学習支援ウェブサイト　128
学習習得の順序　146
学習設計　136
過去問　122
家事・介護労働　59
家事・介護労働者　58, 60-62, 65, 67
カタカナ　191
下方移動　18
看護　86
看護・介護の専門職　165
看護師　59, 62, 86-88, 91, 94

看護師・介護福祉士候補者　70
看護師候補者　86
看護師国家試験　17, 18, 20, 22, 97, 99, 104
看護師国家試験過去問題　100, 101
看護師国家試験受験資格認定　269
看護助手　185
漢語中心の難解な用語　120
看護と介護の日本語教育研究会　70
看護と介護の日本語教育ワーキンググループ　71, 123
漢字　97, 99
監理団体　274

き

帰国　5
技能実習　234, 236, 239, 243
キャリア　6
キャリアアップ　249
キャリアビジョン　263
共通理解　142
「共同作業」　248
業務　89, 90, 92
業務時間　92
業務遂行　145
業務独占資格　271
「業務分担」　248
記録　120

け

ケアマネージャー　121
継続　174, 175, 179, 181, 182, 184
言語活動　86, 91, 94-96
言語活動調査　86

こ

合格者　119

索引 **283**

公学連携事業　222
交換ノート　209
厚生労働省通達　109
厚生労働省報告　110
公的負担　236, 241
高度人材　257
公費　241
公費負担　234
高齢者　119
国際間大学協働　222
国際貢献　262
国際厚生事業団（JICWELS）　122, 235, 259
国試受験準備　123
国民性の違い　251
心の状況　143
個人任せ　125
国家試験　4, 8, 97, 100
国家試験合格後　174-176, 178-180, 182, 183
国家試験再受験　164
国家試験対策　32, 122
国家試験の合格率　261
個別支援　205
コミュニケーション　20, 21, 23
雇用主負担　234

さ

再来日　164
在留資格　166, 257, 267
産学官連携　36

し

支援　174, 175, 178, 179, 181-184
ジェンダー　21
資格試験　108
時間　91, 92

指示形式　112
施設の日本語教育　123
施設任せ　123
自然習得　152
持続可能性　43
持続的　151
持続的な学習　141
質問紙調査　28
指導者不足　26
市民リテラシー　39, 174, 182, 183
社会　218
社会コスト　235, 237, 244
社会変革　210
社会変革性　218
宗教　18-22
就労現場での学び　206
就労後の学習　140
准看護師　164, 188
使用者　241, 242
使用者負担　236
職員間の申し送り　120
職場の人間関係　251
職務　86, 95, 96
職務内容　86
初任者研修　150
自律学習　32, 129, 199, 205, 206
人口減少　26
人材育成　243, 262
身体の状況　143
信頼性　113

す

スキルの剥奪　19, 23
頭脳循環　17
すみだ日本語教育支援の会　70

せ

設問形式　111
全国老人福祉施設協議会　224
専門学校　125
専門職化　60
専門性　174, 183, 184
専門的・技術的分野の人材　269
専門日本語　119

た

大学間交流協定　224
第二言語能力観　145
台湾の福祉政策　47
多言語化　60, 68
多言語教育　64
縦型のアーティキュレーション　141
妥当性　113
多文化共生　274
多様　236, 243
多様化　234
多様性　16
段階・職域を超えた連携　139

ち

地域住民　42
地域包括ケア　271
チームワーク　251
長期介護　47
長期照護2.0　54
長時間労働　254

て

ディーセントワーク　52
定住外国人　150
定住外国人支援　150
定住フィリピン人介護職員　31
定着　260

テキスト作成　150
適切な対応　145
テレビ会議システム　223

と

同音異義語　120
到達度　145
特定活動　269

に

二漢字語　132
日常用語　120
日中介護人材育成　50
日本看護協会　273
日本語教育学会　72
日本語教育関係者　70, 76
日本語教育関係者の現状と課題　77
日本語教育議員連盟　276
日本語教師の役割　210, 218
日本語習得　120
日本語能力試験　146, 259
日本語予備教育　222
日本再興戦略　257
日本で働くことのインセンティブ　247
入管法の省令　269

ね

ネイティブ　210

の

ノーマライゼーション　54

は

媒体　183, 184
発信　40
パブリックコメント　211, 216

ひ

東アジアの介護環境　46
非漢字圏　97
病棟　86-88
病棟看護師　95

ふ

フィリピン　98, 99
フェアな職場　249
不合格者　125
富士山型　274
振り返り　199, 202, 206

へ

ベトナム　97, 99
ベトナム人看護学生　256

ほ

訪日後研修　140
訪日前研修　140
訪日前日本語研修　76
訪問調査　29
本人負担　234, 236

ま

摩擦　253

み

民主化改革路線　58

む

ムスリム　165

も

模擬問題　122
目標言語調査　86
モチベーション　135, 205, 206

や

役割　174, 182-184, 209, 210

よ

用語の統一や平易化　127
横型のアーティキュレーション　141
読み書き　155
読み書き能力　154
四技能　86, 91, 92

ら

ラポール形成するための日本語　143

り

利の循環　43
留学　234, 236, 238
留学生　238

る

ルビ　116, 188

れ

連携　175, 182, 183

ろ

労働者負担　241

わ

ワークライフバランス　254
ワセダバンドスケール　139, 144

執筆者プロフィール

[編集委員会]

宮崎里司（みやざき・さとし）　＊編集代表

早稲田大学大学院日本語教育研究科教授、東京大学国際高等研究所客員教授。日本言語政策学会会長。モナシュ大学日本研究科応用言語学博士（Ph.D）。専門は、第二言語習得、言語教育政策、サスティナビリティ（持続可能性）。主著に、『ことば漬けのススメ』（明治書院 2010、第 2 回国際理解促進優良図書優秀賞）、『グローバル化と言語政策——サスティナブルな共生社会・言語教育の構築に向けて』（共編、明石書店 2017）など。

西郡仁朗（にしごおり・じろう）　編集委員

首都大学東京都市教養学部人文社会系教授。看護と介護の日本語教育研究会（代表幹事）。慶應義塾大学社会学研究会心理学専攻博士課程単位取得退学、同大学国際センター日本語教授法講座修了。専門は、日本語教育学。主著に、『教育・学習（講座社会言語科学第 4 巻）』（共編、ひつじ書房 2008）など。

神村初美（かみむら・はつみ）　編集委員

東京福祉大学教育学部国際教育専攻准教授。看護と介護の日本語教育研究会（副代表幹事）。首都大学東京大学院人文科学研究科人間科学専攻日本語教育学博士（Ph.D）。専門は、専門日本語教育、協働学習。主著に、『耳と目でおぼえる介護の漢字［英語版］』『耳と目でおぼえる介護の漢字［インドネシア語版］』（共著、首都大学東京 2014）など。

野村愛（のむら・あい）　編集委員

首都大学東京健康福祉学部特任准教授、国際厚生事業団日本語教育専門家。東京外国語大学大学院地域文化研究科博士前期課程日本専攻修了。専門は、専門日本語教育。主著に、『介護福祉士新カリキュラム学習ワークブック［やさしい日本語版］』①〜⑤（共著、静岡県 2011）など。

[執筆者（五十音順）]

アエプ・サエフル・バッフリ（Aep Saeful Bachri）

インドネシア教育大学日本語学科講師、チルボン看護大学日本語教育責任者、チルボン外国語大学学長。専門は、日本語教育、介護日本語、学習ストラテジー。

執筆者プロフィール　287

秋葉丈志（あきば・たけし）

国際教養大学アジア地域研究連携機構副機構長・准教授。カリフォルニア大学バークレー校大学院博士（Ph.D.）。専門は、法社会学。秋田県内における外国人介護人材受け入れについての学内共同研究を組織し、2015 年度に同プロジェクト報告書（提言と調査資料）の取りまとめに従事。

安里和晃（あさと・わこう）

京都大学大学院文学研究科文化越境専攻准教授。専門は、移民研究、福祉レジーム論、アジア研究。京都市内の移民児童・生徒に対する日本語・教科学習支援を学生とともに実施。主著に、『労働鎖国ニッポンの崩壊──人口減少社会の担い手はだれか』（編著、ダイヤモンド社 2011）、『国際移動と親密圏──ケア・結婚・セックス』（編著、京都大学出版会 2018）など。

天野ゆかり（あまの・ゆかり）

静岡県立大学短期大学部社会福祉学科介護福祉専攻講師、ふじのくに EPA ネットワークオブザーバー。静岡大学大学院人文社会科学研究科臨床人間科学（修士）。専門は、高齢者介護。主著に、『こんなときどうする？在宅医療と介護──ケースで学ぶ倫理と法』（共著、南山堂 2014）など。

池田敦史（いけだ・あつし）

医療法人社団葵会看護師国家試験担当専任日本語講師、元首都大学東京健康福祉学部看護学科特任准教授。専門は、日本語教育および看護師国家試験のための日本語教育。「アジアと日本の将来を担う看護・介護人材の育成」事業（東京都・首都大学東京）を担当。主著に、『看護師国家試験がわかる日本語』（非売品 2016）など。

石川陽子（いしかわ・ようこ）

首都大学東京人間健康科学研究科准教授。東京大学大学院医学系研究科保健学博士（Ph.D）。専門は、国際保健、看護管理、看護師の国際的移動。2012 年より「アジアと日本の将来を担う看護・介護人材の育成」事業（東京都・首都大学東京）を担当。

宇津木晶（うつき・あきら）

すみだ日本語教育支援の会、早稲田大学日本語センター非常勤インストラクター、さいたま市日本語指導員。早稲田大学大学院日本語教育研究科修士課程修了。専門は、外国人介護従事者のための日本語教育。

遠藤織枝 （えんどう・おりえ）

元文教大学大学院教授。お茶の水女子大学人文科学研究科人文科学博士。専門は、日本語教育、社会言語学。主著に、『女のことばの文化史』（学陽書房 1997）、『中国女文字研究』（明治書院 2002）、『昭和が生んだ日本語──戦前戦中の庶民のことば』（大修館書店 2012）、『やさしく言いかえよう──介護のことば』（共著、三省堂 2015）など。

王珠恵 （おう・たまえ）

亞智威信有限公司代表取締役、中華談判管理學會監事、日中通訳／薬剤師、元慈済大学准教授。兵庫県立大学環境人間研究科博士満期修了。専門は、日中医療通訳教育、介護人材育成。主著に、『即戦力のある日本語学習法──通訳と認知』（大新書局 2004）など。

岡田朋美 （おかだ・ともみ）

国際厚生事業団（JICWELS）日本語指導専門家、文星芸術大学非常勤講師。早稲田大学大学院日本語教育研究科修士課程修了。専門は、日本語教育。主著に、「言語と心理」『日本語教育能力検定試験合格問題集』（翔泳社 2012）など。

奥島美夏 （おくしま・みか）

天理大学准教授。専門は、社会人類学、東南アジア地域研究。主著に、『日本のインドネシア人社会──国際移動と共生の課題』（編著、明石書店 2009）、『和解と協力の未来へ──1990 年以降（東アジア近現代通史 10）』（共著、岩波書店 2011）、『東アジアにおける移民労働者の法制度──送出国と受入国の共通基盤の構築に向けて』（共著、アジア経済研究所 2014）、『東アジア経済と労働移動』（共著、文眞堂 2015）など。

奥田尚甲 （おくだ・なおき）

社会医療法人社団さつき会袖ヶ浦さつき台病院多文化支援部多文化支援担当。元岡山大学大学院社会文化科学研究科客員研究員。日本総合学術学会（編集委員）、看護と介護の日本語教育研究会（幹事）。広島大学大学院国際協力研究科学術博士（Ph.D）。専門は、専門日本語教育（看護）、計量語彙論。

奥村恵子 （おくむら・けいこ）

早稲田大学日本語教育研究センターインストラクター。「アジアと日本の将来を担う看護・介護人材の育成」事業（東京都・首都大学東京）を担当。専門は、専門日本語教育、年少者日本語教育。主著に、『外国人介護福祉士候補者に向けた介護士国家試験日本語教育マニュアル』（共著、日本介護支援協会 2010）など。

斉木美紀（さいき・みき）

神奈川歯科大学非常勤講師、公益社団法人横浜市福祉事業経営者会非常勤講師、EPA介護福祉士候補者日本語指導担当。横浜国立大学教育学研究科言語文化系教育日本語専攻修士課程修了。専門は、専門日本語教育、談話分析。

齊藤真美（さいとう・まみ）

早稲田大学大学院日本語教育研究科博士後期課程在学中。独立行政法人国際交流基金シドニー日本文化センター日本語上級専門家。専門は、日本語教育、専門日本語教育、ITリテラシー教育。

三枝令子（さえぐさ・れいこ）

専修大学文学部特任教授。一橋大学言語社会研究科学術博士。専門は、日本語、日本語教育。主著に、『語形から機能へ——機能中心主義へのアンチテーゼ』（くろしお出版2015）など。

嶋ちはる（しま・ちはる）

国際教養大学専門職大学院グローバル・コミュニケーション実践研究科助教。ウィスコンシン大学マディソン校第二言語習得研究科修了。博士（Ph.D 第二言語習得）。専門は、第二言語習得、日本語教育。主著に、Co-construction of "doctorable" conditions in multilingual medical encounters: Cases from urban Japan. *Applied Linguistics Review*, 5(1).（共著、2014）など。

ジュジュ・ジュアンシー（Juju Juangsih）

インドネシア教育大学講師。ジャカルタ教育大学博士課程在学。専門は、日本語教育、看護日本語および観光日本語。

角南北斗（すなみ・ほくと）

フリーランス。専門は、日本語教育、情報教育、ウェブデザイン。主な制作サイトに、「日本語でケアナビ」<http://nihongodecarenavi.jp>,「NIHONGO e な」<http://nihongo-e-na.com>,「経済のにほんご」<http://keizai-nihongo.com> など。

田中奈緒（たなか・なお）

ヒューマンアカデミー日本語学校日本語研修担当、公益社団法人横浜市福祉事業経営者会非常勤講師、EPA介護福祉士候補者日本語指導担当。早稲田大学大学院日本語教育研究科修士課程修了。専門は、専門日本語教育、学習環境デザイン。

デウィ・ラッハマワティ（Dewi Rachmawati）

グリーンライフ株式会社海外事業担当マネジャー。マラン市の看護学校卒業。インドネシア看護師資格取得。EPA看護師候補者として来日し、2012年看護師国家試験合格。急性期病棟、リハビリ病棟、療養病棟、ICU、地域包括病棟等で勤務経験を持つ。『多文化共生』論文・エッセイコンテスト特別賞受賞（一般社団法人移民政策研究所2012）。

中井久子（なかい・ひさこ）

大阪人間科学大学医療福祉学科非常勤講師。専門は、高齢者福祉、介護福祉、外国人介護労働者。主著に、『介護福祉士のグランドデザイン——明日の介護福祉士資格と、人材の確保・育成』（共著、中央法規出版、2014）など。

中川健司（なかがわ・けんじ）

横浜国立大学国際戦略推進機構教授。専門は、日本語教育、専門日本語教育。主著に、『留学生のための二漢字語に基づく基礎医学術語学習辞典——日本で働く医療関係者のために』（共著、凡人社2006）、「介護福祉士候補者が国家試験を受験する上で必要な漢字知識の検証」『日本語教育』147（2010）など。

中野玲子（なかの・れいこ）

すみだ日本語教育支援の会、早稲田大学日本語センター非常勤インストラクター、中央大学ライティングラボ・スーパーバイザー。早稲田大学大学院日本語教育研究科修士課程修了。専門は、介護の日本語教育、アカデミックライティング。主著に、『外国人介護職への日本語教育法——ワセダバンドスケール（介護版）を用いた教え方』（共著、日経メディカル開発2017）など。

中村知生（なかむら・ともき）

京進ランゲージアカデミー日本語教師養成講座主任教員。早稲田大学日本語教育研究科修士課程修了。専門は、看護・介護の日本語、教師養成。

二文字屋修（にもんじや・おさむ）

NPO法人AHPネットワークス執行役員、移民政策研究所顧問。専門は、外国人医療・福祉人材の教育支援。主著に、「かいごの論点」『医療と介護Next』（2015）、「人気沸騰!!ベトナム人介護福祉士候補生——EPAの今」『シルバー新報』（2016）など。

執筆者プロフィール **291**

布尾勝一郎（ぬのお・かついちろう）

佐賀大学全学教育機構准教授。専門は、日本語教育、言語教育政策、社会言語学。主著に、『迷走する外国人看護・介護人材の受け入れ』（ひつじ書房 2016）など。

橋本洋輔（はしもと・ようすけ）

国際教養大学日本語プログラム助教。東北大学大学院医学系研究科博士課程修了（Ph.D）。専門は、日本語教育、認知神経科学。主著に、「ディスレクシア」『日本語教育実践』（凡人社 2014）など。

早川直子（はやかわ・なおこ）

独立行政法人国際交流基金バンコク日本文化センター日本語上級専門家、EPA に基づくフィリピン人看護師・介護福祉士候補者に向けた日本語予備教育事業訪日前研修第 9 期教務主任。専門は、専門日本語教育。主著に、『外国人介護職への日本語教育法──ワセダバンドスケール（介護版）を用いた教え方』（共著、日経メディカル開発 2017）など。

平井辰也（ひらい・たつや）

EPA 看護師介護福祉士ネットワーク代表。専門は、日本語教育、外国人看護介護人材。財団法人海外技術者研修協会（AOTS）で受入担当職員として EPA 看護師介護福祉士の日本語研修準備に関わり、AOTS 退職後、現職で EPA 看護師介護福祉士の支援を行っている。

平野裕子（ひらの・ゆうこ）

長崎大学生命医科学域教授。東京大学大学院医学系研究科保健学専攻博士課程修了。博士（Ph.D 保健学）。専門は、保健医療社会学。主著に、The economic and psychological burden to hospitals and care facilities of accepting EPA candidates in Japan. *International Journal of Japanese Sociology*, 25（共著、2016）など。

廣橋雅子（ひろはし・まさこ）

佐久学園佐久大学信州短期大学部福祉学科准教授、亞智威信有限公司顧問。台湾国立中央大学商学部人材資源管理大学院修士（MBA）。専門は、日本・台湾介護人材教育、日中医療通訳、言語政策、語学教育、女性のキャリア形成。主著に、「台湾の介護現況──日台の介護人材育成と交流」『交流：台湾情報誌』902（共著、2016）など。

外国人看護・介護人材とサスティナビリティ
持続可能な移民社会と言語政策

発　行　2018 年 3 月 26 日　初版第 1 刷発行

編著者　宮崎里司・西郡仁朗・神村初美・野村愛

発行人　岡野秀夫
発行所　株式会社くろしお出版
　　　　〒 113-0033　東京都文京区本郷 3-21-10
　　　　TEL: 03-5684-3389　FAX: 03-5684-4762
　　　　URL: http://www.9640.jp　e-mail: kurosio@9640.jp

装丁デザイン　　庄子結香（カレラ）
カバーイラスト　村山宇希（ぽるか）
印刷所　　　　　株式会社三秀舎

©Satoshi MIYAZAKI, Jiro NISHIGORI, Hatsumi KAMIMURA, Ai NOMURA
2018　Printed in Japan　ISBN 978-4-87424-755-6　C3036
● 乱丁・落丁はおとりかえいたします。本書の無断転載・複製を禁じます。